건강이야기

음주에서 시작하는 미생물 이야기

내 안의 우주

내 인생 유일
인숙에서 시작하는
미생물 이야기

초판 1쇄 발행 2018년 4월 20일
개정증보판 1쇄 발행 2025년 11월 25일

지은이 | 김혜성
그린이 | 김종도
펴낸이 | 김병희
펴낸곳 | 파라사이언스 (파라북스)
기획편집 | 김지영
디자인 | 김정민

등록번호 | 제313-2004-000003호 등록일자 | 2004년 1월 7일
주소 | 서울특별시 마포구 양화로29길 83 (서교동)
전화 | (02) 322-5353 팩스 | (070) 4103-5353

ISBN 979-11-88509-94-2 (03510)

Copyright ⓒ 김혜성, 2025

*잘못 된 표지 뒷면에 있습니다.
*파라사이언스는 파라북스의 과학 분야 전문 브랜드입니다.

내 안의 우주

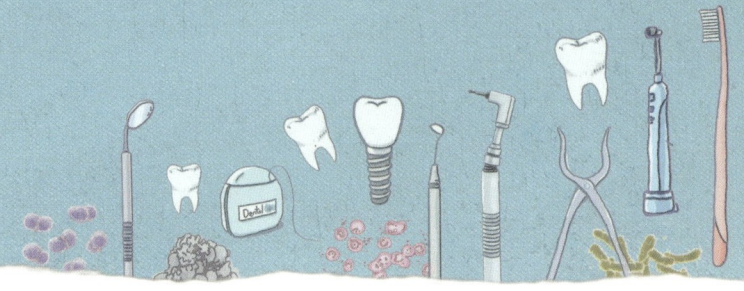

입속에서 시작하는 미생물 이야기

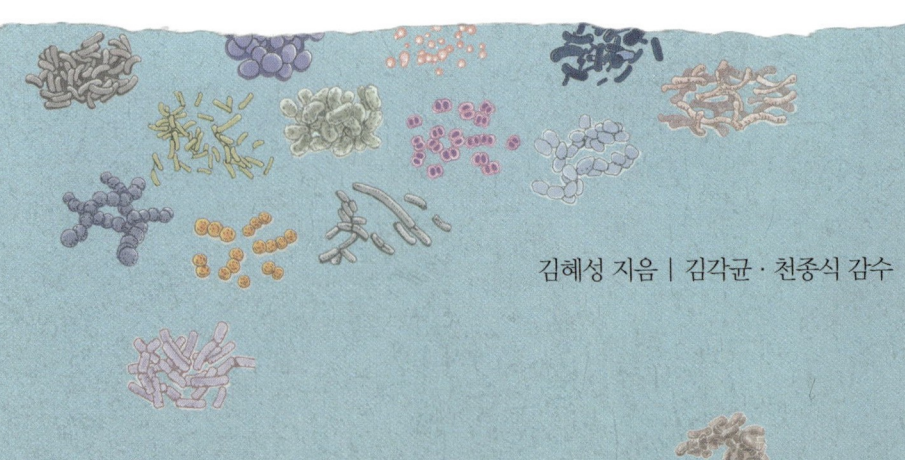

김혜성 지음 | 김각균·천종식 감수

파라사이언스

| 개정증보판을 내며 |

이 책은 2018년에 출판된 이후 과분한 영광을 누렸다. 그해 과학기술정보통신부 산하 한국과학창의재단이 선정하는 '우수과학도서'에 《미생물과의 공존》과 동시 선정되어 내 인생의 자랑거리가 되었다. 서울대 치의학대학원의 권장도서로 지정되기도 했다. 어느날 대학원생들에게 강의를 마치고 나오는데 한 학생이 따라나와, 이 책을 보고 치의학대학원에 들어왔다는 인사를 건네기도 했다.

그러나 모든 지식이 그렇듯, 이 책의 내용 역시 시간의 헤짐을 견디지 못한다는 아쉬움을 느껴왔다. 빠른 과학기술과 지식의 발전, 그 중에서도 특히 핫한 분야인 마이크로바이옴 연구에서 최근의 내용을 담아내지 못한다는 것이다. 해서, 이번에 그간 직접 연구 개발에 참여하고 진료에 적용한 경험들과 최신 문헌들을 보충해 증보판을 내게 되었다. 또 좀더 상세한 관련 내용을 읽고 싶은 분들을 위해 각 꼭지 뒷부분에 관련 지식을 탐하며 써둔 블로그의 글들을 연결시켜 놓았다.

이 책을 업데이트 하는 작업은, 거의 10년이 되어가는 미생물 공부와 연구를 돌아보게 했다. 아침에 깨면 바로 향하던 집앞 24시간 까페의 한 구석에서 끙끙대며 개념을 이해하려 했던 10년 전의 내가 대견하기도 안쓰럽기도 하다. 그러면서 하나 하나 확실하게 잡히는 것이 늘어났다.

사람의 변화는 인식이 먼저 간다. 책 여기저기 쓰여 있는 일상과 삶의 방향, 공부와 연구의 방향은 10년 전이나 지금이나 변하지 않았다. 하지만 당시에 비한다면 지금의 나는 그래도 많이 풍성해졌다. 달리 말하면, 당시엔 방향은 맞되 내용은 지금에 비해 많이 허술했을 것이고, 그 허술함이 10년의 시간 동안 채워졌을 것이다.

그간 무엇이 나의 허술함을 메꾸었을까? 철학자 이진경이 쓴 《불교를 철학하다》란 책을 보다 힌트를 얻었다. "이웃이 나의 본성을 결정한다."는 대목이었다.

조금 전 태극권을 하고 왔다. 나의 아침 루틴 중 하나다. 태극권이 숙주(host)인 내 몸의 변화를 일으켜 결과적으로 장내 미생물, 구강 미생물을 더 건강하게 바꿀 수 있다는 관련 문헌을 보기 시작한 지 4년 가까이 된다. 그래도 실은 태극권이 일상 루틴이 된 것은 얼마되지 않는다. 매일 아침 6시 40분에 만나 함께 수련하기로 한 친구들 덕이다. 1시간 가까이 되는 운동을 마치면, '움직이는 명상, 태극권'이 하루를 좀더 평정하게 보내게 해준다는 것을 조금씩 느끼고 있다. 권우(拳友)들과는 매일 이렇게 꾸준히 한다면 갈수록 몸과 마음이 간결대방(簡潔大方)해지리란 기대를 나누기도 한다.

또 내가 산행대장까지 하며 한 달에 한번씩 놀러다니는 산행모임도 있다. 30년 동안 살아온 고양시 일산 인근의 친구, 이웃들과 함께 하는 모임인데, 산에 가면 늘 성찬이 펼쳐진다. 펼쳐진 음식들엔 구강 미생물과 장내 미생물을 악화시키는 가공식품이나 식품첨가물이 낄 자리는 없다. 주말농장에서 키운 것들, 직접 담근 청국장으로 만든 쌈장, 현미밥……. 더불어 곁들이는 수제 막걸리는 무릉도원도 부럽지 않게 한다. 10년 넘게 생명과학과 미생물 관련 책을 함께 읽고, 몸공부방 같은 지역사회 건강프로그램과 여러 시민강좌를 함께 해온 결과일 것이다.

여러 이웃들이 떠오른다. 가족이자 친구이자 동료로 30년을 넘게 옆을 지켜준 아내, 20여 년 전부터 함께 인문학 공부를 하며 사부님 역할을 버팀목처럼 해주시는 임영근 형, 그 인문적 뿌리를 바탕으로 자연음식이 얼마나 중요한가를 깨닫고 설파하고 있는 장유경 선생님, 그리고

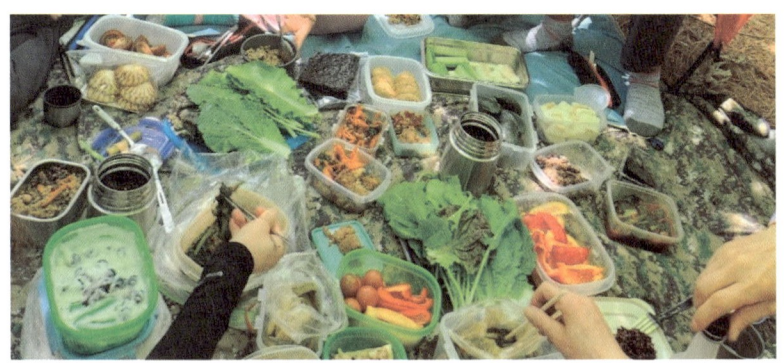

산에서 펼쳐지는 성찬

허술하디 허술한 책을 잘 다듬어 출판을 해주시는 김태화 대표님과 전지영 편집장을 포함한 일상의 많은 유쾌한 이웃들께 진심으로 감사의 마음 전한다.

  책은 낸 후, 미생물 연구를 위해 저널 리뷰부터 시작해 연구소를 함께 만들고 지금도 임상연구의 중심에 서 계신 김영연 병원장님을 비롯한 여러 연구진들은 나의 가장 큰 선생님들이다. 매주 수요일 아침에 하는 연구소 미팅이 가장 즐거운 공부의 시간이다. 연미희 부원장님, 이다혜 부원장님, 노진 부장을 포함해 진료실에서 연구를 함께 한 많은 분들이 아니면 나의 허술함은 여전히 10년 전과 다르지 않았을 것이다. 감사의 말씀 올린다.

  이분들과 함께 앞으로 또 10년을 허술함을 메우며 연구하고 진료하며 일상을 즐기려 한다.

2025년 가을 아침에
김혜성

| 감수자의 말 |

김각균 (서울대학교 치과대학 구강미생물학 교수)

  몇 달 전 김혜성 원장이 2016년 자신이 집필한 ≪내 입속에 사는 미생물≫이라는 제목의 책을 학교 사무실로 보내왔다. 오랫동안 소식이 뜸했던 김 원장이 그간 미생물학을 공부하고 있었다는 것을 나는 전혀 알지 못했다. 사회적인 활동에 열심이었던 김 원장의 재학 시절을 알고 있는 나로서는 뜻밖이기도 했다. 그러나 이런 생각은 책의 첫머리를 읽기 시작하면서부터 바로 놀라움으로 바뀌었다.
  환자 치료가 최우선인 바쁜 임상 일선에 있으면서도, 김 원장은 어쩌면 지극히 당연하지만 자칫 소홀하기 쉬운 기본적인 학술적 접근에 열의를 잃지 않고 있었다. 게다가 학술저널을 폭넓게 섭렵함으로써 본인의 지적 호기심을 충족시키는 데에서 더 나아가 이러한 노력을 통해 얻은 풍부한 지식을 주변과 나누기 위해 책을 쓰고 있었다! 이번에 쓰는 책은 지난번 저술 이후 밝혀진 새로운 지식을 반영하기 위한 것이라고 한다. 이 분야의 눈부신 발전을 생각하면 당연한 일일 것이나, 원고를 읽으면서 새로운 지식을 반영하는 것을 넘어선 김 원장의 폭넓은 식견을 접하는 것은 즐겁기까지 했다.

  지난 30년 이상을 학교에서 구강병을 일으키는 미생물을 연구하고 가르쳐 왔지만, 최근 몇 년 동안 이루어진 분자생물학적 연구방법에 힘입은 미생물학의 눈부신 발전은 지켜보는 것만으로도 벅찰 정도다. 이제 곧 정년을 앞둔 교수로서 해야 할 일은 이러한 급속한 과학 발전이 앞으로 구강병 연구에 어떤 영향을 미치게 될 것인지 가늠해보는 것이라고 생각하던 차에, 김 원장과 그의 저술을 만났다. 김 원장의 저술로 앞으로 내 짐이 크게 줄어들 것 같다.

2018년 3월 23일

| 차례 |

개정증보판을 내며 …… 4
감수자의 말 …… 6

머리말 굿모닝, 레이우엔훅 …… 14

1장 입속, 100cc의 우주

1. 가장 예민한 곳, 혀와 입술 …… 22
2. 가장 단단한 곳, 치아 …… 34
3. 정보의 보고, 침 …… 43
4. 위대한 돌연변이, 아밀라아제 …… 52
5. 고고학의 햇살, 치석 …… 58
6. 씹어야 산다! 저작력의 힘 …… 64

2장 내 입속에 사는 미생물

1. 미생물이란 무엇일까? …… 70
2. 입속에 사는 세균 …… 82
3. 입속에 사는 바이러스 …… 89
4. 극한 환경과 고세균 …… 100
5. 나도 있다, 진핵세포 미생물 …… 109

3장 입속 미생물이 사는 모습

1. 미생물의 도시, 바이오필름 …… 116
2. 지금 바이오필름에서는 …… 121
3. 입속 바이오필름 …… 132
4. 위험한 저장고, 잇몸주머니 …… 140
5. 임플란트와 바이오필름 …… 147

4장 입속 미생물과 내 몸 건강

1. 입, 몸으로 들어가는 입구 …… 154
2. 심혈관과 입속 미생물 …… 166
3. 소화관과 입속 미생물 …… 171
4. 폐렴과 입속 미생물 …… 179
5. 임신과 입속 미생물 …… 184
6. 입속 미생물과 인지기능 …… 189
7. 입속 세균과 대사증후군 …… 193

5장 입속 미생물 관리

1. 충치와 잇몸병의 원인 …… 200
2. 치과 치료의 의미와 한계 …… 208
3. 입속 미생물 관리를 위한 6가지 조언 …… 214
4. 치약의 계면활성제와 불소 …… 225
5. 조심해야 할 약, 항미생물 제제 …… 238
6. 치과치료와 수면치료 …… 247

  나의 오류, 과학의 정정 …… 255

부록 입속 미생물 관리의 대안

1. 벌집 추출물, 프로폴리스 …… 264
2. 프로바이오틱스 …… 287
3. 자바강황 …… 298
4. 정향 …… 301
5. 기타 생약 추출물 …… 303
6. 비타민 D …… 305

참고문헌 …… 309

■ 미생물 이름 표기에 대하여
1. 미생물 이름은 종명만 쓰는 것을 원칙으로 하되, 필요한 경우 속명까지 함께 표기한다.
2. 괄호 속 영문 표기에서는 속명은 첫 글자를 대문자로 쓰고 종명은 모두 소문자로 쓴다. 또 속명이 반복되거나 생략되는 경우, 첫 글자만 남긴다. 예) 진지발리스(*P. gingivalis*)
3. 세균 이름의 영문 표기는 다른 미생물 이름과 달리 이탤릭체로 한다.

| 머리말 |

굿모닝, 레이우엔훅˚

　나의 아침은 미생물 저널을 읽는 것으로 시작된다. 기상시간은 평균 5시 전후다. 그 시간보다 더 일찍 일어날 때도 있고, 전날 일이 있어 늦게 잠이 들어도 6시 전후면 일어난다. 눈을 뜨면 부엌으로 가서 커피포트와 물과 커피를 챙겨서 공부방으로 온다. 컴퓨터를 켜고 구글 스칼러에 접속해 그날 머리에 떠오르는 주제어를 입력한다. 주로 미생물 관련이다. 검색되는 글이 대부분 영어라서 젊었을 때 영어 연습을 해둔 덕을 톡톡히 보는 중이다. 익숙한 내용일 때는 나의 일상에 비춰보면서, 처음 보는 내용일 때는 새로운 지식에 대한 호기심으로, 이해가 잘 안 되는 것은 끙끙거리다가 건너뛰기도 하며 아침시간을 보낸다. 오롯이 지식의 잔치를 구경하며 그것이 우리의 일상에 어떻게 적용될지 상상하는 시간으로 하루를 시작하는 것이 내겐 참 평정(平靜)하다.
　책을 좋아한 것은 대학시절부터다. 어렸을 적엔 시골에서 자라 주위에 책이란 것이 없었고, 고등학교 다닐 때까지도 흔히 말하는 '독서'라는 걸 모르고 지냈다. 다른 집에 흔한 무슨 전집 같은 것도 없었다. 어디에 합격하기 위해서나 성적을 위해서가 아니라, 뭔가에 이끌려 책을 잡게 된 것은 대학을 들어가면서부터였다. 처음 읽은 책이 한완상의 ≪민중과 지식인≫이었다. 지식인과 지식기사를 구분하면서, 자기 전문분야의 지식에만 매달리는 지식기사를 넘어 그것의 사회적 맥락을 파악하고 실천하는 지식인이 되어야 한다는 내용이었던 것으로 기억한다. 치과대학 다녔던 내내 학교 성적은 늘 끄트머리에 머물렀지만, 지식욕 혹은 지식인에 대한 선망이 생기기 시작한 것이 그즈음이었던 듯하다. 이후 바쁜 개원의 생활을 20년 넘게 하면서도 책을 놓지 않았던 것을 다행이라 생각한다.

그러다 학술저널을 보게 된 것은 2015년 정도부터다. 저널이 좋은 점은 책과는 다른 수준과 새로움이다. 같은 분야 전문가들의 검수과정(peer review)을 거치기 때문에 일정한 수준이 유지된다. 또 저널에 논문이 실리기 위해서는 저널 편집위원회의 사전 검토과정을 통과해야 한다. 나 역시 과학인용색인(SCI)을 포함한 학술저널에 논문 몇 편이 실린 적 있는데, 처음 논문을 보내면 대부분 반송되어 온다. 이것저것이 부족

■ 레이우엔훅(Antoni van Leeuwenhoek, 1632~1723)
네덜란드의 상인이면서 아마추어 과학자로서 독특한 구조의 현미경을 제작해 원생동물·세균·조류 등의 미생물, 물고기 적혈구의 핵, 가로무늬근육(횡문근)의 미세구조 등을 관찰하고 발견했다. 자신의 플라크와 정자를 관찰하기도 했다. 그리고 이 내용을 영국 왕립학회 등에 꾸준히 보고했고,《현미경으로 밝혀진 자연의 비밀》(4권, 1695년) 등을 썼다.

하니 수정하라는 것이다. 처음엔 참 난감하고 심지어 짜증도 났지만, 몇 번 해보니 그 자체가 지식 습득과 정리의 과정인 것을 알게 되었다. 물론 그 과정이 지금도 나에겐 어렵기는 하지만. 이처럼 여러 차례 지적을 받고 수정과 업그레이드를 거쳐 나온 결과물이니 오류가 줄고 창의성이 높아지는 것은 당연한 일이다. 힘들지만, 저널을 읽어야겠다고 마음먹은 이유다.

저널을 읽다 보면 미생물이라는 작은 세계 안에 생명의 신비가 모두 들어 있음을 느낀다. 미생물도 공동체를 이룬다. 그리고 그 안에서 신호를 주고받고 서로 먹여주기도 하며, 경쟁하고 심지어 상대편을 죽이려고도 든다. 우리 인간 사회에서 보는 행태와 그다지 다르지 않다. 야생에 뚝 떨어져 살아가는 사람이 흔하지 않은 것처럼, 미생물 역시 홀로 떠다니는 경우는 많지 않다. 혼자서는 산에서 맞닥뜨리는 멧돼지 한 마리도 무서워하는 인간이 사회라는 공동체 속에서는 협업으로 무소불위의 힘을 만들어 이 지구를 접수했듯이, 미생물도 공동체를 이뤄 생존력을 더 높인다. 이것이 세균 입장에서 보면 혹독한 환경일 항생제에도 살아남아 슈퍼박테리아로 재탄생하는 이유이기도 하다. 심지어 미생물이 인류보다 더 잘하는 것도 많다. 대표적인 예가 '수평적 유전자 교환(horizontal gene transfer)'이다. 세균들은 자신의 유전자를 주위의 세균들과 실시간으로 교환하며 순간순간 생명력을 높인다. 인간으로서는 꿈도 꿀 수 없는 능력이다. 만약 내게 그런 능력이 있다면, 나는 바로 아인슈타인과 엄홍길과 이건희와 문재인의 DNA를 담을 것이다. 38억 년 전 태초의 생명 탄생부터 지금까지 미생물들이 이 지구에서 버틸 수 있는 힘이 거기서 나오지 않았을까 싶다. 어쨌든 미생물의 세계를 들여다보면 늘 새로움 그 자체다.

1680년대에 자신이 만든 현미경으로 처음 세균을 관찰한 레이우엔훅도 그랬을 것이다. 그는 자신의 이에서 플라크를 긁어내어 현미경으로 관찰했는데, 거기에서 꼬물꼬물 기어 다니는 것을 발견했다. 인간의 '눈'이라는 관찰도구만으로는 볼 수 없었던, 그래서 상상도 하지 못한 마이크로의 세계가 처음 열리는 순간이었다. 레이우엔훅은 흥분된 마음으로 현미경을 통해 본 생물들에게 '미소동물'(animalcule, little animal)이라는 이름을 붙였다. 레이우엔훅은 플라크뿐만 아니라 자기 몸 곳곳에서 채취한 미소동물을 관찰해 그렸고, 그 중에는 자신의 정자도 포함되었다. 그가 새로 열린 마이크로의 세계를 얼마나 신기해 했을지 짐작이 된다.

미생물 중에서도 구강 미생물은 특히 많이 연구되는 분야다. 과학자들은 물론 일반인들에게도 이미 익숙한 사실이지만, 입속에는 늘 세균이 많다. 세균들의 공동체를 바이오필름(biofilm)이라고 부르는데, 치아 표면을 손톱으로 긁으면 허옇게 나오는 플라크가 대표적인 바이오필름이다. 바이오필름은 우리 몸 전체에, 피부나 구강·장·호흡기의 점막 등 어디에나 생기지만, 이런 곳에서는 한두 달이 지나면 표면의 세포가 떨어져 나가면서 거기 붙어 있던 미생물 바이오필름도 떨어져 나간다. 하지만 입속에는 치아라는 반영구적으로 바이오필름이 달라붙을 수 있는 든든한 표면이 있다. 세균이 정착해 바이오필름을 만들기 안성맞춤인 곳이다. 레이우엔훅이 플라크를 가장 먼저 관찰 대상으로 삼은 것도 우연이 아니다.

그럼에도 불구하고 잇몸병(치주염)이라는 가장 흔한 질환에 대해서도 어떤 미생물이 작용하는지 혹은 그 작용력이 얼마나 되는지에 대해 과학과 의학은 여전히 미궁을 헤매고 있다. 어떤 사람은 이를 잘 닦지도 않고 스케일링도 받지 않는데도 평생 자기 이를 갖고 산다. 반면 어떤 사람은 늘 이를 잘 닦고 치과검진도 꾸준히 잘 받는데도 이 때문에 고생을 하기도 한다. 전체적으로 보아 입속에 세균이 더 많으면 잇몸병이 생기는 것은 확실해 보이지만, 다행히 몸의 면역력이 좋으면 그런 세균들은 방어가 된다. 이런 사실을 생각하면 저절로 떠오르는 의문이 있다. '미생물과 우리 몸, 무엇이 더 근본적일까?'

이런 상황은 비단 구강질환에만 국한되지 않는다. 우리 몸의 건강과 질병에 있어 외부에서 오는 외인성 미생물이 중요한 역할을 하는지, 아니면 우리 몸안의 내인성 균형이 더 중요한지에 대해 과학은 여전히 논쟁 중이다. 두 주장 사이의 거리 역시 미생물과 질병을 처음으로 연결시켰던 19세기 후반 이래 그다지 좁혀진 것 같지 않다. 다만 21세기 미생물학은 그에 대한 일정한 방향을 제시해주고 있다. 나는 이런 논쟁과 지식의 흐름을 마치 고구마 줄기를 캐듯 천천히 따라가고 있는 중이다. 처음 저널을 찾아 읽기 시작했을 때에는 구강 미생물 저널을 주로 읽었지만, 최근 나는 어느덧 미생물의 본질 혹은 생명 자체의 근저를 더듬는 주제어로 검색을 한다.

저널을 읽다 보면 늘 미생물을 접하는 치과의사라는 직업에 더 감사하게 된다. 입속의 충치, 잇몸병을 일으키는 플라크, 가끔 내 얼굴까지

튀는 환자의 침, 모두가 미생물 덩어리들이다. 젊었을 때는 환자의 입속만 들여다보는 것이 힘들었다. 특히 입속의 위생 상태가 나빠 입냄새가 많이 나는 환자를 진료하는 것은 여간 고역이 아니었다. 또 처음 개업했을 때에는 하루 종일 병원에만 묶여 있는 내 자신이 답답하고 초라하게 느껴지기도 했다. 심지어 평일 시내가 어떻게 돌아가는지가 궁금해 나를 찾은 영업사원에게 '당신이 참 부럽다'고 하소연한 적도 있다. 외부 세계에 관심이 많은 나이에, 크게 벌려도 용적이 100cc 정도밖에 되지 않은 입속에서 학교 때 배운 지식 외의 다른 무엇을 본다는 것이 오히려 이상한 일이었을 것이다.

하지만 지금은 입속에서 생명의 우주를 본다. 미생물의 세계가 그렇다. 세포, 그 세포에 들어 있는 핵, 그 핵에 들어 있는 유전자가 그렇다. 또 DNA에 보관되어 있던 유전자가 RNA에 복사되고, 그것으로 단백질을 만든다는 생물학의 중심 도그마가 그렇다. 그 생명과정에 영향을 미치는 무수한 변수들이 그렇다. 책의 제목에 '내 안의 우주'라는 소제목을 붙인 이유다.

인간과 과학은 그 무수한 변수들을 모두 해독할 수 있을까? 생명은 알고리즘이기 때문에 그럴 수 있을 것이라는 사람도 많지만, 나는 그러기는 어려울 것이라고 본다. 생명은 정태적인 알고리즘이라기보다는 끊임없는 보완으로 환경에 능동적으로 반응하며 진화하는 동태적 진행형이다. 그래서 한 변수를 해결하고 나면 또 다른 변수가 기다릴 것이 분명하다. 나로서는 끝도 없이 고개를 드는 변수들을 해독할 욕심을 내기보다는, 생명의 위대함에 경외하고 감사하는 쪽을 택하겠다. 내 안의 위대한 우연과 생명에 감사하는 것이 생명에 대한 기본적인 태도라고 믿는다.

 나아가 나는 입속의 우주에서 나의 오래된 선망, 우리 사회에서 건전한 지식인으로서 살아가고 싶은 욕망을 해소하고 있다. 한 분야의 전문가를 넘어 보편적 지식인으로서 살아가고 싶은 젊은 날의 욕망이 미생물 공부를 통해 이루어지는 느낌이 있다. 나의 전문가적 일상에서 출발해 현재의 여러 과학적 성과를 토대로, 모든 사람들의 관심인 건강 문제에 대해 일정한 근거를 만들어 나가는 일이 내게는 즐겁다. 더불어 그 과정에서 생명이라는 이 세계의 근본에 다가가는 느낌도 반갑다. 그런 지식의 끈을 잡고 하루를 시작할 수 있음이 감사하다.

 고인이 되신 신영복 선생님의 ≪담론≫이란 책에 "살아감은 공부와 깨달음"이라는 대목이 있다. 내게 공부나 깨달음은 내가 접하는 외부적 자극이 지금 바로 여기 나의 삶을 바꿀 때, 바로 그 포인트에 있는 것이다. 쉽지 않다. 책이나 논문, 그리고 나의 삶 사이에는 거대한 간극이 있다. 신영복 선생님은 "머리에서 가슴, 그리고 다리까지의 거리가 가장 긴 인생의 여행"이라고 말했다. 머리와 다리는 늘 따로 놀고 만나려 해도 길이 어긋나기 십상인데, 미생물 공부는 나에게 그것들이 연결될 수 있는 희미한 실마리로 다가온다. 이 책은 그런 실마리의 공유다.

1장

입속, 100cc의 우주

20~30대의 나에게는 입속이 아주 좁게 보였다. 그런데 시간이 지나면서 점점 입속에서 우주가 보인다. 구강은 우리 몸 상태가 단적으로 표현되는 예민한 곳이고, 치아라는 우리 몸에서 가장 단단한 조직이 기둥처럼 버티고 있는 곳이다. 침 한 방울로 온몸을 볼 수도 있고, 침 속의 아밀라아제라는 효소는 현생 인류에게 가장 위대한 돌연변이로 꼽히기도 한다. 최근 들어서는 치석을 이용해 인류의 진화를 추적하는 연구도 진행되고 있다. 분자생물학적으로 들어가면 훨씬 더 풍성한 입속의 우주가 보일 테지만, 그건 더 전문적인 연구자들의 몫으로 남긴다.

1

가장 예민한 곳, 혀와 입술

**혀와 입술,
그리고 호문쿨루스**

   엉덩이 주사와 잇몸에 놓는 마취주사, 어느 쪽이 더 아플까? 물론 둘 다 아프고 피하고 싶은 일이지만, 굳이 비교하자면 잇몸에 놓는 마취주사가 더 아프다. 흔하지는 않지만 혀에 주사를 놓아야 한다면 훨씬 더 아프다. 그래서 이 부위를 마취할 때에는 늘 '어떻게 하면 아프지 않게 할까' 고민하게 된다. 표면마취를 먼저 하기도 하고, 마취약을 천천히 넣기도 하고, 둔탁한 기구로 그 부위를 눌러가며 하는 등 여러 방법을 동원하지만, 그래도 마취할 때면 늘 환자들이 얼굴을 찌푸린다.

   입속은 통증에 민감할 수밖에 없다. 자주 다니던 단골 음식집의 주방장이 바뀌면 바로 알 만큼 예민한 혀는 조미료와 요리과정의 작은 차이를 바로 탐지해낸다. 피곤하면 그 소식을 가장 먼저 알려주는 곳도 입속이다. 입이 헐고, 입술이 부르튼다. 항암제에 예민하게 반응하며 만들어지는 구강궤양은 항암과정을 가로막아 암 전문의들의 골칫거리이다. 상대방의 사랑과 관심을 확인하는 행동에 입술과 혀가 동원되는 것도 바로 이 때문일 것이다.

입속이 예민하다는 것은 주관적 감각에 그치는 것이 아니다. 여기에는 과학적 근거가 뒷받침된다. 뇌에서 운동과 지각을 다루는 부분이 대뇌피질(CORTEX- 바깥쪽 부분)인데, 이곳에서 혀와 입술을 포함한 입의 자극을 느끼고 반응하게 하는 영역이 다른 부위에 비해 훨씬 넓다(그림 1). 우리 몸의 다른 부위에 비해 입으로 더 많은 뇌 신경들이 몰려온다는 뜻이다. 혀와 입술로 오는 신경을 합하면 다리 전체로 가는 신경의 양을 넘어선다. 그만큼 예민할 수밖에 없다.

뇌의 감각과 반응 정도로 재구성한 인체 모형을 호문쿨루스(homunculus)■라고 한다(그림 2). 신체 부위의 감각과 운동을 담당하는 뇌 부분의 넓이로 재구성한 호문쿨루스는 기묘한 모양이다. 손이 유난히 크고, 그에 비하면 팔다리가 턱없이 작다. 손으로 오는 대뇌피질의 영역이 가장 넓기 때문이다. 인간이 직립보행을 하면서 자유로워진 손을 도구 다루는 용도로 쓰면서 손의 예민도가 증가하는 방향으로 진화했을 것이다. 다음으로 두껍고 크게 그려진 입술과 혀가 눈에 띈다. 먹고 마시고

■ 호문쿨루스
호문쿨루스는 연금술사들이 만들려고 한 '인조인간'을 가리키는 말에서 비롯되어 인조인간, 인간 모형, 인간 형상 등으로 쓰이는 말로, 과학계와 의학계에서는 작은 인체 혹은 인체 모형의 의미로 사용한다.

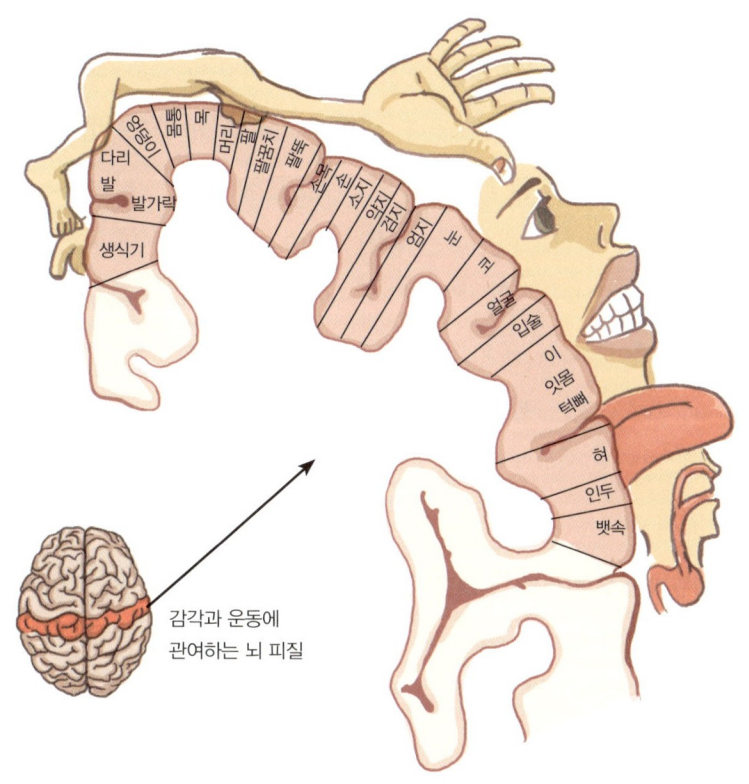

〈그림 1〉 인체 각 부위를 담당하는 뇌의 넓이로 재구성한 그림

숨쉬는 입구인 우리 입은, 우리 몸에 해가 되고 득이 되는 것을 가장 먼저 검증해야 생존할 수 있었으므로 한껏 예민해져야 했을 것이다.

과학이 발달하기 전에 호문쿨루스는 작은 사람(little man)을 의미했다. 자식이 부모를 닮는 이유를 궁금해 하던 유럽인들은 정자 안에 작은 인간의 형상이 모두 들어 있다고 생각했다. 정자가 여성의 몸을 환경 삼아 스스로 그 모습을 드러낸다는 것이다. 심지어 1695년에 네덜란드 수학

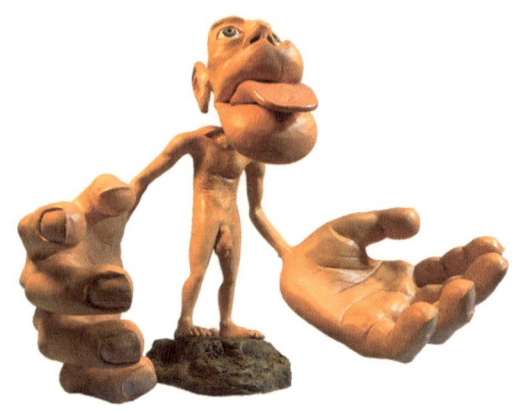

〈그림 2〉 담당하는 뇌의 넓이로 재구성한 인체 모형, 호문쿨루수
뇌에서 각각의 신체 부위를 담당하는 부분의 넓이로 재구성한 신체 비율을 보여준다. 담당 뇌 부위가 클수록 그 신체 부위도 크게 묘사되었다. 입술과 혀를 포함한 입속을 담당하는 뇌신경이 얼마나 큰지 한눈에 알 수 있다.

자인 하르트수커르(Nicolaas Hartsoeker, 1656~1725)는 현미경으로 정자 속에 있는 사람을 보았다며 그림을 그려서 보고하기도 했다(그림 3). 진짜로 보았을까?

  20세기에 들어 호문쿨루스는 뇌과학에 의해 다른 의미가 부여된다. 1937년 펜필드(Wilder Penfield)가 우리 몸의 감각과 운동에 관여하는 뇌 피질과 몸의 각 부위를 지도를 그리듯 연결시키고,[1] 한눈에 볼 수 있도록 인체를 형상화해서 그렸다. 그래서 탄생한 것이 그림 1과 2에서 보는 것과 같은 현대 신경과학에서 가장 유명해진 그림이다. 호문쿨루스는 21세기 들어서도 지속적인 수정을 거쳐 지금도 과학의 탐구 대상인데, 최근 들어서는 로봇의 피부가 사람처럼 느끼게 하기 위한 알고리즘을 만드는 데까지 이용되고 있다.[2]

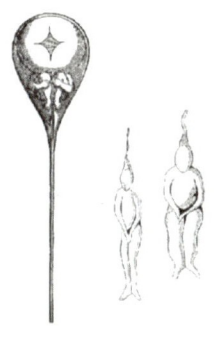

〈그림 3〉
1695년 하르트수커르가 현미경으로 정자 안에서
호문쿨루스를 봤다고 주장하면서 그린 그림이다.

호문쿨루스에서 보는 것처럼 예민한 입속의 여러 문제를 다루는 치과의사들에게는 섬세함이 요구될 수밖에 없다. 그런데 나의 경우 치과의사가 되기 전까지의 여러 환경과 생활을 돌아보면 섬세함을 훈련할 기회는 거의 없었다. 오히려 거친 환경에서 오랜 시간을 보냈다. 어찌 보면 치과의사로 생활한 지난 20여 년은 직업인으로서 요구되는 섬세함과 내면의 거침 사이의 갈등 과정이었는지도 모르겠다. 환자들의 예민함이 평정함을 흔들어 힘들었던 때도 많았는데, 그런 시절을 큰 과오 없이 보내온 것이 감사할 따름이다.

입속의 중재자 혀와 키스의 유래

'입속의 혀처럼 군다'는 말이 있듯이, 예민한 혀는 입속에서 참 많은 일을 알아서 해준다. 일단 혀는 맛을 알게 한다. 쓴맛, 단맛, 짠맛은 혀가 없으면 알 수 없다. 혀의 윗면(혀등)은 오돌토돌한데, 그것을 현미경으로 확대해보면 혓바닥에서 솟아오른 돌기가 보인다. 그 돌기 옆구리에 맛을 느끼는 미뢰가 있다. 미뢰는 뇌신경과 바로 연결되어, 뇌로 하여금 한번 먹은 것은 어떤 음식인지 기억하고 판단하게 한다. 또 쓰거나 독성이 있다고 판단되는 음식을 구분하여 뱉어 버리게 한다. 치과에서는 간혹 사랑니를 발치하다가 혀 신경이 다치는 의료사고가 발생하는데, 이런 일이 생기면 상처가 치료될 때까지 환자들은 미각이 현저히 떨어지게 된다.

 혀에 마취를 하면 감각이 없어지면서 말도 하지 못하게 된다. 그런 순간에 절감하게 되는 것이 바로 우리가 혀를 움직여 발음을 한다는 사실이다. 우리가 말하는 동안 혀는 끊임없이 움직여 입천장과 이, 입술에 계속 부딪치면서 발음이 되게 한다. 혀끝이 입 바닥에 너무 많이 묶여 있어 움직임이 자유롭지 않으면 발음이 새는 경우도 있는데, 이런 경우 혀를 붙잡고 있는 설소대를 잘라주기도 한다. 내 아들도 어렸을 적 설소대를 자르는 수술을 받았다.

 혀는 또 음식을 삼키는 데 주도적인 역할을 한다. 근육 덩어리인 혀는 내 의지에 따라 자유자재로 움직일 수 있는데, 씹은 음식을 뒤로 넘길 때에는 위 아래 이가 맞부딪칠 만큼 입을 꼭 다물어 만들어지는 압력과 함께 혀의 근육을 이용해 식도와 이어지는 인두 쪽으로 넘기게 된다. 그래서 이가 없는 어르신들이나 이를 모두 뽑아야 하는 경우, 음식을 씹는 것은 물론 삼키는 것도 힘들어진다. 틀니나 임플란트로 이를 만들면 되지만, 이를 뺀 시점과 틀니나 임플란트 사용시점 사이에 간격이 생기면

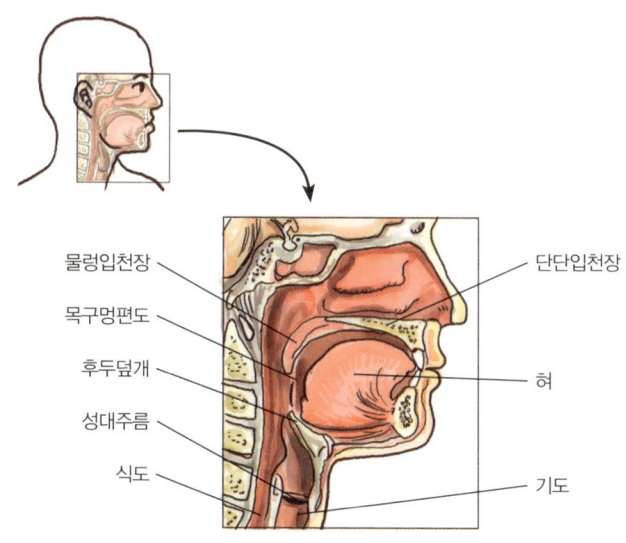

〈그림 4〉 입속과 혀
근육의 일종인 혀는 발음을 하고 맛을 느끼게 한다. 혀등이라고 불리는 혀의 윗표면은 오돌토돌한 미뢰가 있어서 미생물의 중요한 서식처가 된다.

환자들은 훨씬 힘들어한다. 죽으로 버텨야 하기 때문이다.

　상대의 사랑과 관심을 확인하는 키스에도 혀는 큰 역할을 한다. 서로의 혀를 교환하는 키스의 효과는 크다. 입을 마주치려면 육체적으로나 심리적으로 가까워야 하는데, 키스를 하면 더 가까워진다. 서로의 관심과 정열이 확인되고 친밀도가 높아진다. 자연스럽게 다음으로 이어지는 성적 결합을 촉진하기도 한다. 호르몬의 분비에도 당연히 영향을 미쳐, 몸의 대사를 촉진하는 아드레날린이 증가하고 사랑의 호르몬인 옥시토신이 대폭 증가한다. 엔돌핀이나 도파민과 같은 행복한 느낌을 전달하는 신경전달물질이 대폭 증가하는 것도 당연한 일이다.

입술과 혀, 볼, 타액, 심지어 치아까지 동원되는 키스는 인간만의 독특한 애정행각이다. 물론 입술 정도를 맞추는 행위는 많은 동물들에게서도 발견된다. 물고기들은 상대방을 파악하기 위해 입을 부딪치고, 새들 역시 부모에게 음식을 받아먹을 때나 서로 교제할 때 입을 부딪친다. 종족간 평화나 개인간 친밀도 유지를 위해 섹스를 친교의 수단으로 삼는 보노보들 역시 입술을 접촉하는 것은 흔하다. 하지만 이들은 모두 자신의 혀를 상대의 입속에 깊숙이 넣어 교감하는 키스를 하지는 않는다.

인간들은 어떻게 이런 키스를 하게 되었을까? 인간의 독특한 키스가 진화과정에서 어떻게 탄생했는가를 놓고 의견이 분분하다. 엄마가 유아들에게 음식을 씹어서 먹여주는 과정에서 탄생했다고도 하고, 성적 활동을 촉진하기 위해 생겼다는 의견도 있다. 또 여성이 임신 전에 상대의 건강 정도를 미리 파악하려는 시도였다는 주장도 있다. 예를 들어, 여성이 임신중 거대세포바이러스(Cytomegalovirus)에 감염되면 기형아를 낳을 수 있는데, 상대적으로 안전한 임신 전에 스스로를 미리 감염시켜 면역을 획득하려는 시도였다는 것이다.[3] 이런 추론은 너무 과하게 과학적이다 싶기도 하다. 하지만 최근 구강성교가 흔해지면서 여성의 성기에 서식하며 자궁경부암을 일으키는 인간유두종바이러스(Human Papillomavirus)가 남성의 구강으로 옮겨와 구강암을 일으키기도 한다고 하니, 키스와 바이러스가 연관이 있는 것은 분명한 사실이다.[4]

키스가 인간에게만 나타나는 것을 두고 여러 해석이 있지만, 나는 혀가 가지는 예민함에서 답을 찾을 수 있다고 추측한다. 앞에서 얘기했듯이 혀는 인간의 몸에서 가장 예민한 부위에 속한다. 애초에 인간도 보노보처럼 입술만을 부딪치며 서로 간의 친밀도를 확인했을 것이다. 그러다 뇌가 더 발달하면서 혀나 입술에 대한 민감도가 증가하고, 동시에 입술 접촉을 넘어선 더 친밀한 행위에 대한 본능적 욕구를 느꼈을 것이다. 그러다 혀를 상대의 입속으로 넣는 데까지 갔을 텐데, 거기에서 더 섬세하고 예민한 쾌감과 친밀도를 느끼면서 일반화되지 않았을까 짐작된다.

키스를 하는 동안 우리는 수많은 미생물을 교환한다. 2014년 네덜란드에서 키스하는 동안 구강 미생물에 어떤 일이 일어나는지에 대한 재미난 연구를 했다.[5] 그 결과 키스하는 커플들은 10초 동안 8,000만 마리의 세균을 교환한다는 사실이 밝혀졌다. 그래서 커플들의 구강 미생물들은 비슷해진다. 당연한 일이지만 교제기간이 길고 키스하는 횟수가 많을수록 구강 미생물은 더 비슷해진다. 키스는 심리나 호르몬에만 영향을 미치는 것이 아니라, 세균이나 바이러스가 교환되고 비슷해지는 생물학적 친밀감과 동질성에도 영향을 미치는 것이다.

혀와 미생물

입속에서 많은 일을 하는 혀에는 세균도 많이 산다. 입속은 늘 습기가 많고 주기적으로 음식물이 들어가는데다 혀등은 표면이 오돌토돌해서 세균이 붙어 살아가기 좋은 서식처가 된다. 당연히 혀에도 세균들이 뭉쳐 사는 바이오필름이 생긴다. 침에 있는 세균들이 혀의 표면에 붙기 시작하고 점차 수가 늘어나면서 거기에 음식물 찌꺼기나 죽은 세포들이 허옇게 엉겨 붙는 것이다. 이것을 설태(舌苔)라 한다. 설태는 입냄새의 주요 원인이기도 하다. 입냄새를 일으키는 원인의 절반 이상이 혀에서 비롯된다. 그래서 입냄새가 나는 사람들에게는 양치할 때 꼭 혀도 닦아 주라고 권한다.

세균과는 다른 미생물이 혀를 괴롭히는 경우도 있다. 곰팡이(진균) 감염으로 생기는 캔디다증은 혀가 헐고 허연 막이 형성되게 하는데, 이럴 땐 아프고 후끈거리는 열감이 있다. 이것은 캔디다 알비칸스(Candida albicans)라는 곰팡이 때문에 생기는 감염이다. 곰팡이는 원래 50~60%의 사람에게 구강이나 여성의 질 같은 곳에 상주하다가 사람의 면역이 약해지거나 병원성이 강한 다른 세균이 늘어나면 힘을 합쳐 감염을 일으키고 증상을 나타낸다.

또 혀는 구강암이 발생하는 주된 장소이기도 하다. 구강암은 우리나라에서 14번째로 잘 생기는 암인데, 구강 점막이나 턱뼈, 혀 등 어디에도 생길 수 있지만 혀에서 가장 많이 발생한다. 혀의 측면이 벌겋거나 허옇게 헐었는데 오래 간다면, 구강암 검진을 받아봐야 한다. 흔히 입 속이 헐었다고 말하는 구강궤양은 피곤할 때에는 누구에게나 잘 생기는 것으로, 대부분 1~2주 안에 저절로 치유된다. 하지만 구강암의 경우 이것이 지속되기 때문이다.

구강암 발병과도 미생물이 연관이 있다. 구강암이 발생한 사람과 그렇지 않은 사람들의 침을 채취해 40종의 미생물을 분석했더니 그 분포가 많이 달랐다. 특히 진지발리스(*Capnocytophaga gingivalis*), 멜라노게니

카(Prevotella Melaninogenica), 미티스(Streptococcus mitis) 등 3종의 세균 분포가 확연히 달랐고, 이들을 통해 구강암을 진단할 수 있는 확률이 80%를 넘었다.[6] 최근으로 오면서, 구강암과 관련해 가장 많이 거론되는 타액 속 세균은 푸소박테리움 뉴클레아툼(F. nucleatum)과 진지발리스(P. gingivalis)이다. 이 둘은 가장 대표적인 구강유해균으로 꼽히기도 하면서, 동시에 구강 바깥의 질병(푸소박테리움은 대장암, 진지발리스는 인지기능)에 영향을 미치는 것으로 많이 거론된다.[7] 최근에는 코로나 때문에 유명해진 PCR(Polymerase Chain Reaction) 기법으로 푸소박테리움이나 진지발리스 같은 구강유해균의 양도 분석할 수 있다.[8] 간단한 타액 채취를 통해 미생물 분포를 본다면, 복잡한 검사를 하지 않더라도 구강암이나 대장암, 치매의 위험성을 어느 정도 알 수 있다는 것이다.

그래서일까? 서양의학이나 한의학 모두 진단할 때 혀를 살펴보는 경우가 많다. 혀의 모양이나 색깔, 오톨도톨한 정도 등 눈으로 바로 관찰할 수 있는 형태를 통해 진단한 것도 동일하다. 전통적으로 한의학에서는 혀를 통해 오장육부의 상태를 진단해왔다. 혀 모양이 간과 담의 기능이나 상태를 보여주고, 혀 바닥에는 위치에 따라 각 장부의 상태를 보여주는 자리가 있다. 또 혀의 감각 이상이나 움직임으로 심혈관이나 뇌의 상태를 예측하기도 한다. 최근 중국의 한 연구팀은 혀를 말아 올리는 행위가 뇌졸중의 정도나 예후를 암시할 수 있다는 결과를 발표했고, 2017년 한국 한의학 연구원에서는 혀의 모양과 상태를 통해 질환을 예측하는 설진기를 개발하기도 했다.

하지만 양의학에서든 한의학에서든 혀를 통해 우리 몸의 상태를 파악하려는 시도는 모두 간접적이다. 치과에서는 늘 혀를 관찰하게 되므로 눈에 띄는 이상 형태가 보이고 다른 질환이 의심되면 다른 과에서 진단을 받아보라고 권하기도 한다. 하지만 위장의 상태를 바로 보여주는 내시경이 있고, 간과 심장의 상태를 보다 직접적으로 알게 하는 분자진단 기법들이 있으므로, 지금은 혀로 진단하는 간접적 방법은 거의 쓰지 않는다. 물론 한의학에서는 그런 모습과 오장육부의 '상태'는 다르다고 하겠지만, 혀로 진단하는 설진은 아무래도 해부학과 진단기법이 발달하지 않은 과거에 오장육부의 상태를 보는 창으로 유용했고, 지금의 설진 역시 그런 흐름의 연장일 가능성이 커 보인다. 혀나 구강은 소화관의 일부이자 출발점이고, 눈으로 바로 볼 수 있으니 말이다.

혀 백태 닦는 게 혈압을 낮춘다? (적절한 혀 미생물 관리)

2

가장 단단한 곳, 치아

**치아,
소화의 시작**

혀와 달리 움직임이 자유롭지 않고 턱의 움직임에 의존하는 치아 역시 여러 기능을 한다. 먼저 앞니가 없으면 발음이 샌다. ㄴ·ㄷ·ㅌ·ㄸ 같은 소리는 혀가 윗니에 부딪쳐야 나고, ㅅ·ㅈ·ㅊ 같은 소리는 이 사이로 바람이 빠져나가면서 난다. 또 앞니는 입술을 뒤에서 받쳐서 얼굴의 아랫 모양을 만든다. 앞니가 없으면 입술이 움푹 들어가게 되고, 앞니가 튀어나와 있으면 입술도 나오게 된다. 그래서 이를 교정하면 얼굴 모양도 달라진다. 또 윗니와 아랫니가 마주하는 교합(咬合, occlusion)이 흐트러지면 얼굴이 비대칭이 되고 몸의 전체 균형도 흐트러져서 목 뒤부터 시작하는 척추 부근의 근육통을 만들기도 한다.

그렇다고는 해도 무엇보다 중요한 치아의 기능은 씹는 것이다. 어금니는 윗면이 봉우리와 골짜기로 이루어져 있는데, 그 사이로 음식을 넣어 부수고 갈아낸다. 어금니가 부수고 간 음식은 침과 섞여서 죽처럼 만들어 삼켜야 위와 장에서 제대로 소화할 수 있다. 치아에 문제가 생기면 맛있는 음식을 앞에 놓고도 먹을 수 없고, 김치나 깍두기를 시원하게 씹을 수도 없으며, 먹어도 소화가 제대로 되지 않는다. 이런 때의 고통은 겪어보지 못한 사람은 알지 못할 것이다. 그래서인지 나이 들어서도 건강하게 살고 싶은 욕구가 커가는 요즘, 노령인구의 치과 이용이 대폭 늘어나고 있다. 우리 병원에서 특히 임플란트 진료를 많이 하는 내 진료실이나 대기실을 찾는 사람들의 평균 연령은 70세를 넘는다. 70대 한 남자 환자가 떠오른다. 아랫니가 하나도 없어 틀니를 오래 쓰다가 임플란트를 한 후에, "20대 이후 깍두기를 처음 씹어봤다"며 좋아하셨다.

치아의 최우선 임무는 씹는 것이다. 열심히 물고 뜯고 씹어야 한다. 최대한 잘 잘라주고 갈아주어야 뒤에서 나머지 소화과정을 담당하는 우리 몸 일꾼들의 부담을 줄일 수 있다. 그래서 음식은 가능한 천천히 오래 씹어야 한다. 바쁘다는 핑계로 후루룩 마시다시피 음식을 먹는 경우도 많은데, 이는 소화불량, 위·식도역류, 당뇨 등 많은 질병에 더 많이 노출될 수밖에 없다. 미국 역사에서 대저작가(大咀嚼家, The great masticator)라는 별명이 붙은 호레이스 플레처(Horace Fletcher)는 음식을 삼키기 전에 100번 씹을 것을 권하기도 한다. 물론 씹는 횟수까지 의식하며 음식을 먹을 필요는 없겠지만, 충분히 씹어서 잘게 부수고 그

과정에서 침과 충분히 섞어서 삼켜야 한다는 것은 분명하다. 나 역시 한 번 입에 들어간 음식은 최소 50번씩 씹고, 식사시간은 최소 30분 이상이 되도록 신경 쓴다.

먹는다는 것은 수많은 의미가 있겠지만, 생물학적으로 보면 에너지원을 받아들이는 것이다. 그 과정을 세밀하게 나눠보면, 씹고(저작), 삼키고(연하), 자르고(분해), 장 주변 혈관 안으로 받아들이는(흡수) 과정으로 나뉘고, 이 과정은 우리 몸의 각 부위가 정교하게 나눠 맡는다. 저작은 치아, 연하는 입 뒤의 인두와 식도, 분해는 여러 소화효소들, 흡수는 장 세포들의 몫이다. 이 전체과정을 아울러 '소화'라고 한다.

정성스럽게 요리하는 사람들에게는 미안한 말이지만, 소화과정을 생물학적으로만 보면 우리가 먹는 음식은 모두 비빔밥이고 결국은 죽이 된다. 무엇을 먹든 우리가 먹은 것은 치아가 부수고 침과 위액의 소화효소에 의해 어느 정도 분해과정을 거치면서 1~2시간 후에는 소장으로 들어간다. 그동안 모든 음식들은 비빔밥처럼 섞이고 죽처럼 부서진다. 그래야 흡수가 가능하다.

미국의 메이요클리닉의 조사에 의하면, 이 과정을 모두 거치는 데에는 남자의 경우 1.5일, 여성의 경우 2일 정도가 걸린다고 한다. 이것을 소화관 통과시간(GITT, GastroIntestinal Transit Time)이라 하는데, 이 과정이 모두 끝나면 나머지는 똥으로 배설된다. 이런 조사를 바탕으로 일주일에 2번 이하로 배변하면 변비이고, 3번 이상이면 변비가 아니라는 소화기내과의 변비 기준이 만들어지는데, 실은 이것은 서양인들의 기준이다. 식이섬유보다 육식 위주의 그들의 식단은 소화관 통과시간을 늘리고 배변 양이나 횟수도 적게할 수밖에 없다. 발달된 서양인들을 제외하면, 예를 들어 인도인이나 아프리카인들이라면 거의 매일 배변을 한다. 우리나라 사람들 역시 장건강, 건강한 장내미생물을 의식한다면 매일 쾌변을 위해 신경 쓰는 것이 맞다. 나의 경우, 40대 때까지 변비가 간혹 오곤 했는데, 이젠 완전 탈출해 매일 쾌변을 한다. 어제 점심때 먹은 수박씨가 오늘 아침 변기에 있는 걸 보면, 나의 소화관 통과시간은 얼추 24시간을 넘지 않는다.

단단한 치아, 제대로 씹기 위해 필요한 것

요즘은 보기 힘든 광경이지만, 내가 어렸을 때만 해도 소주병이나 맥주병 뚜껑을 이로 따는 어른들을 흔히 볼 수 있었다. 이가 단단하니 별 생각없이 그랬을 텐데, 실제로 음식을 제대로 씹으려면 치아는 단단해야 한다. 치과용 치료 의자에 드릴이 붙어 있는 것도 이 때문이다. 사람들이 치과를 싫어하는 가장 흔한 이유는 이 드릴 소리 때문인데, 생각만 해도 소름이 끼친다는 사람이 많다. 치과산업에 종사하는 사람들도 이것을 모르지 않는다. 그래서 소리가 크지 않은 드릴이나 드릴을 대신할 레이저를 개발하기도 한다. 하지만 강도나 속도 면에서는 보통의 치과용 드릴을 따라오지 못한다. 임플란트를 주로 하는 나는 턱뼈를 뚫는 기구를 주로 사용하는데, 이것은 치아를 갈아내는 드릴과는 비교가 안 될 만큼 속도나 힘이 약하다. 뼈가 이보다 무르기 때문이다.

치아는 여러 층으로 이루어져 있는데, 가장 바깥층인 법랑질은 강도가 뼈에 비해 거의 10배에 달할 만큼 단단하다. 법랑질 안에는 그보다는 훨씬 연한 상아질 층이 있는데, 이것 역시 뼈 중에 가장 단단한 치밀골보다 더 단단하다(표 1). 상아질 안에는 우리가 흔히 신경이라고 부르는 치수가 있다. 치수 안에는 신경뿐만 아니라, 혈관을 비롯한 여러 생체조직이 있다(그림 1).

이렇게 단단한 이는 입속에서 기둥 역할을 한다. 음식을 먹을 때나 소리를 낼 때 든든한 기둥이 되어주고, 입 모양과 얼굴 모양도 떠받쳐준다. 그리고 이가 든든한 기둥으로서 제 역할을 다하도록 주춧돌 역할을 하는 것은 잇몸이다. 이를 감싸고 있는 잇몸은 말 그대로 이의 몸이다. 치과에서는 치주라고 하는데, 한자[齒周]로 보나 영문[periodontium]으

〈표 1〉 치아 강도

재질	강도 (탄성계수)
법랑질	80,000
상아질	20,000
백악질	18,600
치수	2.07
치근막	50
해면골	345
치밀골	13,800

치아의 법랑질은 우리 몸속 조직 중에 가장 단단하다. 뼈 가운데 가장 단단한 치밀골의 탄성계수에 비교해도 6배나 더 단단하다.

로 보나 이 주위를 감싸는 조직을 의미한다. 잇몸에 문제가 생기면 이는 기둥으로서 굳건히 서 있을 수 없다. 그래서 간혹 잇몸에 계속 염증이 생기면 이를 빼야 하는 경우도 있다.

이를 빼고 임플란트를 하는 경우, 임플란트에는 염증이 생기지 않느냐는 질문을 하는 사람들이 있다. 대개의 경우 문제가 있는 이를 빼면 그 부위의 염증은 다시 생기지 않는다. 잇몸의 안 좋은 주인이 사라지는 것이다. 이때 새 주인으로 들어가는 임플란트의 위생관리를 잘하면 염증은 재발되지 않는다. 그래서 임플란트를 할 때에는 새 이를 넣는다고 생각하라고 말한다. 실제로 그렇다. 임플란트는 유치와 영구치 외에 현대 과학의 힘으로 세번째 넣는 이다. 이것 역시 영구치처럼 위생관리가 잘 되면 잇몸에 염증이 생기지 않고, 관리가 안 되면 염증이 생긴다.

단단한 치아 표면은 미생물에게도 중요한 의미를 갖는다. 미생물이

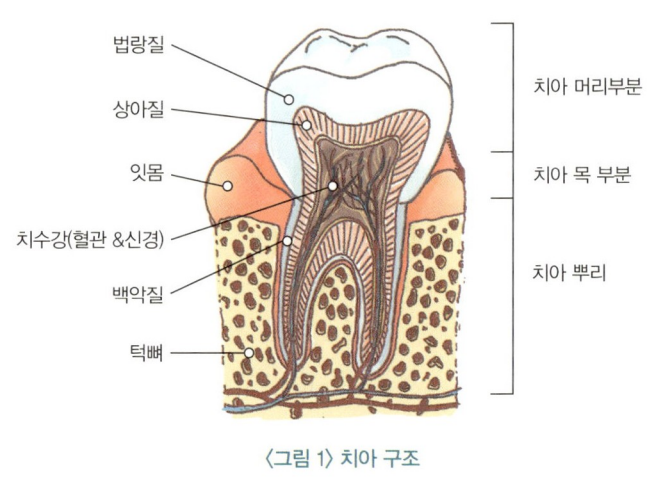

〈그림 1〉 치아 구조

우리 몸에서 좋든 나쁘든 어떤 역할을 하려면 어딘가 붙어야 한다. 피부나 구강과 장의 점막 등 어디라도 좋다. 그런데 그런 조직들은 모두 한두 달이 지나면 표면이 떨어져 나가고, 이때 거기에 붙은 미생물도 함께 떨어져 나가 배설된다. 하지만 치아는 그렇지 않다. 늘 그 자리에 서 있다. 미생물이 붙고 또 붙어 공동체인 바이오필름을 만들기 제격인 곳이다. 우리 몸 어디에도 이런 곳은 없다. 치아는 구강의 중심일 뿐만 아니라, 미생물 입장에서 보자면 우리 몸 바이오필름의 중심이다. 그래서 치아는 바이오필름 관리가 가장 필요한 곳이기도 하다.

먹는 것은
미생물도 받아들이는 과정

먹는 것은 음식과 함께 들어오는 외부 미생물을 몸안으로 받아들이는 과정이기도 하다. 음식에서 미생물을 완전히 제거하는 것은 불가능하다. 팔팔 끓인다고 해도 미생물에서 자유롭지 않다. 고온에서 살아남는 미생물도 많고, 공기 중에도 수많은 미생물이 돌아다니기 때문이다. 음식을 끓여 놓아도 시간이 지나면 상하는 것도 바로 공기 중에 있는 미생물 때문이다. 냉장고에 보관하는 음식 역시 미생물로부터 자유롭지 않다. 온도가 떨어지면 다른 생명체와 마찬가지로 미생물의 활동도 위축되기는 하지만, 그렇다고 완전히 없어지는 것은 아니다. 냉장고의 음식도 오래 두면 상한다.

뿐만이 아니다. 음식 중에는 미생물이 주역이 되어 만든 것도 있다. 김치, 된장, 간장, 요구르트, 와인, 치즈 같은 것들이다. 이런 음식들은 거기 포함된 미생물을 함께 먹는 것이다. 우리 인간은 음식과 함께 몸으로 들어오는 미생물들이 잘 자라 우리가 먹은 재료들을 잘 분해할 수 있도록 밀봉된 환경만을 제공하고, 그 분해된 산물도 흡수하여 건강을 유지한다. '익힌 것도 아닌 날것도 아닌' 이와 같은 발효음식들은, 19세기 냉장고의 발명 이전까지는 인간 음식의 가장 중요한 요소 중 하나였다. 역으로, 현대인들에게 가장 보충이 필요한 음식이기도 하다. 최근 10년 사이 급속히 커진 프로바이오틱스(Probiotics) 시장은, 실은 이와 같은 발효음식에서 추출한 유산균, 유익균 들로서 발효음식을 더 섭취해야 할 현대생활의 필요성에 대한 응답일 수 있다.

우리는 가족을 식구(食口)라고도 한다. 함께 살면서 같이 밥 먹는 사이라는 것이다. 가족이 해체되어 가고 혼밥이나 혼술 같은 말이 등장하는 현대사회에서, 온 가족이 밥상에 둘러앉아 함께 식사하는 시간을 갖기란 쉽지 않다. 하지만 꼭 고전적인 가족의 형태가 아니더라도, 사회적으로 친밀한 관계의 형성과 복원에서 함께 밥 먹기는 중요한 역할을 한다. 함께 밥 먹기는 생물학적으로도 중요하다. 반찬을 가운데 놓고 함께 밥 먹는 것만으로도 우리는 미생물을 나눈다. 그리고 같은 미생물이 많아질수록 친밀도가 높아진다. 우리가 느끼는 심리적인 친밀도가 실은 미생물들이 뇌에 제공하는 감정일지도 모른다.

그래서 엄마나 할머니들이 어린아이들에게 음식을 씹어서 먹여주던 과거 우리 삶의 모습은 얼굴 찌푸릴 일만은 아니다. 물론 건강에 대한 의식이 높아져가는 지금 관점으로 보면, 엄마나 할머니들이 건강한 상태여야 한다는 전제가 붙어야 하겠지만, 대개의 경우는 장점도 많다. 장염으로 오랫동안 고통받는 사람들에게 건강한 사람의 똥을 이식해주는 술식이 일반화되고 있는 것처럼,[1] 잇몸질환으로 고통받는 사람들에게 건강한 사람들의 침을 이식해 주는 술식도 연구중이다. 한 예로, 항암치료 받고 있는 어린 아이에게 엄마의 침을 넣어줬더니, 항암치료의 가장 흔한 부작용 중 하나인 구내염이 줄어들었다.[2] 이때 똥이든 침이든 실제로 이식하는 것은 그 안에 있는 미생물이다.

조지 워싱턴의 치아 & 틀니에 대한 덧붙임

3

정보의 보고, 침

침의 여러 역할

동의보감에서는 침을 옥천(玉泉)이라 부른다. 사람이 이 옥천을 먹으며 오래 살고 윤기가 난다고 해서 붙은 이름이다. 그래서 이른 새벽이나 해가 뜰 무렵을 포함해 하루 아홉 번 자기의 침을 모아 삼키라 권한다.

현대인의 일상으로 봐도 침은 참으로 유용하고 반드시 필요한 액체다. 입속에 침이 없다고 생각하면 떠오르는 문제가 하나둘이 아니다. 긴장했을 때나 감기에 걸려 입이 바짝 마르면 얼마나 불편하고 힘든지 경험한 적이 있을 것이다. 침이 마르면 입속은 점막끼리 부딪쳐 상처가 생기고 바짝 마른 혀도 헐게 된다. 이런 상태에서 음식이라도 들어가면 또 상처가 생길 것이다. 침은 입속에서 이런 일이 생기지 않도록 윤활유 역할을 한다. 입속을 늘 부드럽게 윤활해서 이와 볼과 혀가 부드럽게 서로

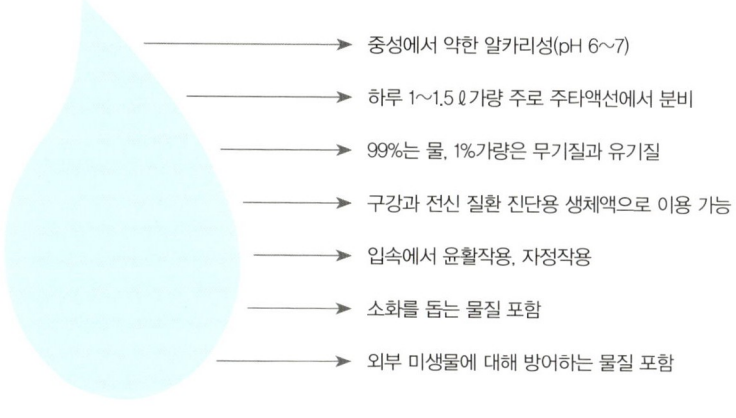

〈그림 1〉 침의 구성과 역할[1]

맞물리면서 제 할 일을 하게 돕는다. 또 침은 이를 도와 음식이 더 잘게 쪼개지게 한다. 침 속의 소화효소와 음식물이 잘 섞여야 위와 장에 부담을 덜 주면서 흡수가 된다. 침의 역할은 이것만이 아니다. 침은 입속을 늘 씻어주면서 충치나 잇몸병이 덜 생기게 한다(그림 1).

 실제로 침이 안 나와 고통스러워 하시는 분들이 많다. 최근 들어 점점 더 늘어나는데, 이것 역시 노령화 사회의 한 단면이다. 나이가 들면 침샘도 위축된다. 그러면 침이 덜 나오고 입속의 위생 상태도 나빠지며 부패한 냄새가 날 수 있다. 여기에 고혈압약, 우울증약 등 흔하게 처방되는 많은 약들이 침을 마르게 하는 구강건조증을 부작용으로 가져올 수 있다. 침이 잘 안 나오는 분들이 진료실에 들어오면 흔히 노인 냄새라고 하는 냄새가 훨씬 더한데, 이런 경우, 다음 4가지를 권한다.

① 먹는 약을 체크해 보고, 약을 줄이거나 구강건조증 유발 부작용이 없는 약으로 대체할 것.
② 인공타액이나 침샘자극 구강유산균 필름[2]
③ 500㎖짜리 생수병을 꼭 가지고 다니며 물을 자주 마실 것
④ 부드러운 칫솔, 합성계면활성제 없는 치약으로 자주 잇솔질을 정성드려 할 것

 침이 하는 일 가운데 가장 중요한 것은 항균이다. 기본적으로 우리 입은 외부로 열려 있다. 피부처럼 늘 외부 미생물들이 오가고 붙어 사는 곳이다. 특히 우리가 먹는 음식이나 숨쉬는 공기에 포함된 미생물들이 우리 입을 거치게 된다. 그래서 입은 미생물이 몸으로 들어오는 입구이기도 하다. 이런 입구에서 미생물을 방어하는 첨병들이 바로 침 안에 있다. 잘 알려진 라이소자임(lysozyme)이 대표적인 항균물질이다. 페니실린을 발견한 플레밍에 의해 처음 발견된 라이소자임은 세균의 세포벽 성분을 녹여서, 입속의 감염을 막고 세균이 더 깊은 곳으로 침투하는 것을 막는다. 히스타틴(Histatin) 역시 미생물의 일종인 곰팡이를 방어한다. 히스타틴은 상처가 더 빨리 아물게 하기도 하는데, 보통 구강 내 수술을 하면 피부 수술보다 더 빨리 실밥을 뽑는 것도 히스타틴이 침 속에 있는 덕분이기도 하다.
 이처럼 요긴한 침은 어디에서 오는 걸까? 침은 입 주위의 침샘에서 하루 1~1.5ℓ가 만들어져서 입속으로 공급된다. 가장 큰 침샘은 귀밑샘, 턱밑샘, 혀밑샘 등이고, 이외에도 작은 침샘들은 입속 곳곳에 분포되어 있다

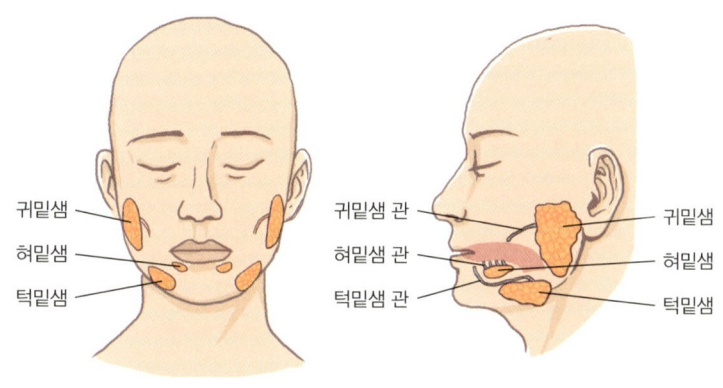

〈그림 2〉 크고 작은 침샘들

(그림 2). 침샘이 만들어내는 침의 출처는 혈관 속에 있는 피다. 침샘은 주위의 혈관에서 흘러 들어오는 혈액을 필터링해 침을 만든다. 마치 신장 세포들이 모세혈관에서 물을 빼내 오줌으로 배설하는 것과 비슷하다.

침이나 오줌뿐만 아니라 땀도 피에서 나온다. 우리가 물을 마시면 장에서 흡수되어 혈관으로 들어가 전신을 돌다가, 피가 너무 묽어지면 신장에서 오줌으로 내보내고, 너무 더워지면 피부에서 땀으로 내보내고, 맛있는 것이 들어오면 침샘에서 침으로 내보내는 것이다. 반대로 물을 충분히 마시지 못하면 혈액의 점도는 올라가고, 오줌과 땀이 줄고, 침도 끈적끈적해진다. 심지어 혈당 수치와 침 속의 당 수치가 비례 관계를 보이기도 한다. 혈당이 올라가면 침 속의 당 수치도 올라가고, 혈당이 떨어지면 침 속의 당도 함께 내려가는 것이다.

피는 늘 우리 온몸을 돌며 몸 곳곳의 세포에 산소와 당을 공급해 살아가게 하고, 대신 세포들이 소비하고 남은 쓰레기들을 받아 우리 몸에서 재활용센터 역할을 하는 간이나 폐기물센터 역할을 하는 신장에 넘겨 해독하거나 몸 밖으로 배출하게 한다. 그래서 피 안에는 우리 몸 세포들의 활동내역을 비롯한 다양한 정보들이 고스란히 들어 있고, 그것을 보면 몸 전체의 상태를 대략 파악할 수 있다. 그래서 현재까지 질병의 조기진단으로 가장 많이 쓰이는 재료는 피다. 건강검진할 때 가장 기본적인 것이 혈액검사인 것도 이 때문이다.

피가 이처럼 풍부한 정보를 담고 있다고 해도 피검사에는 몇 가지 약점이 있다. 바로 우리 몸, 우리 혈관을 찔러야 한다는 점이다. 이 과정에는 통증은 물론 감염의 위험도 동반한다. 또 혈액은 보관시간이 짧고, 필요한 정보를 뽑아내는 것도 복잡하다. 피가 늘 우리 몸 전체를 돌고 있다는 강점이 약점도 된다는 것이다. 피에 담긴 정보는 말 그대로 우리 몸의 개괄적인 상태만을 알려줄 뿐이다. 간이나 심장, 신장 같은 큰 기관의 상태, 혹은 혈관 내의 문제 등은 대략적으로 파악 가능하지만, 국소적으로 특이하게 생기는 질병, 그것도 서서히 자라는 문제에 대해서는 속수무책이다. 대표적인 예가, 우리 몸 구석구석에서 서서히 자라는 암이다. 이런 경우에는 하는 수 없이 조직검사를 해야 한다. 조직검사는 조직을 떼어내어 하는 검사이다. 하지만 조직을 떼어내는 것은 정확히 말하면 검사라기보다는 침습적 시술이고 수술이라 할 수 있다.

진단도구로서 침의 가능성

피검사가 갖는 약점을 보완하는 방법은 없을까? 침이 피를 대신하거나 보충할 진단 재료가 될 수는 없을까? 실제로 이 가능성을 타진하려는 시도와 연구가 계속 있어 왔다. 침 역시 자격은 충분하다. 우리 몸 곳곳을 돌다가 입속으로 들어온 액체이기 때문이다. 무엇보다 검사를 위해 몸을 찌르지 않아도 된다. 문제는 침 속에 활용 가능한 정보가 충분히 들어 있는지 그리고 그 정보를 검출할 기술적 여건이 마련되어 있는지인데, 최근 나노 바이오센서 등 검출기술이 빠르게 발달하면서 타액 진단기술과 시장이 빠르게 발전하는 중이다.[3] 2020년 초에 전 지구를 강타한 COVID-19 팬데믹은 타액 진단에 예상치 못한 중요한 전환점을 제공하기도 했다. 팬데믹 기간 동안, 코에 면봉을 깊숙이 넣어야 하는 비인두 검사 대비 편의성이 높은 타액 기반 자가 검사 키트들이 출시된 것이다. 일례로 한국에서도 피씨엘(PCL)이라는 회사가 'PCL 셀프테스트 COVID19 Ag'와 같은 제품이 식품의약품안전처의 허가를 받았다.

당연한 일이겠지만 입속에서 벌어지는 질병의 조기진단에는 피보다 침이 훨씬 더 신빙성 있는 정보를 담고 있다. 대표적인 것이 구강유해균 검사이다. 2024년 우리 병원과 (주)닥스메디는 코로나로 일반화된 PCR 기법으로 구강내 대표 유해균 진지발리스(*P. gingivalis*)를 포함한 유해균 7종을 매우 정확하게 정량화할 수 있음을 보고했다.[4] 이런 구강유해균 검출을 통해 구강내 대표질환인 치주질환, 임플란트 주위염, 충치는 물론 치매나 대사질환 등 전신적인 문제도 일정부분 예측하고 관리할 수 있다. 구강암은 조기진단이 상당히 어려워서 아직도 5년 생존율이 50% 정도에 머무르는 암이다. 그런데 구강암 환자의 침 속 미생물이나 세포 간 신호물질(cytokine) 등이 정상인과 상당히 달라, 조직검사를 하기 전에 타액검사를 통해 구강암의 가능성을 조기에 확인할 수 있다.[5]

다른 질병의 경우에도 침은 유용한 정보를 준다. 대표적인 예가 에이즈이다. 최근 들어 에이즈 검사는 타액으로 하는 것이 일반적이다. 에이즈를 만드는 HIV(인간 면역 결핍 바이러스)는 면역체계에 영향을 미치고, 공격하는 세포의 게놈 자체를 침범해 우리 몸에서 독특한 항체가 만들어지게 한다. 그래서 이 항체가 만들어져 있는지를 확인하면 에이즈를 진단할 수 있다. 2012년 미국 식품의약국(FDA)은 오러퀵(OraQuick)이라는 에이즈 자가진단 제품의 약국판매를 허용했는데, 면봉을 잇몸과 볼 사이에 2~5분 넣어 타액 안의 HIV 항체를 채취하면 99%의 정확도로 에이즈 진단이 가능하다.

심혈관의 상태나 당뇨의 정도를 살펴보는 데에도 침을 이용할 수 있다. 보통 혈관의 상태를 파악하기 위해서는 혈액 내 C-반응단백질(C-reactive protein, CRP)을 살펴보는데, 타액 내 CRP 농도로도 혈액 내 CRP를 추정할 수 있다.[6] 또 혈당 수치 역시 타액의 당 수준과 높은 상관성이 있어 타액으로도 혈당의 수치를 추정할 수 있다.[7]

암에 대한 연구도 계속 되고 있는데, 위암, 폐암, 췌장암, 유방암 등에서 진전이 있다. 위암 진단에 가장 정확한 검사방법은 내시경과 생검(조직검사)이지만 그 과정이 힘들고 복잡하다. 이보다 덜 공격적이면서 조기 발견이 가능한 정보를 찾기 위해 혈액이나 위액 등이 연구되어 왔으나, 아직 정확도가 많이 떨어진다. 그런데 타액 내 3개의 정보를 조합하여 위암 환자와 정상인을 비교하면 85% 정도의 정확도로 위암 진단이 가능하고,[8] 폐암 환자도 타액 미생물이 정상인과 차이가 나서 미생물을 통해 85% 정도로 진단이 가능하다.[9] 췌장암 역시 타액 미생물 중 에론가테(*Neisseria elongata*)와 미티스(*Streptococcus mitis*)의 수가 감소한다. 이 둘을 함께 미생물 지표로 사용하면, 민감도 96.4%, 특이도 82.1%로 조기 진단이 가능하다.[10] 유방암의 경우에는 타액 내 여러 대사산물을 이용하여 조기진단이 가능하다.[11]

침은 나이나 성은 물론이고 먹는 음식을 비롯한 여러 조건에 따라 양이나 농도가 다르다. 침 속에 포함된 여러 정보들의 농도 역시 채취하는 조건에 따라 차이가 나는 것도 사실이다. 피와 침 속에는 여러 검사에 지표로 사용되는 다양한 종류의 단백질이 다양한 농도로 존재하는데, 피에는 22종의 단백질이 전체 단백질의 99%를 차지하는 데 비해 침에는 20종류의 단백질이 40%를 차지한다.[12] 이는 침 속에 있는 단백질들 사이에 양 차이가 크지 않다는 것을 의미하고, 나아가 특정 단백질을 검사의 지표로 삼기에 마땅치 않을 수 있다는 의미이다.

그래서 최근으로 올수록 침 속 단백질과 함께 구강미생물을 통해 여러 암의 위험성을 조기에 발견해 보려는 시도가 늘고 있다. 과거에는 무균의 공간으로만 여겼던 우리 몸 곳곳에 실은 미생물이 살 수 있고, 그 미생물의 출처가 구강미생물임이 드러나고 있기 때문이다. 예를 들어 10여 년 전만 해도 건강한 사람의 폐는 무균의 공간으로 여겼지만, 지금은 건강한 사람의 폐도 구강미생물이 옮겨가 상주미생물 군집을 형성한다는 것이 상식이 되었다. 그래서 구강미생물 관리를 잘 하면, 폐렴을 낮출 수 있고, 구강미생물 분석을 통해 폐암의 위험성을 조기에 알 수도 있다는 것이다.[13]

문제는 검출 기술과 임상적 정확도를 높이는 과정이다. AI의 발달과 함께 이런 문제들을 잘 극복해서 침 한 방울로 몸 곳곳을 볼 수 있는 시대가 왔으면 하는 바람이다.

구강유해균 PCR 검사는 기존 치주포켓 검사, 치면착색, 위상차현미경과는 어떤 차이가 있을까?

4

위대한 돌연변이, 아밀라아제

밥을 천천히 오래 씹으면 단맛이 난다. 밥은 거대 탄수화물인 전분으로 이루어져 있는데, 이것이 쪼개져서 당이 되기 때문이다. 전분을 당으로 쪼개는 것은 치아가 아니다. 아무리 오래 씹어도 씹는 것만으로는 전분이 당이 되지는 않는다. 전분을 더 작은 분자인 포도당으로 쪼개는 것은 다름 아닌 아밀라아제(amylase)라는 효소다.

아밀라아제는 침 속에 포함된 탄수화물 분해 효소이다. 입 주위에 분포하는 침샘에서 만들어 침과 함께 입속으로 내보낸다. 몸속 소화기에서는 췌장이 만들어 소장으로 보내기도 한다. 아밀라아제가 없다면 탄수화물은 아무리 오래 두어도 쪼개어지지 않는다. 아밀라아제가 없으면 우리는 탄수화물을 섭취하기 어려운 것이다. 우리가 먹는 탄수화물은 아밀라아제에 의해 쪼개져서 포도당과 같은 작은 당이 되고, 이렇게 당으로 분해되어야 소장에서 흡수되고 우리 몸 각 세포로 보내져 생명유지의 에너지원으로 쓰인다.

　맛있는 것을 상상만 해도 침이 고이는 까닭 역시 아밀라아제와 관련이 있다. 침 속에 있는 아밀라아제를 내보내 음식을 소화시킬 준비를 하는 것이다. 아밀라아제는 곡식을 섭취하는 인간에게 특히 많다. 그에 반해 육식동물에게는 거의 없다. 만약 인간에게 아밀라아제가 없었다면 곡식을 섭취할 수 없었을 것이다. 역으로 곡식을 섭취할 수 있는 유전자 돌연변이 덕에 인간은 곡식을 통해 생존할 수 있었을 것이다. 진화 과정에서 아밀라아제를 만들 수 있는 돌연변이를 가진 인간종이 자연선택을 통해 개체를 불려서 현생 인류가 된 것이다.

　아밀라아제를 만들 수 있는 유전자는 약 1만 년 전부터 출현했다는 것이 오랜 정설이다. AMY1이라고 부르는 타액 아밀라아제 유전자는 그 이전의 인류에게서는 물론, 인간과 가까운 침팬지, 보노보 등의 유인원에게는 없다. 여기에서 주목되는 점은 1만 년 전이라는 시기이다. 이 시기에 인류는 농경을 시작했다. 그 이전의 인류는 곡식보다는 수렵과 채취를 통해 얻은 야생의 여러 물질에서 영양을 얻어 생존해 왔다. 거의 50%에 가까운 에너지를 탄수화물에서 얻는 현재의 인류도 생활패턴에 따라 AMY1 유전자의 수가 다르다. AMY1 유전자를 2개 정도만 갖고 있는 사람도 있고 10개가 넘는 경우도 있는데, 전분을 많이 섭취하는 사람들이 그렇지 않은 사람들보다 더 많은 AMY1 유전자를 갖고 있다(그림 1).[1]

　최근 들어선, 아밀레라아제 유전자가 이미 80만 년 전, 즉 현생인류인 호모사피엔스와 네안데르탈인이 분기되기 이전부터 존재했다는 주장도

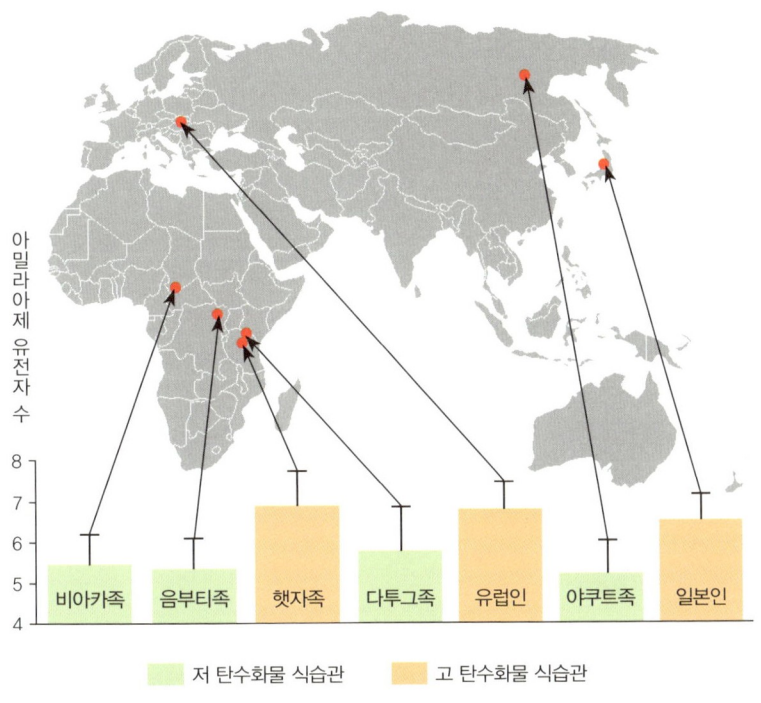

〈그림 1〉 아밀라아제를 만드는 유전자의 수

탄수화물을 많이 먹는 곳(귤색)에 사는 사람들에게 아밀라아제 유전자의 수가 많고, 탄수화물을 적게 먹는 곳(연두색)에 사는 사람들에게는 아밀라아제 유전자의 수가 적다. 같은 인간인데도 유전자 수가 다르게 진화해온 것이다. 이것은 음식과 유전자가 서로 영향을 미치기 때문이다.

있다.[2] 이렇게 되면, 1만 년 전의 농경의 시작은 '새로운 변이를 촉발한 사건'이 아니라, 이미 존재하던 광범위한 유전적 다양성 중에서 특정 변이를 강하게 선택한 사건이 된다. 이는 유전학에서 말하는 부드러운 선택(soft sweep)의 좋은 예이다. 새로운 유전적 이점이 갑자기 나타나 전체 인구를 장악하는 강한 선택(hard sweep)과 달리, 부드러운 선택은 이미 존재하던 다양한 유전자형들 중 환경에 유리한 몇몇 유전자형의 빈도가 서서히 증가하는 것을 의미한다. 더 지켜볼 일이다.

여하튼 아밀라아제 덕에 인류는 종을 대폭 확장할 수 있었다. AMY1 돌연변이를 가진 종이 농경을 통해 안정적인 탄수화물, 안정적인 에너지원을 확보한 것이다. 안정적인 에너지원의 확보는 개체수의 증가로 이어졌다. 1만 년 전에 비해 인구는 1,400배 정도 늘어난 것으로 추정되는데, 지구역사상 그 어느 종도 이처럼 짧은 시간 안에 이 같은 규모로 개체수를 확장한 예는 없을 것이다.

아밀라아제는 인류가 사회적 공동체를 이루는 데도 기여했다. 농경은 잉여 생산을 가능하게 했고, 이 잉여는 계급과 계층 출현의 배경이기도 하다. 사회와 문화가 구성되기 시작한 것이다. 또 전분이라는 부드러운 음식은 턱을 작게 만들었고, 이 흐름은 V라인의 갸름한 턱을 선호하는 현재까지 이어지고 있다. 다른 동물을 사냥할 때 유리했을 강인한 인상의 험악한 얼굴형이 계란형의 온순한 형태로 바뀌면서 적대감을 낮추고 공동체를 형성하는 데 도움이 되었을 것이다.

아밀라아제는 늑대 가운데 일부가 개가 되는 데에도 영향을 미쳤다. 개의 기원은 육식성 야생 늑대인데, 인간에게 길들여지고 함께 살아온 개는 야생 늑대보다 아밀라아제 유전자가 5배 이상 많다. 게다가 늑대의 가축화가 시작된 것도 대략 1만 년 전으로 추정된다. 야생 늑대 가운데 아밀라아제를 많이 만들 수 있는 돌연변이들이 인간과 음식을 나누어 먹으며 반려견으로 진화한 것이다. 개들 역시 늑대에 비해 턱이나 치아, 뇌의 크기가 작아지면서 훨씬 온순한 형태로 얼굴 모양이 바뀌어 왔다.[3] 현생 인류인 호모사피엔스가 아프리카에서 유라시아로 이주해오는 동안 부딪치고 경쟁했던 네안데르탈인을 압도할 수 있었던 이유도 개를 길들였기 때문이라는 주장도 있다. 개를 동반자로 삼았기 때문에 사냥에 유리했다는 것이다.[4] 여하튼 아밀라아제 돌연변이는 여러 모로 인류에게 도움을 주었다.

미생물들도 아밀라아제를 만든다. 아밀라아제를 만드는 미생물은 우리 상상 이상으로 다양하다. 술을 빚는 효모의 능력도 여기에서 출발한다. 효모는 아밀라아제로 탄수화물을 자른 다음, 발효를 통해 알코올을 만든다. 탄수화물의 재료가 포도면 포도주가 되고, 쌀이면 막걸리가 될 뿐이다. 술을 빚을 때 적절한 온도가 중요한 것도 미생물과 아밀라아제의 능력발휘가 온도에 민감하기 때문이다. 천연효모 빵의 경우도 마찬가지다. 효모라는 미생물은 밀가루 반죽 안에서 밀이라는 탄수화물을 분해해서 발효를 통해 알코올과 이산화탄소를 만든다. 발효빵에 기포가 있는 것도 바로 이 이산화탄소 때문이다.

이렇게 인류역사에 가장 중대한 돌연변이 사건인 아밀라아제가 과학의 눈에 처음 잡힌 것은 1831년이었다. 에하드 프리드리히(Erhard Friedrich)라는 과학자가 침에 의해 전분이 분해되는 것을 관찰한 것이다. 2년 뒤인 1833년에는 앙셀름 파앤(Anselme Payen, 1795~1871)이라는 프랑스 화학자가 아밀라아제를 분리해냈다. 파앤은 탄수화물(Carbohydrate)을 처음 분리해내고 이름 붙인 사람이기도 하다. 화학의 역사에서 우리 몸에 무수히 많은 효소 중 가장 먼저 발견되고 분리 정제된 것이 아밀라아제이다. 그 덕에 우리가 속이 더부룩할 때 먹는 소화제에 아밀라아제가 포함되었다.

음식과 운동 외의 두 가지 다이어트 방법:
아밀라아제(amylase) & 장내세균 프리보텔라(*prevotella*)

5

고고학의 햇살, 치석

치석(齒石, calculus)은 한마디로 말하면 치아에 붙은 돌덩어리다. 플라크가 오랜 시간에 걸쳐 뭉쳐지고 단단해지면서 생긴다. 입속 플라크는 음식찌꺼기와 세균들이 엉켜 만들어지는데, 여기에 침이나 물, 음식들이 다시 쌓이고 오랜 시간 동안 제거되지 않으면 돌덩어리처럼 단단해지는 것이다. 플라크나 치석은 당연히 제거해주어야 한다. 그 자체가 세균덩어리일 뿐만 아니라 다른 세균이 붙을 수 있는 또 다른 표면을 제공하기 때문이다. 치과에서 스케일링을 하는 것은 이것을 제거하기 위해서다.

고고학자들의 손에 들어가면 치석은 다른 용도로도 쓰인다. 단단해서 보존이 잘 되기 때문에 최근의 고고학자들은 과거 흔적을 찾기 위해 치석 화석도 사용하기 시작했다. 화석 속의 DNA를 추출하여 분석하기 위한 재료로 호박(amber, 琥珀) 속에 갇힌 곤충이나 식물, 동물 똥의 화석,

뼈와 치아 등이 이용되는데, 최근에는 치석도 한몫 거들고 있는 것이다.[1] 치석은 플라크가 점차 굳어지면서 만들어지는데, 이것이 화석화되면 거기 포함된 미생물 세포들과 탄수화물처럼 사람이 먹은 음식물 흔적들까지 1만 년이 넘도록 거의 그대로 보존된다. 게다가 현재까지 발견된 치석 화석 중에서 가장 오래된 것은 무려 1200만 년 전의 것이다. 그래서 치석은 인류의 진화 흔적을 찾는 데는 좋은 정보를 제공한다.[2]

치석은 과거 인류가 무엇을 먹었는지 바로 알려준다. 예를 들어, 4만 년 전 멸종했다는 네안데르탈인이 무엇을 먹고 살았는지에 대해 의견이 분분했는데, 치석 연구는 그런 논란에 종지부를 찍었다. 벨기에 지방에서 발견된 네안데르탈인의 치석에서는 코뿔소나 산양 같은 육식의 흔적이 발견되어 초원지방의 특징을 그대로 보여주었고, 이에 반해 스페인 지방의 네안데르탈인의 치석에서는 버섯이나 잣 같은 채식의 흔적은 뚜렷했지만 육식의 흔적은 없었다.[3] 이들 역시 현생 인류와 마찬가지로 자신이 사는 환경에서 더 쉽게 구할 수 있는 음식을 먹었을 뿐이라는 것이다.

치석은 또한 구강 미생물도 보여준다. 전체적으로 보면, 현대인의 구강미생물은 고대인의 치석에 비해 다양성이 떨어진다. 수렵채취, 농경 등 자연의 많은 재료들을 식재료로 삼았던 고대인들에 비해 현대인들의 식재료가 매우 한정적이기 때문일 것이다.[4] 또 문(phylum) 수준으로 보자면, 현생 인류의 구강에는 의간균(*Bacteroidetes*)과 후벽균(*Frimicutes*)이 많은 반면, 네안데르탈인의 구강에는 방선균(*Actinobacteria*)이 가장 많은 부분을 차지했다.[3] 네안데르탈인의 구강 미생물 분포는 현생 인류보다는 침팬지에 더 가까운 것이다(그림 1). 물론 이것만으로 네안데르탈인이

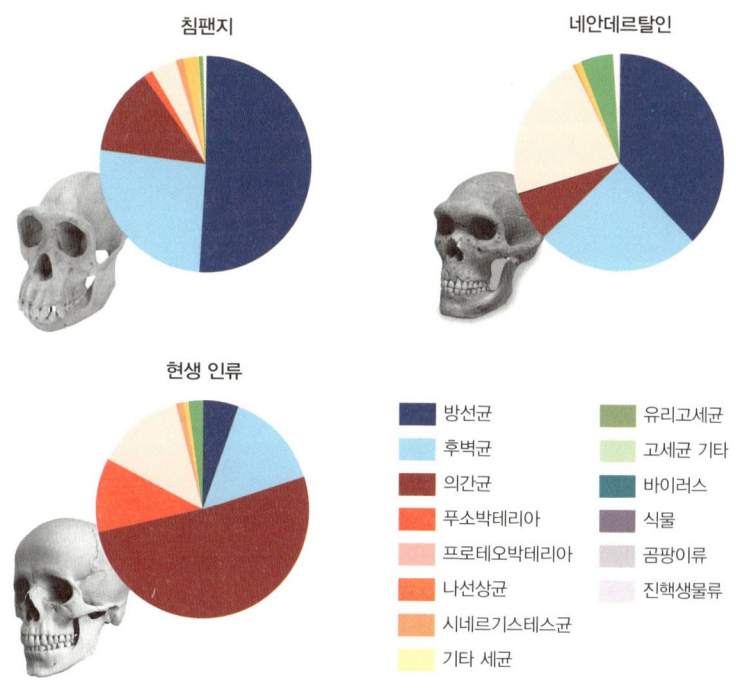

〈그림 1〉 침팬지와 네안데르탈인과 현대인의 구강 미생물 분포[3]
구강 미생물로만 본다면 네안데르탈인은 현생 인류보다 침팬지에 더 가깝다.

현생 인류보다는 침팬지에 더 가깝다고 할 수는 없지만, 네안데르탈인이 먹는 것과 입속 환경은 현생 인류와는 거리가 멀다고는 할 수 있다.

현재 우리 인류의 구강 상태는 지구상에 존재한 그 어떤 생물 종과도 다를 것이다. 지구역사상 매일 3번 화학제제로 칫솔질을 하고 1년에 한두 차례 치과에서 스케일링을 한 종은 없었으니까. 인류 출현 이후 현대에 이르기까지 우리 인류의 구강 미생물은 여러 차례 변화해왔을 것인데, 가장 큰 변화를 가져온 것은 농경이었을 것이다. 농경은 쌀과 옥수수, 밀 등으로 탄수화물을 안정적으로 공급함으로써 우리 인류의 수를 대폭 늘리는 데 기여하는 동시에, 그만큼의 구강 내 유해균을 대폭 늘리는 데 영향을 미쳤다. 치석 연구는 농경이 시작된 이래로 충치를 만드는 무탄스(*Streptococcus mitis*)가 대폭 늘었음을 보여주는데, 탄수화물은 이들에게도 안정적인 영양 공급원이었을 것이다. 북아메리카에서 발견된 화석들은 이런 추측을 뒷받침한다. 농경이 시작된 이후의 충치가 그 전에 비해 10배가량 늘었음을 보여준다(그림 2).[2] 잇몸병의 주범으로 꼽히는 진지발리스(*Porphyromonas gingivalis*) 역시 농경이 시작된 이후 대폭 늘었다. 진지발리스는 기원전 5000년 전부터 남미인의 치석에서 발견되고 중세시대 유럽인의 치석에도 발견되기도 하니, 우리 인류와 진지발리스는 참 오래된 악연이다.[5]

치석 연구를 통해 입속 염증과 여러 질병들의 원인이 연결되는 것도 재미있다. 대표적인 예는 심혈관질환이다. 심혈관질환은 현대병으로 알려져 있으나 고고학 연구는 이러한 인식을 바꾸고 있다. 3500년 전에도 지금과 비슷한 빈도의 동맥경화를 관찰한 것이다. 이로써 동맥경화의 원인 역시 다시 탐색할 수밖에 없게 되었다. 현대 음식에 많이 함유된 지방이 혈관에 쌓여서라기보다는 염증반응이 혈관을 막는 것으로 보는 것이 타당하다는 말이다. 그리고 이 인식의 탐색과정에서 고대인의 치석이 심혈관질환의 위험요인으로 연결된다.[2] 온몸으로 뻗어 있는 심혈관 문제에는 워낙 많은 요인들이 작용하겠지만, 미생물과 잇몸염증이

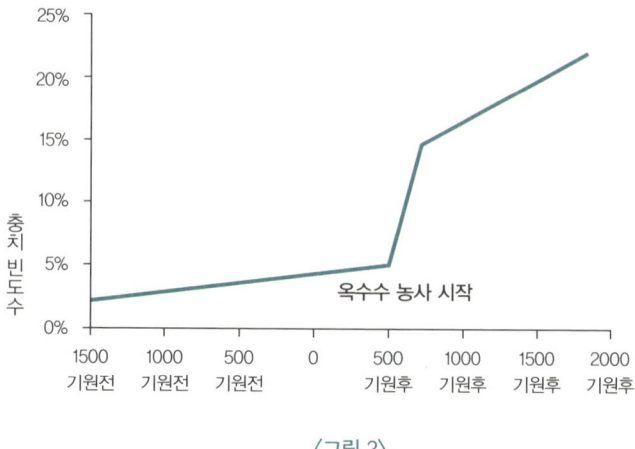

〈그림 2〉
북아메리카에서 옥수수 농경이 도입된 기원후 500년을 기점으로 충치 빈도수가 급격하게 증가한다.[2]

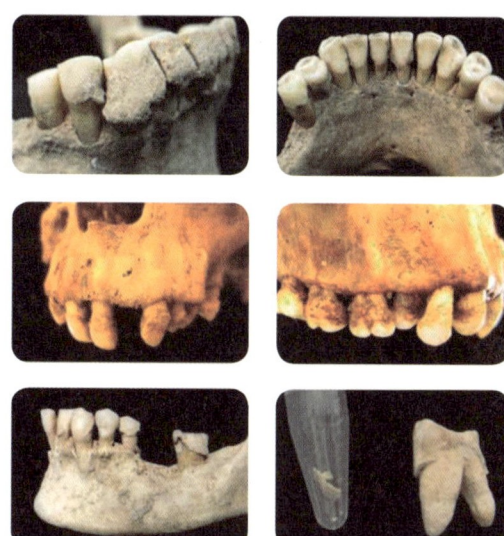

〈그림 3〉 치석 화석
일생 동안 조금씩 쌓인 치석은 고대인이 어떤 삶을 살았고 어떤 질병을 앓았는지에 대한 정보를 고스란히 담고 있다.[3]

동맥경화의 한 원인일 가능성은 충분해 보인다.

어쨌든 일생 동안 조금씩 쌓여 수많은 미생물의 유전자를 담고 있는 고대인의 치석은, 그 화석의 주인공이 어떤 삶을 살아왔고 어떤 질병을 앓았는지 추적해보는 아주 유용한 도구가 되고 있다.

고대인들의 치석에는 어떤 세균이 살고 있었을까?

6

씹어야 산다!
저작력의 힘

나는 꽤 오래전부터 '50번 씹기, 30분간 식사하기'를 실천하려 마음 쓰고 있다. 쉽지 않다. 진료를 보는 사이에 후루룩 국과 밥을 밀어넣어야 하는 경우도 없지는 않지만, 그래도 최소한 식사시간만은 조용히 음식 본연의 느낌을 음미하며 보내려 신경 쓴다. 이런 식사법이 '마음챙김식사(mindful eating)'라는 말이 있을 정도로 몸과 마음의 건강에 유익하다 믿기 때문이다.

공중파 방송에서도 '씹어야 산다'라는 제목이나, '역노화를 막는 힘, 저작력'이란 제목으로 다큐를 방영한 바 있다(유튜브에 있으니, 검색해서 꼭 한 번 보길 권한다). 꼭꼭 씹는 것이 소화는 물론, 비만이나 대사증후군이나 위·식도역류처럼 현대인들이 흔히 갖고 있는 생활습관병을 막을 수 있다는 것이다. 특히 고령층에서 씹는 것은 비단 음식의 섭취만이 아니라 치매예방의 첩경이기도 하다.

나의 경우도 그렇지만 나의 지인들도 꼭꼭 씹기를 실천한 이후, 가끔씩 오던 위·식도역류가 많이 좋아졌다고 한다. 실제 여러 임상연구들에서도 씹는 횟수를 늘리면, 위·식도역류가 좋아진다는 보고가 많다.[1] 야식이나 치맥를 즐기는 현대인들에게 갈수록 위·식도역류가 많아지고 있고, 그래서 여기에 처방되는 약인 양성자펌프억제제의 사용량이 매우 빠른 속도로 늘고 있는데, 다른 많은 생활습관병들과 마찬가지로 위·식도역류는 가능한 꼭꼭 씹기나 저녁에는 이른 시간에 가볍게 먹는 등의 '습관'으로 해결해야 한다. 음식을 통해 외부에서 들어오는 미생물들을 살균하여 우리 몸을 보호하는 장치인 위산(stomach acid)을 못 만들게 하는 양성자펌프억제제는 감염을 더 취약하게 하는 등 많은 부작용을 불러오기 때문이다.

꼭꼭 씹으려면 실은 음식의 선택부터 신경쓸 수밖에 없다. 국수나 흰밥, 빵 같은 가공음식들은 씹을래야 씹을 게 없기 때문이다. 반면 식이섬유가 풍부한 채소나 현미, 통밀 등으로 만든 음식은 씹지 않으면 안 된다. 이런 음식을 먹어야 50번을 씹는 것이 가능하다. 실제 여러 연구에서도, 가공식품을 먹으면 씹는 횟수가 줄면서도 흡수되는 칼로리 양은 늘고, 그래서 체중이 더 늘 수밖에 없다는 것을 보여준다.[2]

씹는 것은 근육운동이다. 입과 턱을 감싸고 있는 저작근(masticatory muscle)들은 얼굴 전체에서 가장 크고 힘이 쎈 근육들이다(그림 1). 그리고 이 근육들은 뇌에서 바로 직하방으로 내려오는 뇌신경과 연결된다. 우리 몸 모든 근육들이 중추신경(뇌신경 + 척수신경)에 연결되지만, 얼굴 아래쪽 몸 근육은 모두 척수신경의 지배를 받고, 저작근을 포함한 얼

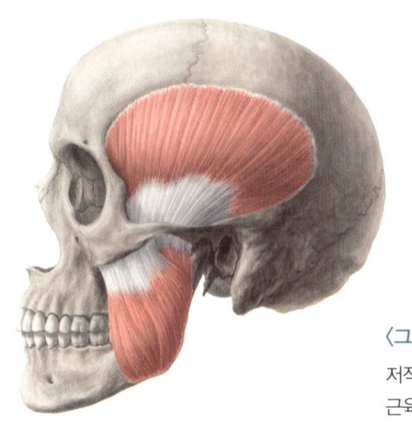

〈그림 1〉 저작근
저작근은 우리 얼굴에서 가장 크고 힘이 쎈 근육이다.

굴근육은 뇌신경의 직접 지배를 받는다. 뇌신경과 직접 연결되어 많은 운동을 하는 저작근이 뇌기능에 미치는 영향이 클 수밖에 없다는 것이다. 근육을 이용한 여러 신체운동이 몸과 뇌, 마음건강에 좋다는 것이 상식이 된 지금, 가장 좋은 운동은 저작운동이 될 수밖에 없다. '역노화를 막는 힘, 저작력'에서도 보여준 것처럼 임플란트나 틀니를 통해 저작력이 회복된 사람들의 인지기능이 더 좋아진다는 여러 연구들은, 이런 면에서 너무 당연한 결과이다.[3]

씹는 행위는 마음을 다스리는 중요한 수단이기도 하다. 음식을 천천히 씹는 동안 코르티솔(Cortisol)과 도파민 같은 호르몬이 분비된다. 도파민은 '행복 호르몬'이다. 천천히 씹는 행위는 도파민을 분비시켜 식사 과정 자체를 긍정적으로 경험하게 하고, 이는 마음챙김 식사(mindful eating)가 심리적 안정감을 제공하는 중요한 기제가 된다.[4] 또한 코르티솔은 흔히 스트레스 호르몬으로 알려져 있지만, 에너지 대사를 조절하고 신체를 각성시키는 역할도 한다. 씹는 행위는 이 호르몬의 분비를 통해 심리적 안정과 함께 적절한 수준의 각성을 유도하여 마음의 통제력을 높이는 데 기여한다.

50번 씹기, 식사시간은 30분 이상! 바쁜 현대인들에겐 바쁘기에 더 실천해야 할 습관이다.

〈표 1〉 저작 행위의 작용 기전과 건강에 미치는 이점

메커니즘	생리학적 효과	결과적 이점
저작근-뇌 연결	뇌신경의 직접적인 자극	인지 기능 향상, 치매 예방
구강 감각 자극 (Orosensory Stimulation)	CCK, GLP-1 등 포만감 호르몬 분비	배고픔 및 식욕 감소, 특히 단 음식에 대한 갈망 억제
호르몬 분비	코르티솔, 도파민 분비	스트레스 완화, 심리적 안정감 증진
기계적 분해	음식의 물리적 파쇄, 침 분비 촉진	소화 효율 증가, 위식도 역류 예방

꼭꼭 씹기의 23가지 이점

2장

내 입속에 사는 미생물

구강은 우리 몸 전체에서 가장 다양한 미생물이 서식하는 곳이다. 구강 미생물은 잘 다스리면 우리 몸에 꼭 필요한 존재이지만, 반대로 여러 질병을 일으키는 원인이 되기도 한다. 우리 입속에는 구체적으로 어떤 미생물들이 살고 있을까? 이 장에서는 입속에 사는 세균, 고세균, 진핵 미생물, 바이러스 등을 만나보자.

1

미생물이란 무엇일까?

인간의 한계는 분명하다. 눈도 볼 수 있는 것만 본다. 인간이 볼 수 있는 영역인 가시광선의 범위는 빛 전체의 넓은 파장에 비하면 매우 좁다. 가시광선 밖에 있는 X-선을 보려면 과학도구의 도움을 받아야 한다. 지구가 태양 주위를 돈다고 하지만 그것을 직접 본 사람은 없다. 우리가 늘 보는 것은 동쪽에서 떠서 서쪽으로 지는 해뿐이다. 역시 과학도구와 추론이 아니면 지구 공전을 인식하는 것은 불가능하다. 0.1mm보다 작은 것도 볼 수 없다. 현미경의 도움을 받아야 한다. 이 모든 것들이 인간의 직관이나 직접적인 경험으로는 알 수 없지만, 모두 엄존하는 사실이다. 눈에 보이지 않는 공기처럼.

미생물이 그런 것이다. 우리 눈(naked eye)이라는 관찰도구의 능력 밖에 있다. 미생물 가운데 상당히 큰 것도 길이가 1/100mm(10μm)를 넘어서는 것은 많지 않다. 빵과 생맥주로 우리가 흔하게 접하는 효모는 미생물 중 덩치가 꽤 큰 편인데도 길이가 5㎛ 내외이다. 미생물 중 가장 작은 바이러스는 나노미터(nm) 수준의 크기이므로 보통의 현미경(광학현미경)으로도 관찰할 수가 없다. 성능이 훨씬 좋은 전자현미경의 능력을 빌려야만 실제 존재를 경험할 수 있다. 그래서 미생물이 인간의 시야에 들어온 것은 '과학'의 출발과 맥을 같이 한다.

근대 과학의 출발은 서유럽 역사를 기준으로 보자면 16세기 인근이다. 1543년 코페르니쿠스가 태양이 지구 주위를 도는 것이 아니라 지구가 태양 주위를 돈다는 혁명적 발상을 제시한다. 갈릴레오가 망원경으로 태양과 지구의 움직임을 직접 관측한 것은 1609년이다. 그리고 1687년 저 유명한 뉴턴은 ≪프린키피아(Principia)≫■를 통해 천체의 움직임에 일정한 법칙이 있다는 것을 제시함으로써, 코페르니쿠스, 케플러, 갈릴레오로 이어지는 천문학의 혁명을 집대성하며 고전물리학의 문을 열었다. 중세 신 중심의 세계에서 자연 중심의 세계로 나오려는 열망의 압축적 표현인 과학은 그런 거인들의 어깨 위에서 자라 오르기 시작했다.

미생물학 역시 비슷한 시기에 과학의 한쪽에 자리를 틀기 시작한다. 미생물학에도 거인이 탄생한 것이다. 이름도 비슷한 로버트 훅(Robert Hooke, 1635~1703)과 레이우엔훅(Leeuwenhoek, 1632~1723)이다. 천문학과 물리학이 코페르니쿠스와 뉴턴이라는 거인들의 콤비에 의해 열렸다면, 마이크로의 세계 혹은 미생물학의 입구는 로버트 훅과 레이우

■ ≪프린키피아(Principia)≫
원제는 ≪자연철학의 수학적 원리(Philosophiae Naturalis Principia Mathematica)≫이다.

엔훅이라는 두 거인들에 의해 열렸다고 해도 과언이 아니다.

17세기 영국에 살던 로버트 훅은 현미경의 아버지라 할 만하다. 스스로 현미경을 만들어 화석도 관찰하고 나무도 관찰한다. 로버트 훅은 현미경이라는 광학장치가 생기자 또 다른 세계를 발견하고 그림으로 그려 《마이크로그라피아(Micrographia)》(1667년)라는 제목으로 출판했다. 나무를 관찰하면서 일정한 격자 모양의 방들이 존재한다는 사실을 알아내고는 세포(cell)라고 이름 붙인 최초의 인물이기도 하다. 그 덕에 과학자로 이름을 알려 영국왕립학회 회원이 되기도 했다. 또 로버트 훅은 과학을 사교의 수단이나 교양 정도로 여기는 영국왕립학회를 혁신해서 오늘날과 같은 막강한 과학자 사회를 여는 데 기여하기도 했다.

하지만 미생물학의 입장에서 보자면, 영국왕립학회 회원이었던 로버트 훅보다는 동시대의 네덜란드 상인이자 아마추어 과학자였던 레이우엔훅의 공이 더 크다. 로버트 훅이 죽은 나무의 세포를 관찰했다면, 레이우엔훅은 살아 있는 작은 생물들을 관찰했기 때문이다. 레이우엔훅은 지금의 기준으로 보면 현미경이라고 하기도 민망하지만 놀라운 해상도를 가진 손가락 크기의 현미경을 만들어 수많은 작은 생물들은 관찰하고 미소동물(animalcule)이라는 이름을 붙였다. 치아의 플라크, 정자, 적혈구 같은 것들이 레이우엔훅의 주요 관찰대상이었다. 원생생물, 효모 같은 것이 인간의 시야에 들어온 것도 그의 관찰에 힘입은 바 크다.

레이우엔훅이 처음 관찰한 것이 450년 전이지만, 미생물은 그 이후 줄곧 생명, 혹은 생명을 다루는 생물학에 편입되지 못했다. 19세기 초 생물학을 탄생시킨 일군의 프랑스 과학자들, 라마르크나 린네와 같은 사

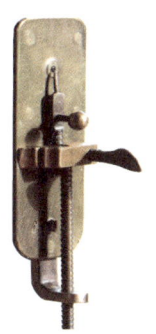
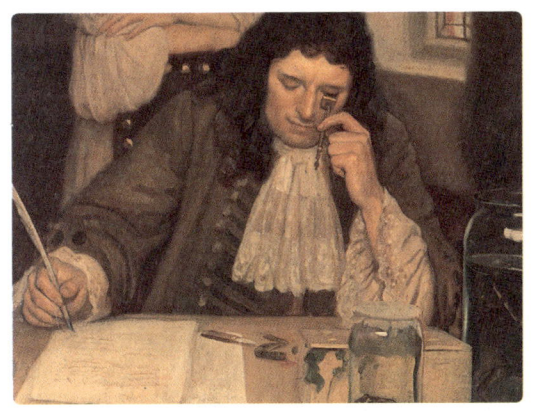

레이우엔훅과 그가 만든 현미경

람들에게 미생물에 대한 의식은 없었다. 식물과 동물이 그들이 인식하는 생물의 전부였다. 미소동물이라고 이름 붙인 레이우엔훅 역시 미생물을 어떤 존재로 인식했는지는 분명하지 않다. 하지만 이들에게 미생물들은 작은 흥밋거리 이상은 되지 못했다는 것은 확실하다. 미생물이 맥주와 와인을 만드는 주역이고 콜레라와 탄저병을 일으키는 원인이며 인간의 주변에 늘 있을 수 있다고 의심하고 인식하는 데에는 19세기 후반 또 다른 두 거인의 어깨가 필요했다. 바로 파스퇴르와 코흐이다.

미생물학에서는 19세기 후반, 특히 1880년대를 '미생물학의 황금기(The golden era of Microbiology)'라고 부른다. 파스퇴르와 코흐 덕분이다. 이 두 거인이 인류와 과학과 의학에 기여한 바는 이루 말할 수 없을 정도다. 인류 역사상 인간의 목숨을 수도 없이 앗아간 전염병의 원인이 이들에 의해 드러났다. 이른바 세균감염설(germ theory)이 확립된 것

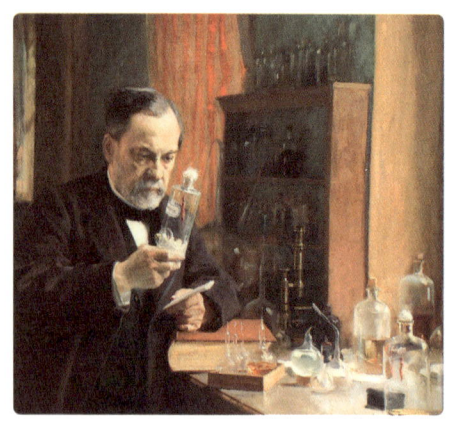
파스퇴르

이다. 파스퇴르는 유명한 플라스크 실험에서 음식이 썩는 것은 외부에서 들어온 미생물 때문임을 실험을 통해 밝혔다. 맥주나 와인을 만드는 것도, 여러 질병을 일으키는 것도 미생물 때문이라는 것이다. 이 시기에 200년 전에 관찰된 레이우엔훅의 미소동물은 단순한 흥밋거리를 넘어 인간 생활과 건강에 깊은 영향을 주는 작지만 매우 중요한 생물, '미생물'(微生物, Micro-organism)로서 생물학에서 시민권을 획득했고, 미생물학은 생물학에서 한 자리를 차지했다.

  미생물학의 황금기를 이룬 19세기가 저물고 시작된 20세기 내내 미생물은 경계의 대상이었다. 파스퇴르와 코흐에 의해 시작된 세균감염설이 과학자들뿐만 아니라 일반인들의 사고까지 지배한 시대였다. 과학자들은 감염을 일으키는 세균에 관심을 집중했고, 세균을 박멸하거나 감염을 예방할 수 있는 약제 개발에 몰두했다. 항생제와 백신이 그 대표적 결과이다. 이들 약을 통해 인류는 폐렴을 포함한 수많은 감염성 질병으로 생명을 빼앗기는 일이 획기적으로 줄어들었다. 20세기 후반 들어 출현한 항생제에 저항하는 슈퍼박테리아의 존재가 공포스럽기는 하지만, 파스퇴르와 코흐에서 시작된 세균감염설과 항생제와 백신은 20세기 인류의 수명연장에 일등공신이 아닐 수 없다. 그러나 이 과정에서 미생물은 경계의 대상, 박멸의 대상이라는 인식이 깊숙이 뿌리내리게 된다. 20세기 후반부터 유전자 분석을 주 무기로 하는 미생물학이 본격화되면서 미생물이 얼마나 광범한 영역에 걸쳐 있는지, 또 자연과 건강에 얼마나 지대한 영향을 미치는지 드러나기 시작했지만, 이 새로운 발견이 끼어들 여지는 없었다.

학문의 영역에서도 지금 돌아보면 20세기 미생물학은 미궁을 헤매는 과정이었다 해도 과언이 아니다. 1980년대에 치과대학을 다니며 들었던 1년간의 미생물 수업에서 기억에 남거나 내 삶과 진료에 영향을 미친 것은 거의 없었다. 시험을 위해 감염질환을 일으키는 미생물의 긴 이름들을 외워야 하는 아주 재미없는 과목일 뿐이었다. 학생 입장에서는 말 그대로 파편적인 지식이었고, 당시에 미생물학을 업으로 삼았던 분들께는 죄송한 말이지만, 교수님들도 그런 느낌에서 자유롭지 않았을 것이다. 당시의 미생물 지식은 지금과 비교하면 1% 정도에 불과하다는 지적도 있을 정도이다. 물리학이나 화학을 비롯한 과학이 퀀텀점프(Quantum Jump)라 할 만한 비약적 도약을 보인 20세기에도 미생물학은 느린 발걸음을 계속했다.

하지만 21세기가 시작되면서 상황은 바뀌고 있다. 미생물학이 지금까지의 인식과 과정을 일소하고 있는 것이다. 21세기 유전자 분석기법은 미생물 연구자들에게 완전히 새로운 도구다. 17세기 레이우엔훅의 현미경만큼이나 혁명적인 이 도구를 발판 삼아, 지금 미생물학은 레이우엔훅 시대만큼 커다란 변화를 이루고 있다. 레이우엔훅의 미소동물을 질병과 삶에 연결시킨 파스퇴르와 코흐의 혁신적 인식을 넘어서는 극적 변화가 진행중인 것이다.

변화의 모습을 대략적으로 묘사하면 이렇다. 이 지구상에 미생물이 없는 곳은 없다. 산천초목, 바다와 강, 우리가 숨쉬고 있는 공기, 우리 집 소파와 싱크대와 침대, 지금 내가 글을 쓰고 있는 컴퓨터 자판과 그 옆에 놓인 커피잔…… 어느 한 곳도 예외 없이 미생물이 존재한다. 우리 몸 역시 마찬가지다. 우리 몸에서 미생물로부터 자유로운 곳은 없다. 음식이나 공기와 함께 외부 미생물이 오갈 수밖에 없는 피부, 구강, 장, 기도, 폐, 심지어 혈관에도 미생물이 상주하며, 혈액뇌장벽(Blood brain barrier, BBB)이 버티고 있는 뇌에도 미생물이 존재한다. 심지어 우리 몸 세포의 가장 깊숙한 곳, 유전자에까지 미생물의 유전자가 들어와 있을 정도다. 파스퇴르와 코흐 시대를 거쳐 20세기가 주목한 질병의 원인으로서의 세균과는 완전히 차원이 다른 미생물에 대한 지식과 인식의 혁명이 진행중인 것이다. 이런 혁명적 변화는 미생물뿐만 아니라 생명 전체와 우리 몸의 건강과 질병에 대한 인식까지도 바꾸어놓고 있다(더 자세한 것은 졸저, 《미생물과의 공존》 참조).

지구상 생명의 진화와 연관을 보여주는 생명나무를 보면 미생물의 위치를 잘 알 수 있는데, 최근 생명나무는 과거와는 상당히 다른 모습이다.[1] 현재까지도 가장 많이 쓰이는 생명나무는 1990년 칼 워즈가 제안한

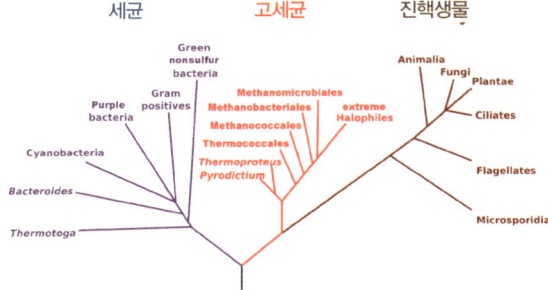

〈그림 1〉 칼 워즈의 3영역 생명나무

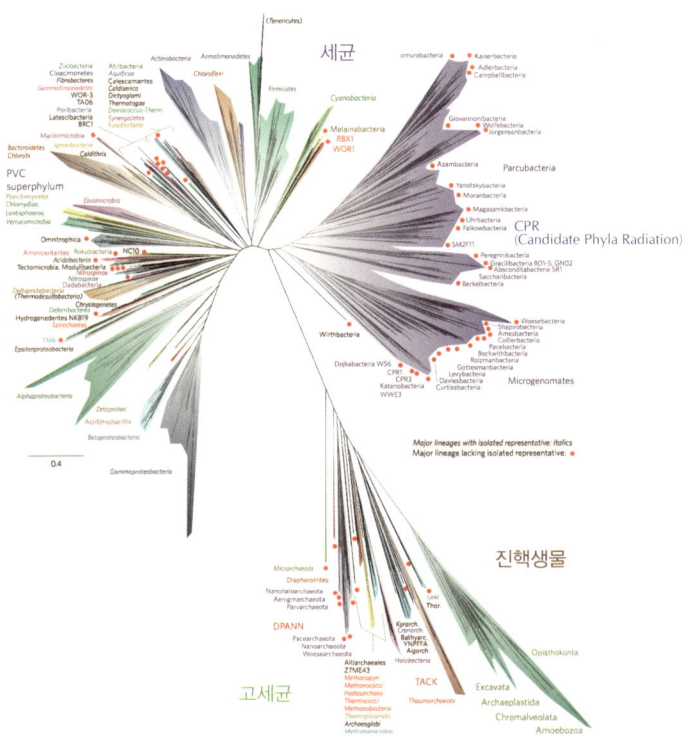

〈그림 2〉 21세기 발표된 허그의 생명나무

2장 _ 내 입속에 사는 미생물 77

3영역(domain) 모델로, 세균, 고세균, 진핵생물이 나무의 가지와 줄기 마냥 배치되어 있다(그림 1). 그에 비해 최근 발표된 허그의 생명나무는 생명들이 나누어져 있기는 한데, 똑바로 서 있는 나무의 느낌이 아니다. 갈라진 나뭇잎처럼 퍼져 있다(그림 2). 이 두 그림이 상징하는 바는 매우 크다. 19세기 중반 다윈부터 시작해 20세기까지 그려온 모든 생명나무들이 일정한 방향으로의 진화(evolution)를 전제했다면, 21세기 새로운 생명나무는 일정한 방향 대신 존재 자체의 다양성(diversity)을 묘사했다. 생명이 일정한 방향으로 진화한다는 전제는 더 나은 방향을 연상케 하고 그 최정점에는 호모사피엔스가 위치할 수밖에 없는데, 21세기 새로운 생명나무는 그것을 포기했다. 그리고 생명나무의 대부분을 차지하는 미생물의 존재와 다양성을 생물학의 중심으로 인정하고 받아들였다. 그야말로 생명 전체에 대한 인식의 대전환이 이루어진 것이다.

생명나무를 그리는 데 가장 중요한 것은 종(種, species)을 나누는 일일 것이다. 유전학, 미생물학의 발전은 기존의 종 개념과 획정에도 지속적인 질문을 던진다. 전통적으로 종은 형태학적(생김새), 행동학적, 생태적 특성 등을 기준으로 정의되어 왔다. 하지만 이런 기준은 미생물처럼 눈에 보이지 않고 형태적 구분이 어려운 존재에게는 적용하기 어려운 것이 사실이다. 해서 최근엔 유전적 동일성(Average Nucleotide Identity, ANI)을 새로운 기준으로 제시한다.[2] 종을 구분하는 객관적으로 보편적 지표를 찾으려는 시도다. 그런데 ANI는 우리 인간 같은 진핵생물과 세균이나 고세균 같은 원핵생물에서 근본적으로 다르게 적용된다. 현재까지 적용되는 대개의 기준은 원핵생물의 유전적 동질성은 95%

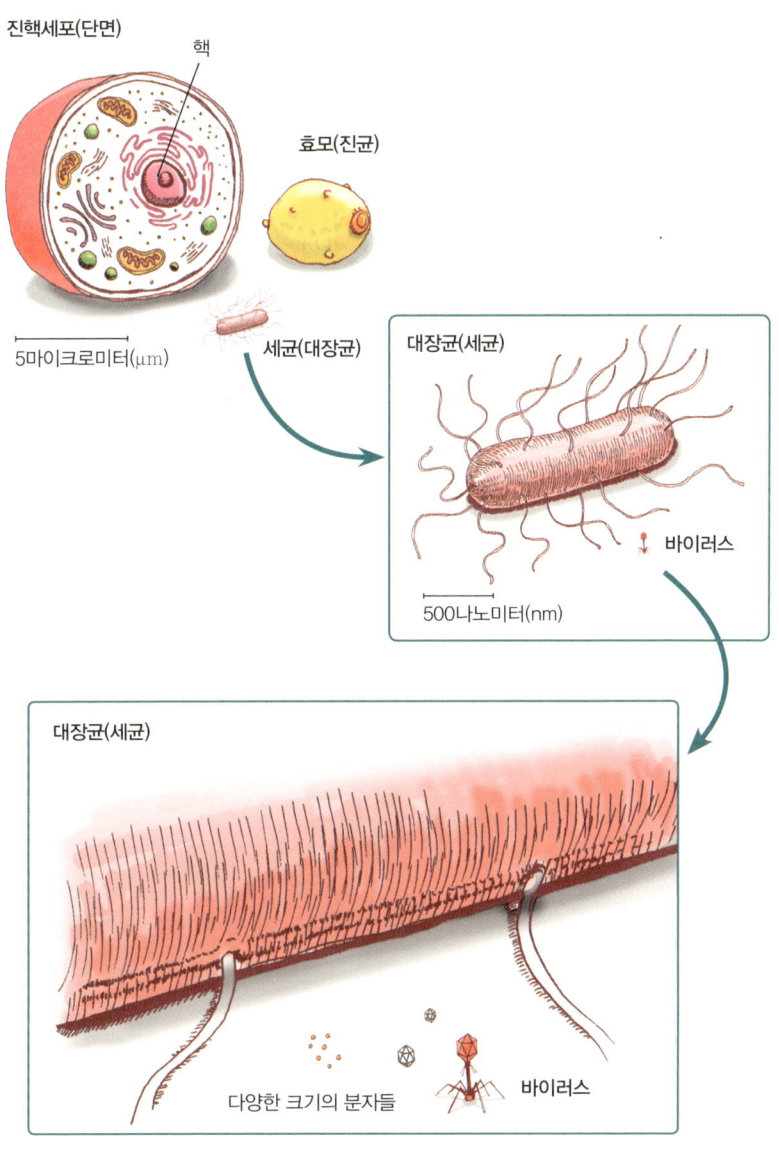

〈그림 3〉 미생물 크기 비교 – 진핵세포, 진균(효모), 세균, 바이러스

이상, 진핵생물은 99% 이상을 기준으로 한다. 게다가 진핵생물에서는 종의 경계에 생식적 고립(reproductive isolation)이라는 개념도 추가된다. 생식적 고립이란 고양이와 강아지가 성적 결합으로 2세를 낳을 수 없듯이, 성적 재생산에 필수적인 짝짓기 행동, 배우자(gamete)의 적합성, 생식기관의 호환성 등을 의미한다. 여하튼 생명의 진화(evolution)를 모아 보여주는 생명나무 역시 계속 진화중이다.

생명나무에서 또 하나 눈여겨 보아야 할 것은, 미생물의 세계가 얼마나 다양한가 하는 점이다. 미생물 세계에는 우리가 상상하는 이상으로 다양한 생명이 존재하고, 그들은 인간의 눈에 보이지 않는다는 공통점을 제외하면 거의 모든 면에서 서로 다르다. 심지어 생긴 것도 크기도 다르다(그림 3). 예컨대, 이름도 비슷한 세균과 고세균은 생명나무에서 저 멀리 떨어져 있다. 세균과 고세균 사이의 진화적 거리는, 나(진핵생물)와 고세균의 사이보다 멀다. 유전자 분석을 통한 진화 흐름으로 보면 우리 인간과 고세균은 둘 다 세균에서 떨어져 나와 같은 길을 걷다가 또 다른 진화의 갈림길에서 헤어진 친구들이다. 이런 사정을 헤아려보면, 미생물이란 말 자체가 매우 작위적이고 인간 중심적인 언어인 셈이다.

우리 몸과 입속에 사는 미생물을 좀더 구분해 보면, 세균, 고세균, 진핵세포 미생물로 나눌 수 있다. 생명이기도 하고 아니기도 한 바이러스까지 끼워주면 대략 4부분으로 나눌 수도 있는데, 이들의 대략적인 특질은 정리하면 〈표 1〉과 같다. 이들이 우리 몸과 입속에 어떻게 살고 있는지 묘사하는 것이 이 장의 내용이다.

〈표 1〉 다양한 미생물과 각각의 특질

구분	바이러스	세균	고세균	진핵세포 미생물
크기	10nm	1~5μm	1~5μm	5~10μm
생명의 특질	스스로 단백질 합성 못 함	모두 함	모두 함	모두 함
세포벽 성분	세포벽 없음	펩티도글리칸	슈도펩티도글리칸	다양
종 정의 및 유전체 동질성 (ANI)	해당 없음 (생명체 논란)	ANI≥95%가 종의 경계 기준. 1% 유전체 차이에도 같은 종일 수 있음.	ANI≥95%가 종의 경계 기준. 상동성 재조합에 기반. 1% 유전체 차이에도 같은 종일 수 있음.	ANI≥99%가 종 내 유사성. 생식적 고립에 기반. 1% 유전체 차이는 별개의 종일 가능성이 높음.
감염시 쓰는 약	항 바이러스제	항균제(항생제)	일부 항균제	항곰팡이제, 일부 항균제

생명나무(Tree of Life) 의 변천사

2

입속에 사는 세균

우리 몸 곳곳에 보이지 않는 미생물이 많이 서식하는데, 특히 입속은 미생물로 가득하다. 따뜻하고 수분이 많고 늘 영영소가 들어오는 입속이 가장 좋은 세균 배양기라 하는 연구자들도 있다. 또 자연계에 고세균이나 진핵세포 미생물을 비롯한 다른 미생물에 비해 세균이 다수를 차지하는 것처럼, 우리 입속에도 세균이 다수를 차지한다. 다만 바이러스까지 미생물에 끼워주고 수를 따지면 바이러스가 세균보다 훨씬 더 많을 것이다. 바이러스는 이 지구상에, 우리 몸에, 입속에 가장 많은 수를 차지하는 실체(entitiy)다.[1]

우리 몸 세균에 대한 가장 대규모 조사인 인간미생물 프로젝트에 의하면, 입속 세균은 몸 전체 세균 군집 가운데 가장 다양하다.[2] 가장 많은 세균이 살고 있는 대장 속 세균보다 더 다양하다. 입속 세균에 대한 데이터를 모으고 있는 '구강미생물 데이터베이스'(https://www.homd.org/)는

2025년 8월 현재 836종의 세균들에 대한 포괄적 정보를 제공하고 있다. 이 가운데 대략 49%만이 공식적으로 이름이 붙어 있다. 29% 정도는 유전자 분석으로는 존재가 확인되나 배양접시에서 키워지지 않아 이름을 못 붙이고 있고, 나머지 21%는 배양이 가능하나 아직 공식적으로 이름이 붙지 않은 상태다. 유전자 분석기법이라는 혁명적인 도구로 미생물 연구가 이루어진 지금도 입속은 여전히 미생물학의 더 많은 개척을 기다리고 있다.

입속 세균은 사람들 사이에 차이가 많다. 사람마다 유전자가 다르고, 먹는 것이 다르며, 구강위생 정도와 습관도 다르기 때문이다. 이런 것들 하나하나가 세균들이 살아가는 환경을 좌우하는 주요한 요인들이다. 가까운 나라 일본 사람들과 우리나라 사람들의 구강 미생물을 비교한 연

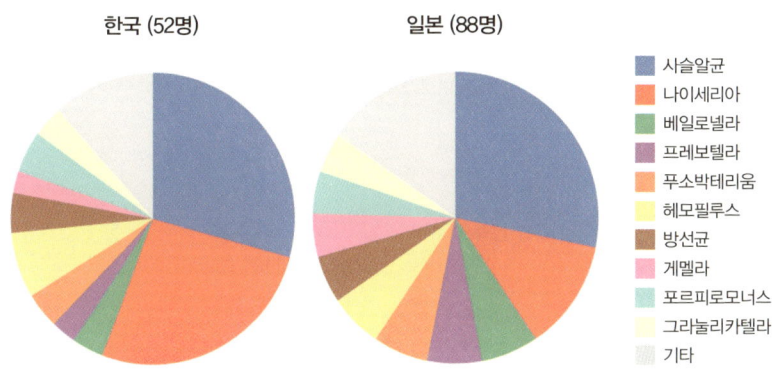

〈그림 1〉 한국인과 일본인의 타액 미생물 비교

한국인의 타액에서는 사슬알균, 나이세리아, 헤모필루스가 많이 보이고, 베일로넬라, 방선균이 그 뒤를 잇는다. 일본인들은 한국인에 비해 더 다양한 미생물이 보였는데, 나이세리아는 더 적었지만 그 외 여러 미생물들은 상대적으로 더 많이 분포했다.[3]

구에서도 이런 차이는 드러난다(그림 1). 두 나라 사람들의 타액 미생물을 비교했더니,[4] 예컨대 우리나라 사람들의 잇몸에서는 김치나 젓갈과 같은 짠맛 나는 음식에서 많이 발견되는 하밀토니(*Halomonas hamiltonii*)가 더 많은 식이다. 일본인들에게서는 하밀토니가 없었다.[5]

반대로 가족처럼 비슷한 환경에서 비슷한 음식들을 먹는 사람들끼리는 입속 세균도 공유한다. 키스를 할 정도로 친밀한 관계라면 입속 세균은 더욱 비슷해진다. 최근 세균이 우리 뇌에까지 영향을 미친다는 것이 밝혀지고 있는데, 키스 후 친밀감이 더해지는 실질적 이유는 공유하는 세균에 있는지도 모른다.

세균의 종류는 같은 입속이라도 위치에 따라 다르다(표 1). 혀, 구강 점막, 타액, 치아의 표면, 잇몸 안쪽(잇몸틈새)은 모두 제각각 나름의 독특한 환경을 갖고 있기 때문이다. 수분이나 산성, 산소의 농도 등이 각각 다르고, 이런 조건들에 맞는 다른 종류의 세균들이 서식하는 것이다. 세균들에게는 입속이 큰 대륙만큼 드넓은 곳이고, 혀, 구강 점막, 타액, 치

〈표 1〉 입속 각 부위에 많이 사는 세균 종들
(자료: 인간 마이크로바이옴 프로젝트, 2012년)

위치	종류 (속)
입속 전체	사슬알균(*Streptococcus*)
볼의 점막	사슬알균, 헤모필루스(*Haemophilus*)
잇몸 위쪽에 붙은 플라크	사슬알균, 방선균(*Actinomyces*)
잇몸 안쪽에 붙은 플라크	사슬알균, 프레보텔라(*Prevotella*)

아의 표면, 잇몸 안쪽 등은 비슷하면서도 조금씩 다른 인근 국가들인 셈이다.

비슷하면서도 제각각 조금씩 다른 세균들이 살아가는 입속 여러 곳에서 대표를 하나 꼽는다면 타액이 될 것이다. 혀나 점막, 치아의 표면에 붙어 있는 세균들은 결과적으로 타액으로 모두 모일 것이기 때문이다. 실제로 많은 연구에서 구강 세균의 샘플을 채취하기 위해 타액을 많이 사용한다. 일반적으로 타액에는 계문강목과속종으로 분류하는 계통분류법■의 문(phylum) 수준에서 보면, 후벽균, 의간균, 프로테오박테리아, 푸소박테리아 등이 각각 40%, 25%, 20%, 10%를 차지하고 있다.[6] 그리고 속(genus) 수준에서 보면 대표적으로 사슬알균(*Streptococcus*)이 제일 많고 그 중에서도 살리바리우스(*S. salivarius*), 미티스(*S. mitis*), 상구이니스(*S. sanguinis*) 등이 많다.

물론 구강 미생물 자체가 다양하고 개인적인 편차가 크기 때문에 이런 분포 양상이 모든 사람들에게 일률적으로 나타난다는 의미는 아니다. 실제 나의 타액 세균도 일반적인 경우와 차이가 난다. 내 입속에서 침을 채취해 유전자 분석을 해주는 회사에 보내 세균검사를 했더니, 문 수준에서는 프로테오박테리아, 후벽균, 의간균, 방선균, 푸소박테리아 순으로 많이 서식했다. 속 수준을 보면, 프로테오박테리아에 속하는 나이세리아(*Neisseria*)와 후벽균에 속하는 사슬알균, 프로테오박테

■ 계통분류법
18세기 스웨덴의 생물학자 린네가 정리한 생물분류학(Taxanomy)에 의한 계통적 기준에 따른 분류법으로, 학교에서 '계문강목과속종'이라고 외운 것이다. 큰 분류에서 작은 분류로 나누어가는 방식이다.

리아에 속하는 헤모필루스(*Haemophilus*), 의간균에 속하는 프레보텔라 (*Prevotella*) 순으로 많았다(그림 2).

입속 세균들은 하나하나가 입속을 터전 삼아 살아가는 생명체들이다. 실제로, 앞서 말한 현재 구강 미생물로 수집되어 있다는 800 종이 넘는 세균들 중 대부분은 상주(commensal) 세균들이다. 인간이 지구를 서식처 삼아 살아가듯 세균도 우리 몸에, 입속에 그냥 상주한다는 것이다. 인간이 그러듯 세균들 역시 입속에서 군집을 이루고, 그 안에서 서로 협력하고 경쟁하면서 일정한 균형을 이루며 살아간다. 동시에 구강을

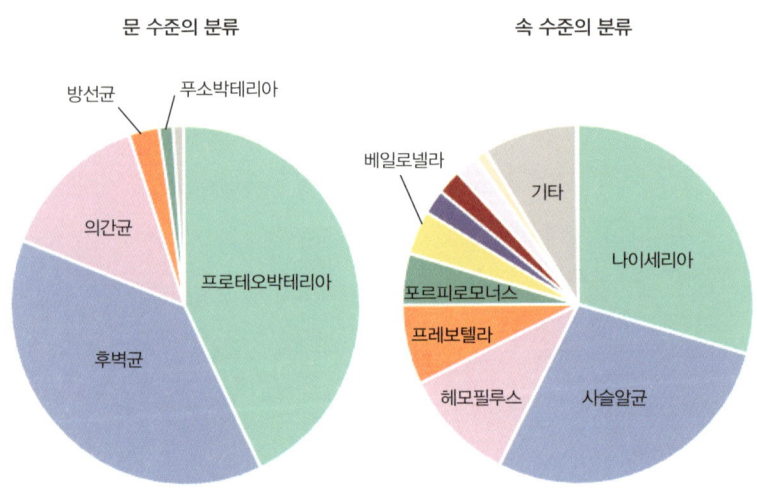

⟨그림 2⟩ 저자의 타액 세균 분포

문 수준으로 볼 때, 대개의 문헌에서 후벽균(Firmicutes)이 가장 많은 것으로 나오지만, 내 타액에는 프로테오박테리아(Proteobacteria), 후벽균, 의간균(Bacteroidetes), 방선균, 푸소박테리아 순으로 많이 분포했다.[3]

감싸고 있는 우리 몸의 여러 세포들(숙주, host)과 면역기능도 이들 세균들을 인지하고 긴장하면서 또한 균형을 이룬다. 또 800여 종 중 일부는 구강건강을 위해, 심지어 우리 몸 전체의 혈압조절을 위해서도 반드시 필요한 유익균들이기도 하다(이 대목 기억하기 바란다. 자세한 내용은 161~165쪽 참조).

그러다 전체적인 세균의 양이 너무 많이 늘어나서 우리 몸의 방어력과의 균형이 깨지거나, 세균군집 안에서 진지발리스(P. gingivalis) 같은 특정 유해균 늘어나 세균들 안에서 균형이 깨지면 문제가 발생한다. 불균형(dysbiosis)에 의한 질병이 시작되는 것이다. 특히 구강의 치주포켓 안에 살고 있는 유해균의 수가 대폭 늘어나면, 균형이 깨지면서 문제의 발생과 진행이 빨라지고 악화된다. 붓고 아프고 시리고 피가 난다. 입냄새가 나고 잇몸병이 생기고 충치가 생기는 것이다.

이렇게 입속 세균들은 평소에는 구강 건강의 중재자인 동시에 때로는 우리를 괴롭힐 기회를 엿보는, 야누스와 같은 존재들이다. 우리 입속 세균들 중 특히 문제를 일으키는 녀석들 몇 개를 들자면 무탄스, 진지발리스, 뉴클레아툼 정도인데, 이들은 이 책에서 자주 등장할 것이다. 코로나 이후, 이런 대표적 구강유해균만을 PCR 기법으로 정량적으로 검출해주는 것도 연구개발되었으니, 한번쯤 검사해서 구강위생관리의 지표로 삼을 만하다. 나 역시 진료실에서 잇몸병이 심하거나 임플란트를 위해 내원한 분들께 일상적으로 권하고 사용하고 있다(그림 3).

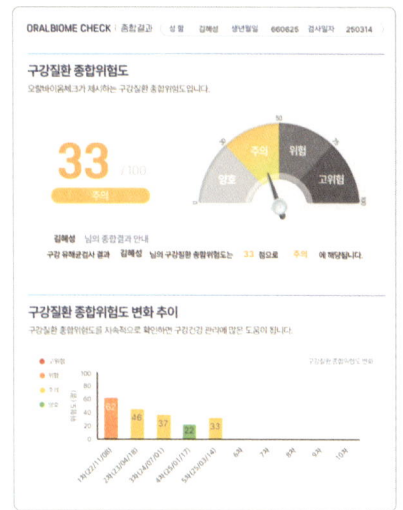 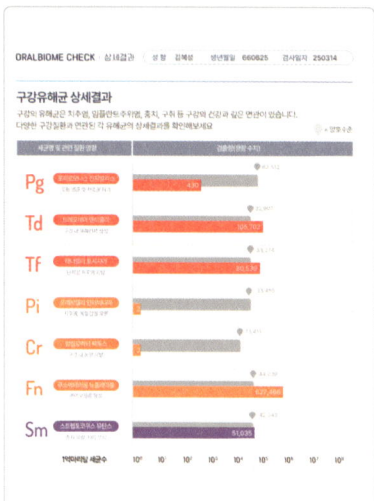

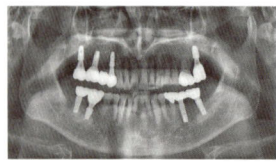

〈그림 3〉 저자의 구강유해균 검사결과와 파노라마 엑스레이

나의 입속 세균 중 7종의 구강유해균만을 검사한 결과(위)와 파노라마 엑스레이(아래)이다. 치과의 사이지만, 임플란트를 8개씩 했다. 어렸을 때부터 치아가 좋지 않아 고생했다. 나이가 들면서 하나씩 발치를 하고 임플란트를 할 수밖에 없었다. 나이가 먹고 구강미생물 연구를 한 이후로는, 6개월에서 1년 사이에 한번씩 구강유해균 검사를 통해 구강위생의 척도로 삼는다. 마치 건강검진 결과를 놓고 운동, 음식 등 생활습관을 돌아보듯이, 우리 몸의 입구인 입속의 미생물을 들여다보면서 위생습관을 점검하는 것이다. 임플란트에 의한 저작력 유지, 구강유해균 검사를 통한 미생물 관리 덕에, 아마도 나에게 주어졌을 숙명적 수명이 20년은 늘어났을 거란 생각을 자주 한다. 감사할 따름이다.

톡투건강TV _ 입냄새만 문제가 아니다? 구강세균이 암, 당뇨 등의 전신질환까지 유발한다!

3

입속에 사는 바이러스

입술이나 입술 아래가 부르트는 것, 좀 피곤하다 싶으면 가장 먼저 오는 신호이다. 얼굴 안쪽 3차 신경절이란 곳에 잠복해 있다가 몸이 피곤하거나 면역에 문제가 생기면 모습을 드러내는 헤르페스 바이러스 감염증이다. 그러면 이런 물집은 헤르페스(외부 바이러스) 탓일까? 내 몸(내부 숙주) 탓일까? 물론 둘 다 요인이 겠지만, 헤르페스가 피해갈 수 없는, 이미 내 몸과 공존하고 있는 바이러스라면, 문제는 내 몸의 관리다. 그래서 헤르페스가 오면 나는 무조건 쉰다. 문제는 나다!

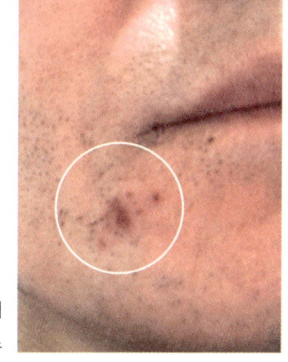

저자의 입술 아래에 생긴 헤르페스

이런 이해는 2020년 지구 전체를 강타했던 코로나19 사태를 반추하게 한다. 물론 코로나19는 헤르페스처럼 온순한 녀석이 아니다. 그래서 마스크 착용이나 사회적 거리두기 등 가능한 접촉을 줄이고, 백신을 맞는 여러 조치들(외부의 바이러스를 향한 활동들)이 불가피한 면도 있었을 것이다. 하지만 5년이 지난 최근에도 코로나19가 왔다는 경보신호가 있지만, 그렇게까지 공포스럽지 않다. 그것이 백신 때문이든, 내 몸의 면역 덕이든, 이미 코로나는 감기 바이러스나 헤르페스처럼 2020년에 비해 상당히 온순해졌다. 이런 상태에서 5년 전의 공포와 여러 사회적 조치들을 재평가해 본다면, 꼭 그렇게까지 가야 했을까 싶다. 요양원이나 요양병원처럼 면역(숙주)이 약할 수 있는 사람들이 집단적으로 모여 있는 곳은 어쩔 수 없다 하더라도, 보통의 경우는 마스크를 착용하고 자유롭게 오가게 했으면 어땠을까 싶다. 전 지구의 폐쇄로 인한 개인과 사회, 국가의 건강과 경제적 손실, 급하게 허가된 백신의 여러 부작용들을 고려하면 더욱 그렇다.[1]

코로나19 사태는 당시의 조치에 대한 논란만이 아니라, 사후 평가에 대한 논란도 많은 주제다. 그러더라도 2020년 코로나19 사태와 당시의 조치에 대한 평가는 많아 보이지 않아 아쉽다. 밀집된 도시생활과 빠른 세계화, 미생물에 대한 적대적 태도로 볼 때, 앞으로도 언제든지 같은 사태가 올 수 있음은 자명하다. 그런 사태가 또 온다면 어떻게 대응할까? 내부 숙주의 면역과 외부 미생물 중 어디를 탓해야 할까?

이 섹션을 업데이트하면서 고민된 부분이다. 다음을 통해 한번쯤 함께 생각해보면 좋겠다.

생명(Life)이란 무엇일까? 답하기 힘든 질문이다. 하지만 질문을 달리하면 답할 수 있다. 어떤 것을 생명체라고 할까? 일단 생명체는 외부와 스스로를 단절한다. 우리 인간의 경우 피부와 점막이 외부로부터 우리 몸을 지킨다. 식물이나 세균도 세포벽을 통해 외부로부터 스스로를 지킨다. 또 생명체는 스스로 먹고 산다. 햇빛을 이용해 스스로 에너지를 만들거나 외부의 영양소를 받아들여 자신을 구성하고 살아가는 데 필요한 에너지를 얻는다. 자기를 복제하고 번식하는 것도 생명체의 중요한 특징이다. 우리 인간은 아들과 딸을 통해, 식물은 꽃가루를 통해, 곰팡이는 포자를 통해, 세균은 세포분열을 통해 번식하여 자기 유전자를 이 세계에서 지속시킨다.

이런 기준에서 보면 바이러스는 생명일까, 아닐까? 생명 같기도 하다. 바이러스는 피부나 세포벽에 해당하는 껍데기가 있고, 생명의 핵심물질인 유전자도 가지고 있으며 유전자 복제도 한다. 특히 복제 능력은 탁월하다. 한 세대가 30년이 넘어가는 인간은 물론, 세포분열을 통해 한번에 기껏해야 둘이 되는 세균을 훨씬 넘어선다. 바이러스는 한번 복제할 때마다 수십 개씩 자기를 만들어낸다.

하지만 바이러스에는 생명체냐 아니냐는 논란이 늘 따라다닌다. 생명의 청사진인 유전자는 가지고 있지만, 자신을 구성하고 에너지를 얻는 데 필요한 생명의 재료들을 합성할 수 없기 때문이다. 바이러스는 생명체로서 갖춰야 할 미토콘드리아 같은 에너지 공장이나 리보솜 같은 단백질 공장 등 생명의 핵심요소들이 없다. 그래서 바이러스는 세포라고도 할 수 없다. 바이러스는 우리 몸 세포든 세균이든 그런 공장들을 가지고 있는 세포 속에 침투해서 기생한다. 다른 생명체에 의지해서 자신의 생명을 유지하는 것이다. 다른 생명체나 세포에 들어가지 않고 공기 중이나 물속에 떠다니는 바이러스도 있는데, 이런 경우는 생명 대접을 안 하고 먼지처럼 취급해 '바이러스처럼 생긴 조각(Virus-like-particle, VLP)'이라고 부른다. 그런 면에서 바이러스도 야누스의 얼굴을 가졌다고 할 수 있다.[2] 생명이기도 하고, 먼지이기도 하니까.

바이러스(virus)는 독(virulence)을 의미한다. 우리 몸 세포에 침투해 생명의 재료를 얻고 자기 증식을 한 바이러스는 세포를 빵 터트리며 주위로 흩어져 또 다른 먹잇감이 될 세포를 찾아간다. 감기에 걸리면 목이 헐고, 피곤하면 입술이 부르트는 이유다. 우리 몸을 보호하는 점막과 피부의 세포들을 바이러스들이 열심히 터트리고 파괴하고 있는 것이다. 역사적으로 보면 바이러스는 농업과 도시화로 인구 밀집도가 높아진 1만 년 전 이후 고비고비마다 인간들을 공포에 떨게 한 주범이었다. 기원전 12세기 이집트 람세스 5세의 미라에서 흔적이 발견될 만큼 오래된 감염병인 천연두는 20세기 들어 5억 명의 목숨을 앗아갔다. 1918년 처음 발생한 스페인독감은 단 2년 동안 전세계에서 2,500만~5,000만 명이 생명을 잃게 만들었다. 21세기에 들어 발생해 우리나라에도 착륙한 사스(SARS)와 메르스(MERS)는 사회적 혼란을 불러일으키기도 했다.

바이러스는 애초부터 독(virulence)을 의미했다. 바이러스란 말 자체가 그리스어로 독을 의미하는 비루스(virus)에서 왔다. 바이러스를 최초로 인지한 이바노프스키(Dmitri Ivanovsky)가 처음 실험한 대상도 담배모자이크병을 일으키는 바이러스였다. 처음부터 바이러스에 대한 인류의 인식은 질병을 일으키는 원인이라는 것이었다. 1892년에 이바노프스키는 담배모자이크병에 걸린 담뱃잎을 간 용액을 촘촘한 필터를 이용해 세균을 걸러낸 다음, 담뱃잎에 뿌렸다. 그랬더니 담뱃잎이 허옇게 타 들어가는 담배모자이크병이 생겼다. 이바노프스키는 필터에 걸러진 세균보다 더 작은 무엇이 있다는 것을 알아차렸다. 하지만 바이러스가 실제로 인류에게 모습을 드러낸 것은 그로부터 40년이 더 지난 1930년대에 전자현미경이 발명된 이후였다. 크기가 마이크로미터(μm) 단위인 세균은 1680년대 레이우엔훅의 광학현미경으로도 관찰 가능했지만, 세균보다 수십 배에서 수백 배 작은 바이러스는 배율을 훨씬 더 키워야만 볼 수 있었던 것이다.

바이러스에 대한 인식도 최근 변화의 과정에 있다. 질병의 원인으로만 인식되던 바이러스 역시 그저 이 세계에 존재하는, 이 지구상에 가장 많고 흔하게 존재하는 실체일 뿐이라는 것이다. 바이러스는 10^{31}이라는 가늠하기 힘들 만큼 많은 수로 존재하며, 우리 몸 곳곳에, 또 우리 몸의 가장 깊은 곳인 유전자에까지 침투해 있다. 건강한 사람의 몸에는 세균이나 바이러스가 없다가 외부에서 유해균이나 바이러스가 침투해서 병이 생긴다는 인식이 역전되고 있는 것이다. 21세기 유전자 분석기법을 통한 바이러스 분석 결과가 그렇게 말하고 있다. 바이러스에 대한 인식 역시 이바노프스키가 1890년대 처음 존재 가능성을 감지하고 1930년대 전자현미경이 그 존재를 보여준 이후, 최대의 변화가 진행중인 셈이다.

우리 몸에 바이러스는 어떤 형태로 있을까? 21세기 분자생물학에 의하면, 크게 세 가지 형태를 보인다. 먼저 우리 몸의 유전자 안에 자리를 틀고 있고(인간내재 바이러스, Human Endogenous Retrovirus, HERV), 우리 몸을 이루는 세포 속에도 있다(진핵세포 바이러스). 또 우리 몸에 있는 세균들 안에도 있다(박테리오파지). 이 중에서 인간내재 바이러스(HERV)가 특히 인상적인데, 우리 몸의 유전자 중 8%가 바이러스에서 왔다.[3] 애초에 지구에 생명이 탄생할 때, 혹은 그 전부터 바이러스는 존재했을 것이다. 그리고 생명이 탄생하고 38억 년이라는 헤아릴 수 없는 시간 동안 진화에 진화를 거듭해 '나'라는 존재까지 오는 동안에도 보존되었다. 특히 인간내재 바이러스는 아미노산을 단백질로 만드는 등 생명유지에 가장 핵심적인 역할을 하는 유전자 부분이다. '나'라는 생명체는 눈에 보이지도 않고 생명이라고 하기도 어려운 바이러스와 생명의 신비를 공유하고 있다. '나'라는 존재 안에는 38억 년이라는 생명의 위대한 역사가 각인되어 있다는 의미다.

하지만 지난 20세기에 인류가 주목한 것은 주로 진핵세포를 감염시키는 바이러스였다. 앞에서 언급한 코로나19 바이러스나 감기바이러스, 입술을 부르트게 하는 헤르페스 바이러스가 대표적인 진핵세포 바이러스다. 에이즈를 일으키는 인간면역결핍 바이러스(HIV)나 자궁경부암을 만드는 인간유두종 바이러스(HPV)도 잘 알려진 진핵세포 바이러스다. 20세기에 인류는 이 바이러스들이 우리 몸에 들어와 어떤 메커니즘으로 질병을 만들고 우리 몸이 그것을 어떻게 방어하는지 밝혔다. B세포, T세포 등 여러 종류의 면역세포들이 그 주인공들이다. 또 바이러스가 일으키는 여러 감염병들을 방어하기 위해 백신을 개발하고, 이를 어린아이 때부터 접종하게 했다. 입술이 부르트면 바르는 연고인 아사이클로비르(Acyclovir) 역시 20세기가 발견한 대표적인 항바이러스 제제이다.

그런데 최근의 연구는 우리 몸에 사는 바이러스 가운데 가장 많은 것은 진핵세포 바이러스가 아니라, 우리 몸 세균 안에 살고 있는 바이러스, 즉 박테리오파지(Bacteriophage)라는 것을 보여준다. 우리 몸, 특히 피부나 점막에는 늘 세균들이 상주하는데, 그 세균들 안에 바이러스가 또 상주한다. 마치 인형을 열면 그 속에 또 작은 인형이 있는 러시아 나무인형처럼, 우리 몸에 세균이 있고 세균 안에 또 바이러스가 살고 있는 것이다. 추정에 의하면, 우리 몸에 들어와 있는 바이러스 중 90% 이상은 우리 몸 세포가 아닌 우리 몸에 살고 있는 세균 안에 둥지를 트고 있는

〈그림 1〉 세균에 붙은 바이러스
세균에 붙은 바이러스가 마치 행성에 착륙한 우주선처럼 보인다. 보통 세균은 1mm의 1/1000인 마이크론(micron) 단위의 크기인데, 바이러스는 마이크론의 1/1000인 나노(nano) 단위의 크기이다.

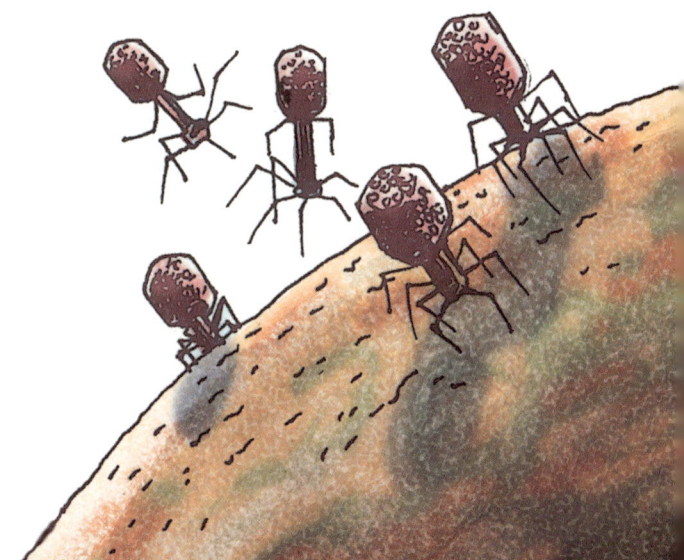

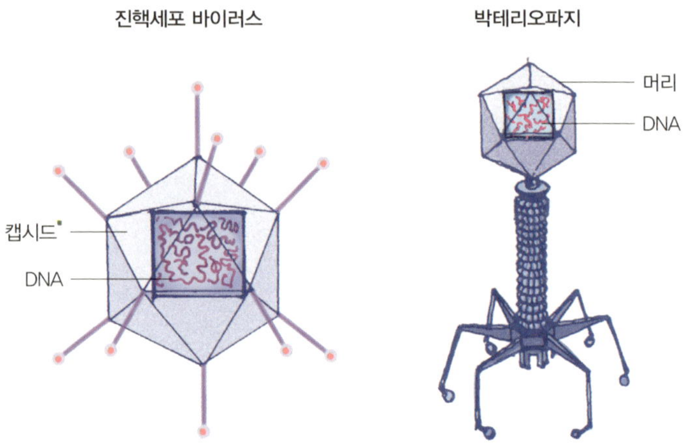

진핵세포 바이러스　　　　　박테리오파지

　　　　　　　　　　　　　　　　　　머리
　　　　　　　　　　　　　　　　　　DNA

캡시드*
DNA

■ 캡시드: 바이러스의 핵산을 감싸는 단백질 껍질

〈그림 2〉 진핵세포 바이러스와 박테리오파지

바이러스들이다.[4]

　우리 몸 세포에 있든 세균 안에 있든 바이러스는 크게 두 가지 생태를 보인다. 하나는 순한 방식이고, 하나는 격한 방식이다. 격한 방식이란 우리가 이미 그리고 있는 방식, 즉 자신이 감염시킨 세포나 세균을 빵 터트리고 주위로 흩어지는 바이러스의 모습이다. 하지만 이보다 더 많이 보이는 행태는 순한 방식이다. 자신이 침투한 세포나 세균에 그냥 눌러 사는 것이다. 우리 몸 세포, 특히 유전자에 눌러앉은 바이러스인 인간내재 바이러스가 대표적인 순한 녀석들이다. 이것은 바이러스가 파괴적이지만은 않다는 것을, 오히려 자연과 우리 몸의 중요한 요소라는 것을 보여준다.

우리 몸에는 늘 바이러스가 존재한다. 특별한 증상이 없는 사람들의 피에서도 90종이 넘는 바이러스 유전자가 검출된다. 거기에는 잘 알려진 헤르페스 바이러스나 간염 바이러스, 인플루엔자 바이러스가 포함되어 있다.[5] 건강한 사람도 세균이 아닌 우리 몸 세포를 감염시킨 바이러스를 최소한 5종류는 가지고 있다는 연구도 있다.[6] 세균과 마찬가지로 바이러스에게도 우리 몸은 둥지 틀기 쉬운 공간인 셈이다

이런 사실들은 감염 혹은 감염질환이 대체 무엇을 의미하는지 다시 생각하게 만든다. 감염(infection)은 한마디로 말하면 '안으로(in) 침투한다(fect)'는 뜻이다. 질병의 원인이 바깥에서 안으로 들어온다는 의미를 내포하고 있다. 1880년대 파스퇴르와 코흐가 예컨대 콜레라가 그냥 생기는 것이 아니라 외부에서 온 콜레라균 때문에 생긴다는 것을 입증한 이후, 질병의 원인이 외부에서 온다는 인식이 그대로 반영된 말이다. 하지만 최근 이런 인식은 변하고 있다. 질병의 원인이 세균이든 바이러스든 그것은 늘 우리 몸 안에 있다. 그리고 평소 잘 이루어지는 균형이 깨졌을 때 질병이 생긴다. 외인성이 아닌 내인성이라 해도 틀린 것은 아니다. 외부에서 질병을 일으키는 세균이나 바이러스가 침투해 감기나 폐렴이 생기기도 하지만, 같은 환경에서도 병이 생기지 않는 사람도 있다. 외부 미생물이 원인인 경우도 있지만, 더 흔하고 더 근본적인 것은 미생물과 균형을 이루지 못하는 우리 몸의 상태 혹은 면역력이라는 것이다. 그런 의미에서 감염은 21세기 동안 말 자체가 바뀔지도 모르겠다.

이 책의 주제인 우리 입속으로 들어가 보자. 입속에도 당연히 수많

은 바이러스가 존재한다. 치아 표면은 물론 타액, 잇몸 속에도 바이러스는 존재한다. 헤르페스 바이러스는 입 주위를 돌고 있는 3차 신경 어딘가에 있다가 몸이 피곤해지면 들고 일어나 입술을 물어뜯는다. 자궁경부암을 일으키는 인간유두종 바이러스(Human papilloma virus)가 입속에서 발견되기도 한다.[7] 아마도 구강섹스 때문이기도 할 것이다. 이들은 앞에서도 말했듯 진핵세포 바이러스들이다. 그래도 입속 바이러스 역시 대부분은 입속 세균에 들어가 있는 바이러스들이다. 시포비루스(Siphovirus), 미오비루스(Myovirus), 포도비루스(Podovirus)로 이름 붙은 것들이 입속에서 가장 많이 발견되는 바이러스들이다.

우리 입속에 사는 바이러스, 더 정확히는 입속 세균들 안에 사는 바이러스 역시 대부분 온순한 녀석들이다. 그래서 우리 입속이나 입속 세균 속에서 그냥 산다. 말 그대로 그냥 존재하는 것이다. 내가 이 지구에서 그냥 사는 것처럼. 그러다가 내가 자동차를 굴리며 대기를 오염시키고 똥도 싸고 숨도 쉬면서 지구에 영향을 미치는 것처럼, 바이러스들도 결과적으로 영향을 미친다. 입속 바이러스는 입속의 생태계가 잘 유지되도록 조절한다. 또 유해균이 더 많이 증식하려고 하면 그것들을 파괴해서 세균들의 평형도 유지하게 한다. 예를 들어, 세균이 관여하는 잇몸병이 진행되면 잇몸 속 바이러스들은 변화를 보이는데, 질환이 심해질수록 미오비루스(Myovirus)가 증가하는 것이다.[8] 미오비루스는 대부분이 세균을 빵 터트리고 주위로 흩어지는 격한 행태를 보이는 성질 나쁜 축에 속한다.

'행복 바이러스'란 말이 있다. 친밀함과 즐거움이 나눠지고 확산된다는 의미이다. 공유하는 시간과 접촉이 많을수록 친밀도가 높아질 것이다. 그런데 그 이유가 실은 바이러스 때문일지도 모른다.

생명간 만남의 중개자, HERV

4

극한 환경과 고세균

1977년 해양지리학자들이 해저 4,500m 태평양의 심해를 탐사했다. 바다에 들어갈 때만 해도 이들은 햇빛이 닿지도 않는 심해에 생명체가 있을 것이라고는 상상도 하지 못했다. 하지만 실제로는 완전 딴판이었다. 한마디로 '해저 2만리'가 펼쳐져 있었다. 온갖 크기의 형형색색 생명들이 왕성한 생명활동을 하고 있었던 것이다. 태양에 의존한 광합성으로 살아가는 식물과 거기에서 비롯되는 다양한 생태계만을 연구했던 과학자들에게 새로운 장이 열리는 순간이었다. 햇빛도 닿지 않는 해저에 생태계를 형성시킨 주인공은 바로 고세균이다.

고세균을 가리키는 아케아(archaea)는 고대 그리스어로 오래된 것(ancient things)이라는 뜻이다. 이들이 살아가는 모습이 태초의 지구를 연상시키기 때문에 붙은 이름이다. 많은 고세균들이 산소가 없는 혐기성 환경을 좋아하고, 해저의 화산 분화구처럼 온도가 아주 높은 곳, 염도가 아주 높은 곳 등 극한의 환경에서 살아가는데, 이런 환경이 태초의 지구를 연상시킨다. 또 고세균들은 탄수화물같은 유기물뿐만 아니라 수소 가스나 심지어 금속을 먹고 살고, 결과적으로 메탄가스를 만들어내는 것도 산소나 유기물이 부족했을 오래 전의 초기 지구를 떠올리게 한다. 대표적인 고세균인 메탄생성균(methanogen)이 전형적으로 이런 모습을 보인다.

고세균이 생명과학 속으로 들어온 과정은 그 자체가 혁명적이었다. 일단 존재 자체가 충격이었다. 태양빛을 에너지로 만드는 광합성으로 식물이 자라고 식물이 만드는 영양소에 의존해 동물이 살아가면서 생태계가 구성된다는 개념이 무너졌기 때문이다. 빛이 전혀 없는 해저에서 살아가는 생명체들은 해저의 화산구에서 흘러나오는 물질들을 대사해 메탄을 만들고, 그 과정에서 나오는 에너지로 생명을 구성하고 유지했다. 이것을 광합성(photosynthesis)과 대비해 화학합성(chemosynthesis)이라고 한다. 지구의 70%를 덮고 있는 바다는 여전히 우주만큼 인류의 손길에서 멀리 떨어져 있고, 또 생명이란 것이 바다에서 처음 시작되었다는 것을 상기할 때, 심해의 생명 다양성은 우리 상상을 넘어서는 것일지도 모를 일이다.

고세균은 발견된 이후에도 한동안 세균의 일원으로 취급되었다. 그러다 칼 워즈(Carl Woese, 1928~2012)라는 생물학계의 혁명가에 의해 세균의 영역에서 떨어져 나왔다. 1977년부터 칼 워즈는 유전자 분석기법을 통해 고세균은 세균과 전혀 다르다는 것을 주장했다. 이후 실제로 고세균의 세포벽이나 대사과정이 세균과는 많이 다르다는 것이 발견되었고, 그래서 1990년대 이후 고세균은 세균과 진핵생물과 나란히 생명나무 3영역(domain) 중 어엿한 한 자리를 차지하고 있다(그림 1). 또 고세균은 그 생김새나 크기가 세균과 아주 흡사하지만, 진화과정에서 보면 진핵세포와 더 가깝다는 것도 밝혀진다. 세포 하나짜리 고세균은 생명나무에서 이웃에 자리한 비슷한 모양의 세균보다 동물에 속하는 나와 더 가깝다는 것이다(표 1).

하지만 고세균은 일반인들은 물론 연구자들에게도 여전히 익숙지 않다. 이미 40년 전에 소개되었고 생명나무의 1/3을 차지하고 있지만, 미생물 연구는 여전히 세균에 집중되어 있다. 당연히 고세균에 대해서는 연구자들이 참고할 만한 자료가 적고, 이것은 연구자들이 접근을 꺼리는 이유가 되어 악순환이 반복되는 느낌이다. 그러고 보면 과학 역시 익숙한 것, 보고 싶은 것만 보는 듯하다.

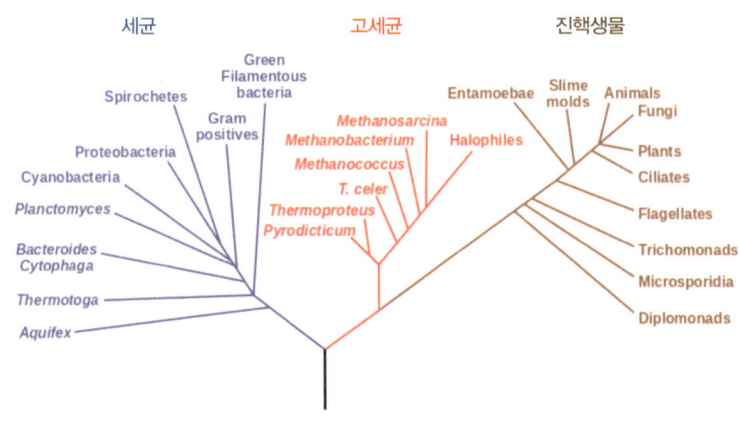

〈그림 1〉 칼 워즈의 3영역 생명나무

고세균 역시 많은 종류가 있고, 세균과 마찬가지로 계문강목과속 종으로 분류한다. 고세균 가운데 가장 많이 알려진 것은 메탄생성균(methanogen)이다. 이름에서 알 수 있듯이, 에너지 대사과정에서 결과적으로 메탄을 만든다. 메탄생성균은 심해에서 처음 발견된 고세균이기도 하고, 실험실에서 배양되고 현미경으로 관찰되기 때문에 고세균 연구자들의 주요 연구대상이기도 하다. 메탄생성균이 주목받는 또 다른 이유는 지구 대기에 메탄 가스를 공급해 지구 온난화에 영향을 미치기 때문이다. 메탄이 공기 가운데 차지하는 비율은 따질 수 없을 만큼 적지만 지구 온난화에는 20% 정도까지 영향을 미친다고 알려져 있다. 흔히 대기중에 메탄을 내놓는 주범으로 자동차 대기가스나 소의 트림과 방귀를 지목하는데, 소의 소화관에서 메탄가스를 만드는 미생물이 바로 메탄생성균이다. 메탄생성균은 지구 생물체 가운데 유일하게 메탄을 만들

〈표 1〉 세균, 고세균, 진핵세포 비교

	고세균	세균	진핵세포
길이	1-5μm	1-5μm	5-100μm
핵막 세포소기관	없음	없음	있음
세포벽	슈도펩티도글리칸	펩티도글리칸	다양
대사	메탄 생성 등 다양	광합성, 호흡, 발효 등 다양	광합성, 세포호흡, 발효 등 다양
유전자	둥근 형태의 유전자, 유전자의 전사나 번역과정이 진핵세포와 유사	유전자의 전사나 번역과정이 고세균이나 진핵세포와는 다름	고세균과 유사

수 있다.[1]

  극한 환경에서 발견되었기 때문에 고세균이 사는 곳은 제한적일 것이라는 짐작은 곧 무너지고, 지구상 어디서나 보편적으로 존재한다는 것이 밝혀졌다. 바닷속 침전물이나 흙속, 심지어 우리 몸에도 많이 산다. 입속과 장의 점막, 피부에서도 발견된다. 피부의 경우, 전체 미생물의 10% 정도를 점유한다고 한다. 인간의 몸에 살고 있는 고세균

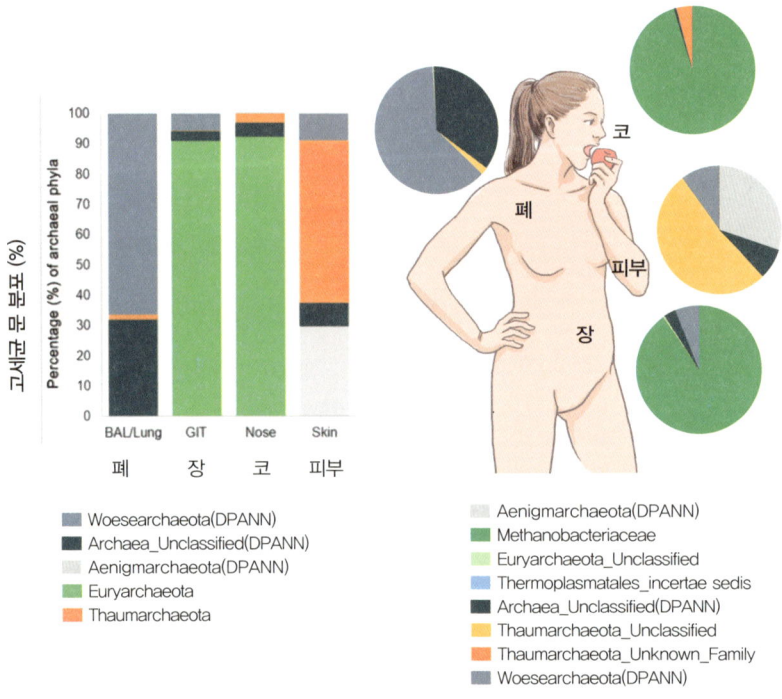

〈그림 2〉 우리 몸에 사는 고세균

우리 몸은 감싸고 있는 피부뿐만 아니라, 코나 폐와 같은 호흡기, 소화관에도 각각 독특한 고세균 군집이 서식하고 있다.[3]

104

은 26종 정도로 알려져 있고 계속 추가되는 과정에 있다. 특히 스미티(Methanobrevibacter smithii)라는 고세균은 장 고세균의 95% 이상을 차지한다. 장에 가장 많은 미생물이 살고 있는 것을 감안하면, 스미티를 우리 몸에 사는 대표 고세균으로 보아도 될 듯하다.[2]

아직 분명히 규명되지는 않았지만, 당연히 고세균은 우리 몸의 생리나 질병에 영향을 미칠 것이다. 대부분의 고세균이 메탄을 만드는데, 이

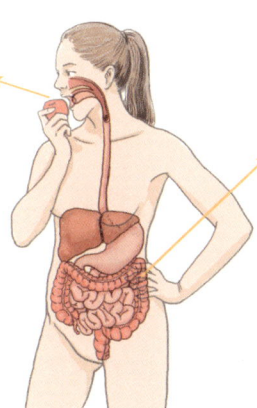

구강
Methanobrevibacter oralis (48%)
Methanobrevibacter smithii
Methanobrevibacter massiliense
Methanosarcinia mazei
Methanobacterium congolense
Methanoculleus bourgensis
Candidatus Nitrososphaera evergladensis
Methannomassilicoccus luminyensis

장
메탄생성균
Methanobrevibacter smithii (95%)
Methanosphaera stadtmanae (27%)
Methanomassilicoccus luminyensis (4%)
Methanobrevibacter arboriphilicus
Methanobrevibacter oralis
Methanobrevibacter millerae
Methanocellus chikugoensis
Candidatus Methanomassilococcus intestinalis
Candidatus Methanomethylophilus alvus

호염성 고세균
Haloferax massiliense
Haloferax alexandrinus
Halorubrum koreense
Halococcus morrhuae
Halorubrum saccharovorum
Halorubrum sp.
Halorubrum norisence
Halorubrum orientale
Halorubrum kribbense
Halococcus sp.
Natrorubrum sp.

크렌고세균
Sulfobolus spp.

트라움고세균
Nitrosphaera ssp.

〈그림 3〉 인간 위장관의 고세균

현재까지 인간의 몸에 서식한다고 알려진 고세균은 26종인데, 입속에는 8종, 장에는 20종이 살고 있다. 그 중에서 메탄생성균의 일원인 메타노브레비박테르(Methanobreviibacter)가 가장 많이 발견된다.[2]

과정에서 수소를 소비한다. 장에 사는 고세균이 수소를 소비하면서 메탄을 만들면 장내 환경이 바뀌고, 그에 따라 세균들의 군집도 바뀐다. 고세균과 세균은 서로 협력하기도 하고 경쟁하기도 하므로 환경이 바뀌면 두 군집의 관계도 바뀐다. 또 장에서 고세균이 만든 메탄 가스는 방귀로 나오는데, 당연히 이런 과정은 변비나 염증성 장염을 만드는 요인이 될 가능성이 있다.

입속에도 고세균은 존재한다. 하지만 수로 보면 세균에 비해 소수로 보인다. 구강 고세균 중 가장 많은 종은 메탄생성균에 속하는 오랄리스(Methanobrevibacter oralis)로 알려져 있다. 오랄리스는 건강한 잇몸에서는 발견되지 않는다. 대신 잇몸병에 걸린 잇몸주머니(치주포켓) 안에서 발견되고, 잇몸병이 심해지면 그와 비례해서 오랄리스도 늘어난다.[1] 하지만 잇몸병이 생기니 환경이 변해서 오랄리스가 늘었는지, 아니면 반대로 오랄리스 때문에 잇몸병이 생겼는지는 아직 규명되지 않았다. 질병의 원인을 밝히는 분야에서 늘 있는 일이다. 하지만 오랄리스를 비롯한 고세균이 잇몸병이나 치아 뿌리 끝에 생기는 염증인 치근단염 등 구강 질병이 있는 자리에서만 발견된다는 것은, 고세균이 간과할 수 없는 병인의 일부일 가능성을 엿보게 한다. 플라크라고 부르는 입속 바이오필름이 여러 질환을 만드는 원인으로 지목되는데, 여러 미생물들이 함께 바이오필름을 만들 때 고세균도 한몫한다는 것이다.[4]

그런데 감염되었을 때 그것이 고세균 때문임을 어떻게 알고 대처할까? 대개 감염은 세균이나 바이러스가 일으킨다고 알려져 있고 고세균의 수가 상대적으로 많지 않아, 감염되었을 때 꼭 집어 원인이 고세균임

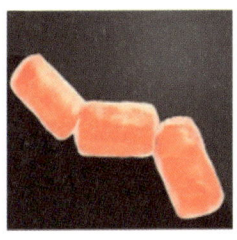
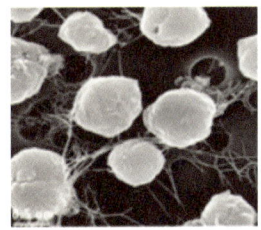
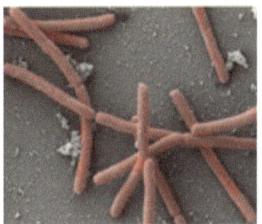

Methanobreviibacter *Methanococcus* *Methanothermobacter*

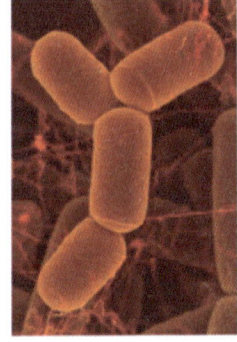
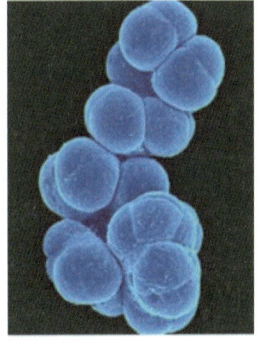
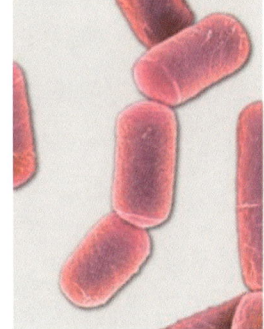

Methanosphaera Stadtmanae   *Methanosarcina archaea*   *Methanobreviibacter Smithii*

〈그림 4〉 고세균의 종류

현재까지 지구상에 서식하는 고세균은 거의 20,000종 정도로 추정된다. 인간의 몸에는 메탄생성균의 일원인 메타노브레비박테르(Methanobreviibacter)가 가장 많이 발견된다.[6]

을 알기는 쉽지 않다. 다만 고전적으로 그래왔듯이 감염 부위의 조직이나 고름을 배양해서 고세균이 많이 나오는지 확인하거나, 최근 발전하고 있는 중합효소 연쇄반응(polymerase chain reaction, PCR)과 같은 분자생물학적 방법을 이용할 수는 있다.

고세균이 원인이라고 해도 대처방법 역시 마땅찮다. 대부분의 고세균들이 항생제에 저항력을 갖고 있기 때문이다. 항생제는 세포벽이나 DNA 합성을 방해해 세균을 잡는데, 고세균의 세포벽은 세균과 구조가 달라서 약발이 안 듣는다. 다행인 점은 항생제 중 일부가 고세균에게도 작용한다는 것이다. 예를 들어, 이미다졸(imidazole)처럼 세균의 단백질 합성을 방해해 세균을 잡는 약물의 경우 고세균에게도 효과를 보인다.[5] 어찌되었든 지금으로서는 우리 몸 상주 미생물의 일원인 고세균이 감염을 일으키는 경우는 드물고 약도 마땅찮다. 이 역시 우리 몸 자체의 면역력 관리와 적절한 청결 관리가 중요한 이유다.

오래된 생명나무의 제3 영역(domain), 고세균(古細菌, Archaea)

5

나도 있다, 진핵세포 미생물

2019~2021년, 영화 〈기생충〉이 여러 국제 영화제에서 최우수 작품상을 받아 화제가 되었다. 어엿한 집 지하에 또 다른 가족이 몰래 기생해서 사는 설정이 참 재밌었다. 생물학적으로 보자면, 영화에서처럼 다른 생명에 붙어 사는 동물이 기생충이다. 환경 위생이 좋아진 현재의 우리나라 사람들 몸에는 많지 않지만, 과거 내가 어렸을 적만 해도 학교에서 구충제를 정기적으로 나눠줄 만큼 기생충이 많았다.

기생충은 척추가 없어 흐물흐물하긴 해도 엄연한 동물이다. 세포 수준으로 보자면 기생충은 핵과 세포 소기관을 갖춘 진핵세포 동물이다. 그것도 진핵세포가 어마어마하게 많은 수로 분화한 거대 다세포 진핵생물이다. 당연히 우리 눈에 보일 만큼 충분히 크다. 이들 역시 세균을 포함한 여러 미생물처럼 그냥 우리 몸속에 무해하게 상주할 수도 있고 감염을 일으킬 수도 있지만, 눈으로 볼 수 없는 생물만을 대상으로 하는 미생물학의 영역에는 포함되지 않는다.

진핵세포 미생물도 있다. 분자생물학이 발달하면서 진핵생물 중에서도 우리 눈에 보이는 식물이나 동물보다 눈에 보이지 않는 미생물이 오히려 더 많음이 드러나고 있다. 생물학 전체에서 미생물학의 비중이 높아지고 있는데, 진핵생물로만 범위를 좁혀 보더라도 그 안에서 미생물의 무게가 더해지는 것이다.

진핵미생물은 크게 두 가지로 나눌 수 있다. 원생생물(protozoa)류와 진균(fungus)류다. 이 둘은 함께 미생물로 분류되고 진핵세포를 가졌다는 점에서도 비슷하다. 하지만 몇 가지 생물학적 특징에서 분명한 차이가 있다(표 1). 광합성을 통해 스스로 에너지를 만드는 식물과 그것을 먹고 사는 동물의 특징을 모두 포괄하는 원생생물이 단세포이기는 하지만 상당한 다양성을 가지는 반면, 진균류는 동물처럼 스스로 에너지를 만

〈표 1〉 원생생물과 진균의 차이

	원생생물	진균
특징	• 단세포 조류(algae)처럼 엽록소가 있어 광합성을 통해 독립 영양을 하는 경우도 있지만, 우리 몸속 원생생물은 대부분 종속 영양을 한다. • 세포벽이 없거나 있어도 성분에 키틴질이 없다.	• 단세포인 경우도 있고, 사상균처럼 다세포인 경우도 있다. • 광합성을 하지 못하고 모두 종속영양을 한다. • 키틴질로 이뤄진 세포벽이 있다.
대표적인 감염	말라리아, 아메바증, 질 편모충증 등	무좀, 비듬, 질캔디다증
구강에서 발견	잇몸아메바(E. gingivalis), 구강편모충(T. tenax)	구강캔디다

들지 못해 다른 생물의 사체나 죽은 세포를 먹고 살아야 한다. 대표적인 예가 죽은 나무를 먹어 분해하는 버섯이다. 또 세포벽이 없거나 있다고 해도 키틴질 성분이 없는 원생생물에 비해 진균은 키틴질로 이루어진 세포벽이 있다는 것도 뚜렷한 특징이다. 키틴은 새우나 게껍질처럼 단단한 세포벽을 만든다.

진핵미생물은 원핵세포 세균이 압도적 비율을 차지하는 우리 몸 전체 미생물 군집 전체에서 차지하는 비중이 크지는 않다. 0.1% 미만이다. 그러더라도 이들 역시 우리 몸에 다양한 영향을 미친다.

기본적으로 이들 역시 세균과 마찬가지로 우리 몸을 서식처 삼아 살다가 어떤 상황이 변하면 감염을 일으키기도 한다. 이 가운데 아메바 같은 원생생물은 매년 5만 5,000명을 사망하게 하는 아메바 감염증(amoebiasis)을 일으키는 주범이다. 아메바의 일종인 적리아메바(*Entamoeba histolytica*) 감염은 여행이 많아지면서 점점 증가해 심지어 한 해 전 세계에서 5,000만 명까지 감염된다는 추계가 있을 정도다. 대부분 증상이 없긴 하지만, 그 중 일부는 설사나 혈변, 복통 등으로 고생하기도 하고 급기야 사망하기도 하는데, 대개는 흔한 장염과 구분이 어려워 정확한 진단이 쉽지는 않다.[1]

우리 몸에 침투하는 원생생물로 가장 많이 알려진 것은 말라리아원충일 것이다. 열대지방에서 아직도 한 해 65만 명의 목숨을 앗아가는 말라리아는 말라리아 모기가 옮기기는 하지만, 실제 감염은 말라리아원충(*Plasmodium*)이라고 부르는 세포 하나짜리 원생생물이 일으킨다. 장에 서식하다 설사를 일으키는 아메바(*amoeba*)나, 여성의 질을 감염시키는 편모충(*Trichomonas*) 같은 것들도 원생생물이다. 우리나라에서는 환경 위생과 개인 위생이 좋아지면서 모기도 줄고 기생충이나 원생생물에 의한 감염 역시 뚜렷한 감소 추세를 보인다. 아메바의 경우 전 세계 인구의 10% 정도에서 발견되는데, 우리나라는 1960년대만 해도 10% 정도 양성을 보였으나 현재는 대략 0.1%에 머무른다고 한다.

입속에서도 아메바나 편모충과 같은 원생생물이 발견된다. 이들은 대개 입속에 상주한다. 아메바는 현미경으로 보면 마치 동물 같다. 꾸물꾸물 몸을 움직이며, 세균도 잡아먹고 우리 몸의 면역세포인 백혈구도 잡아먹는다. 덩치는 보통의 세균보다 10배 정도 크지만, 이것 역시 세포 하나짜리 진핵생물이다. 입속에 사는 잇몸아메바(*Entameoba gingivalis*)는 특히 잇몸병이 심한 사람에게서 발견되는데, 잇몸 세포들을 파괴해서 잇몸병을 더 심해지게 만든다. 구강편모충(*T. tenax*) 역시 잇몸병이 있는 사람들의 감염 부위에서 발견되는 경우가 많은데, 덩치는 세균보다 큰 10~20μm 정도이고 여러 개의 편모를 갖고 있다.[2]

또 다른 진핵미생물인 진균(fungus, Mycobiome, 곰팡이) 역시 우리 몸 미생물 전체에서 보자면 많은 편은 아니다. 그래도 종류는 다양한 편인데, 장에 사는 진균만 2015년까지 밝혀진 것이 267종에 달한다. 우리 몸 곳곳에 가장 많이 분포하는 진균은 단연 캔디다(*Candida*)이다. 구강, 장, 여성의 질 등 어디에나 산다. 또 피부에 가장 많이 사는 말라세지아(*Malassezia*)도 기억해둘 만하다. 말라세지아는 피부 외에 입속에도 살고, 아토피가 생기는 곳이나, 비염·축농증·폐질환이 진행되는 곳에서 더 많이 증식한다.[3]

진균은 입속에서도 문제를 일으킨다. 면역이 발달하지 못한 어린아이나 틀니 낀 노인들의 입을 허옇게 들뜨고 짓무르게 만드는 아구창(구강캔디다증)의 주범이 입속에 사는 진균인 캔디다(*Candida albicans*)이다. 캔디다는 입속에 상주하는 대표적인 진균으로 정상적인 상태에서도 입속에 존재한다. 또 크기가 세균들보다 크고 실처럼 가지를 뻗기 때문에 그 위에 다른 세균들이 붙을 수 있는 터전을 제공하기도 한다. 구강내 바이오필름의 지반 기능을 한다는 것이다. 그러다 면역이 약해지는 등의 변화가 생기면 수를 대폭 늘려 감염을 일으킨다. 입속에서 보자면 아구창은 충치나 잇몸병만큼은 아니지만, 노인이나 아이들에게서 비교적 흔하게 발생하는 질환이다. 좀 더 구체적으로는 다음과 같은 조건에서 캔디다는 상주균에서 병원균으로 변신한다.[4]

① 숙주, 환자의 면역력 저하
② 중환자실등 좋지 않은 감염환경
③ 침분비 저하
④ 약불과다복용
⑤ 구강위생 불량
⑥ 틀니 착용

틀니를 착용하는 노인들의 경우, 틀니 위에도 캔디다가 서식하는 경우가 많으니 잘 때는 꼭 틀니를 구강에서 빼서 적절한 위생용액에 넣어둔 후 아침에 씻어 다시 착용해야 한다. 2026년부터 통합돌봄 서비스에 방문구강관리 서비스가 시작되는데, 노쇠한 노인들이 틀니를 착용한다면, 틀니에 서식하는 캔디다 관리도 꼭 필요하다. 틀니 위 캔디다가 과도하게 증식하면, 폐렴을 더 일으키고, 심하면 사망에까지 이를 수 있기 때문이다.[5]

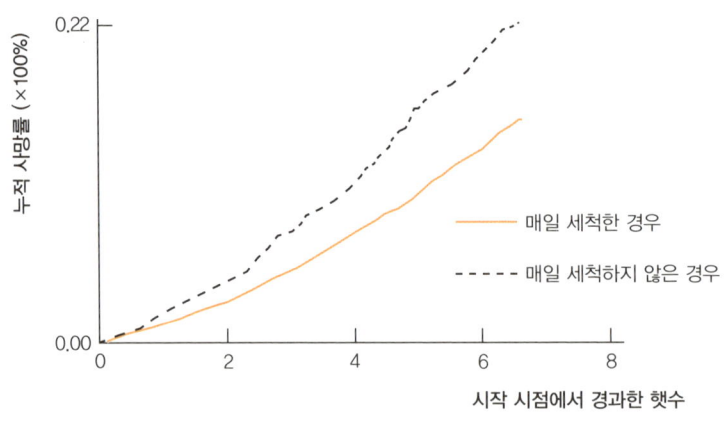

〈그림 2〉 틀니 세척과 사망률

평균 76.5세 노인 4만 5,301명을 6년 동안 지켜본 코호트 연구결과이다. 틀니를 매일 세척해서 다시 낀 경우와 매일 세척하지 않은 경우의 사망률이 시간이 갈수록 차이가 난다.

틀니에 의한 구내염, 입병, 혀 염증과 캔디다(Candida), 프로폴리스 스프레이

3장

입속 미생물이 사는 모습

치아 표면을 손톱으로 긁으면 나오는 플라크는 자연에서 가장 흔하게 볼 수 있는 바이오필름이다. 흔히 '미생물의 도시'라고 부르는 바이오필름은 우리 몸 곳곳에서 감염질환을 일으키는 주범들의 소굴이다. 그 중에 특히 반영구적으로 우리 입속에 머무는 치아 표면에, 특히 잇몸틈새나 이것이 깊어져 만들어지는 잇몸주머니 안에 생기는 바이오필름은 가장 음험한 미생물 도시라서 잘 관리하지 않으면 유해균의 저수지로 변하기 십상이다. 특히 잇몸주머니 관리는 아무리 강조해도 지나치지 않다.

# 1

미생물의 도시, 바이오필름

아침에 잠에서 깨면 혀로 이 겉면을 훑는 습관이 있는데, 그럴 때마다 미끌거리는 막 같은 것이 붙어 있는 느낌이 든다. 칫솔질을 하고 난 다음의 뽀드득한 이에 한 꺼풀 막이 입혀진 느낌이다. 긴 산행을 한다고 점심 후에 칫솔질을 못한 상태로 저녁까지 먹고 나면 막은 더 두터워진다. 만약 어떤 이유로 2~3일 동안 칫솔질을 못 한다면 더욱 더 두터워질 것이다. 실제로 잇몸이 안 좋은 사람들은 잇몸틈새가 깊어지면서 잇몸주머니가 만들어지기 때문에 칫솔질을 잘 해도 주머니 안에는 그렇게 두터운 막이 늘 쌓여 있다.

이것이 누구나 알고 있는 플라크다. 손톱으로 이를 긁거나 치과에서 날카로운 기구로 잇몸 안쪽을 긁으면 끝에 하얗게 묻어나오는 것이다. 플라크는 음식물 찌꺼기와 미생물들이 뒤엉켜서 생긴다. 이것이 세균덩어리라는 사실이 알려진 것은, 인류역사상 가장 먼저 세균을 관찰한 레이우엔훅까지 거슬러 올라간다. 1680년대에 작은 현미경을 만든 레이우엔훅은 자신의 이에서 긁어낸 플라크 속 세균의 모습을 그려 영국 왕립학회에 보낸 것으로 유명하다. 그리고 1880년대에 파스퇴르와 코흐에 의해 세균감염설이 확립된 이후, 1890년대 밀러(W. D. Miller)와 블랙(G. V. Black)은 구강 미생물과 미생물의 응집체인 플라크가 산을 만들어 치아를 부식시켜 충치를 만든다고 지목하기도 했다.[1]

플라크를 현대 과학적 용어로 다시 불러보면 바이오필름(biofilm)이다. 바이오필름은 플라크 안에 세균을 포함한 다양한 미생물이 서로 엉겨 있는 현상을 말한다. 이론적으로 미생물은 혼자 존재할 수도 있고 여럿이 함께 존재할 수도 있다. 하지만 인간의 눈에 잡히는 실험실에서의 한 순간을 제외하고는 미생물이 혼자 플랑크톤처럼 둥둥 떠다니는 경우는 거의 없다. 기껏해야 0.1% 미만이다.[2] 만약 머릿속에 세균의 이미지가 홀로 떨어져 있는 것으로 떠오른다면 지우는 것이 좋다(그림 1). 실제 자연계에서 세균이 존재하는 모습은 바이오필름이다(그림 2).

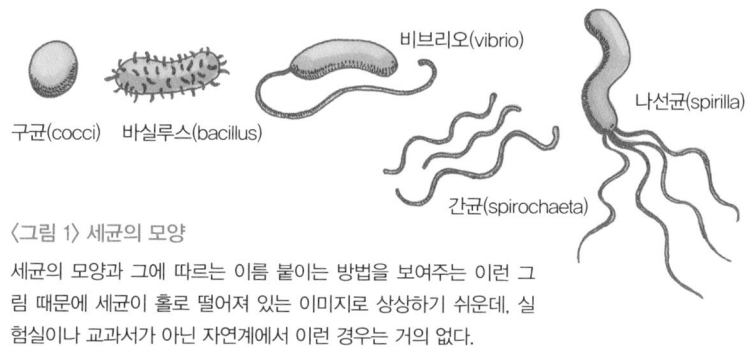

⟨그림 1⟩ 세균의 모양
세균의 모양과 그에 따르는 이름 붙이는 방법을 보여주는 이런 그림 때문에 세균이 홀로 떨어져 있는 이미지로 상상하기 쉬운데, 실험실이나 교과서가 아닌 자연계에서 이런 경우는 거의 없다.

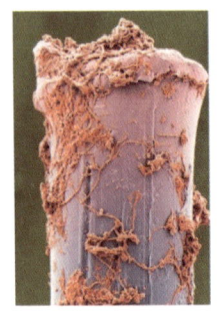 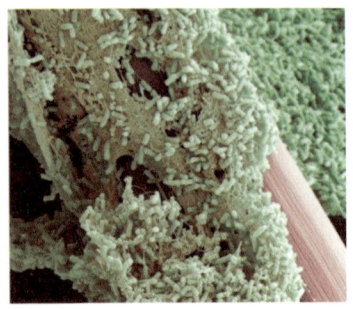

〈그림 2〉 칫솔 끝을 전자현미경으로 찍은 모습

자연계에서 실제로 세균이 존재하는 모습은 바이오필름이다. 마치 다세포 생물처럼, 바이오필름 안에서 서로 보호막이 되어주고 영향을 주고받으며 생존력을 높인다. (출처: http://ib.bioninja.com.au/)

세균이 생존하려면 영양소가 있어야 하고 어딘가 붙어야 한다. 입속은 침 안에 여러 영양소가 있고, 치아나 점막, 혀 등 붙어 있을 만한 장소가 있다. 세균은 어딘가에 붙어 자리를 잡으면 곧바로 증식을 시작한다. 세포분열을 통해 자신과 같은 후대들을 복제하는 것이다. 혹은 주위에 떠다니는 다른 미생물들을 불러들인다. 동시에 세포외기질(extracellar polymeric substance, EPS)이라고 부르는 끈적끈적한 물질을 분비한다. 세포외기질은 많은 부분이 당질(Polysaccharide, sugar)로 이루어져 있어 쫀득쫀득한 젤리를 연상시키는데, 그 때문에 세균들이 함께 붙을 수 있는 공동의 발판 역할을 한다. 세포외기질이 분비되면 더 많은 미생물이 달라붙고 그들도 또 세포외기질을 분비하면 결과적으로 거대한 세균덩어리가 만들어진다. 이것이 바이오필름이다(그림 3).[3]

한마디로 바이오필름은 세균의 공동체이다. 마치 인간이 공동체를

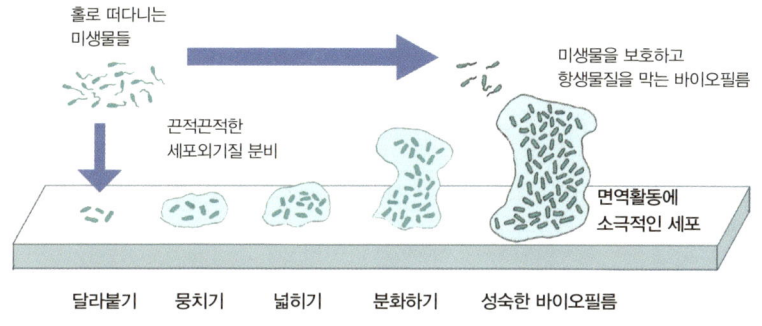

〈그림 3〉 바이오필름 형성과정

구성하여 서로 의존하고, 결과적으로 인간 개인이나 종 전체의 생존력을 높이는 것과 같다. 홀로 산행을 하다 뱀을 만나면 소름이 돋고 멧돼지라도 만나면 큰일이다. 홀로 떨어진 인간은 원숭이 이상의 생존력을 갖기 힘들다. 하지만 공동체를 만든 인간은 뱀이나 멧돼지는 물론 태백산 호랑이도 자취를 감추게 하고 수많은 야생 거대 동물들을 제압하며 생태계에서 무소불위의 종으로 군림하고 있다. 이 힘 역시 공동체에서 나온다. 이와 똑같은 원리로 바이오필름은 세균의 생존력을 높이는 것이다.

바다처럼 둥둥 떠다닐 수 있는 환경보다 달라붙을 수 있는 표면이 있는 곳에서 바이오필름은 더 잘 생긴다. 실제로 바이오필름은 표면이 있는 곳은 어디나 생길 수 있다. 싱크대, 세면대, 변기 등은 물론이고 인체에 들어가는 임플란트와 같은 인공소재의 표면에도 생긴다. 뿐만이 아니다. 인체의 피부나 위·장·폐의 점막은 미생물이 쉽게 도달할 수 있어 늘 바이오필름이 형성된다. 더구나 인체에는 미생물들이 먹고 살 자원이 넘친다. 인간은 늘 무언가를 먹는데다가 매순간 교체되는 인체 세포들 역시 미생물에게는 괜찮은 먹이가 된다. 그래서 인체에는 다른 곳에 비해 훨씬 더 바이오필름이 밀집해 생긴다.[4] 바로 지금 글을 쓰고 있는 이 순간에도 나는 컴퓨터 자판 표면이나 내 손, 피부와 구강, 장, 호흡기의 바이오필름과 함께 하고 있다. 그런데도 우리 몸의 여러 보호수단과 면역력이 바이오필름 안의 미생물과 역동적인 균형을 이루며 건강을 유지하고 있다.

그렇다고는 해도 인체에 형성된 바이오필름은 당연히 감염질환의 원인이 될 수 있다. 미국 국립보건원에 의하면, 우리 인체에 생길 수 있는 여러 감염질환의 원인 가운데 80%가 바이오필름과 연관이 있다.[5] 원래 존재하던 바이오필름에 어떤 환경의 변화가 생기거나 우리 몸의 면역력이 약해지면 역동적 균형이 깨지며 감염으로 치닫는 것이다. 인체 속에 넣은 인공물 역시 마찬가지다. 무릎관절을 교체해 삽입한 임플란트나 심장에 넣은 카테터의 가장 큰 걱정거리는 거기에 생길 수 있는 바이오필름이다. 인공물을 인체 내에 넣는 시술을 할 때 아무리 소독을 잘 하더라도, 표면에 미생물이 묻어 들어가거나 혈관을 침입한 세균이 정착하면 바이오필름이 형성되는 것이다. 그렇게 되면 환자들은 늘 항생제를 먹어 바이오필름 안의 세균들을 경계하거나 아예 그 인공물들을 제거하는 수밖에 없다. 그만큼 문제가 커지는 것이다.

2

지금 바이오필름에서는

바이오필름 안에서 공동체를 형성한 미생물들은 다양한 방식으로 서로에게 영향을 미친다. 우선 서로 경쟁한다. 미생물들 역시 자신의 생존과 번식이 가장 우선적인 생명활동의 이유다. 가장 대표적인 예는, 세균과 박테리오파지(bacteriophage) 간의 경쟁이다. 세균(Bacterio)을 먹어치우는(phage) 바이러스인 박테리오파지에게 세균은 먹잇감이다. 세균 속으로 들어가 여러 생명물질을 이용해 자기를 복제한 다음, 세균을 터트리며 나와 다른 먹잇감을 찾는다. 세균이라고 가만 있지는 않는다. 바이러스 감염에서 살아남은 세균은 자신을 감염시킨 바이러스를 기억했다가 나중에 비슷한 바이러스가 들어오면 잘라버린다. 크리스퍼(CRISPR)라고 부르는 이 유전자 가위는 현재 생명과학계의 가장 뜨거운 주제 중 하나로 2020년 노벨화학상의 주인공이기도 했다. 크리스퍼를 가진 세균과 박테리오파지 간의 경쟁은 생명 역사상 가장 오래된 경

쟁일 것이다.[1]

　진균인 곰팡이와 세균도 경쟁한다. 이들의 경쟁은 인류에게 항생제를 선사했다. 1928년, 휴가 다녀온 플레밍이 그 사이에 푸른곰팡이가 핀 세균 배양 접시에서 세균이 자라지 못한 것을 관찰했고, 이것이 항생제의 원조인 페니실린의 발견으로 이어졌다. 곰팡이(myco)가 분비하는 항균물질(cin)을 마이코신(mycocin)이라고 부르는데, 최초로 발견된 마이코신이 페니실린인 것이다. 세균(bacteria) 역시 항균물질(cin)을 분비해서 다른 세균과 경쟁하고 스스로를 보호하는데, 이를 박테리오신(bacteriocin)이라고 한다. 가장 잘 알려진 박테리오신은, 치즈를 만드는 유산균인 락토코커스(*Lactococcus*)가 만드는 '니신'이다. 니신은 치즈가 다른 세균에 의해 부패되는 것을 막는 천연 방부제 역할을 한다. 인간은 치즈와 함께 오랫동안 니신을 섭취해온 셈이니 미생물 사이에서 벌어지는 경쟁에서도 우리 인간의 삶은 무관하지 않다.

　경쟁만 하는 것은 아니다. 미생물들은 바이오필름 안에서 서로 협력하기도 한다. 서로에게 붙을 수 있는 지렛대를 제공하고, 심지어 어떤 미생물은 다른 미생물이 먹고 내놓은 대사물을 받아 먹기도 한다(그림 1).[2] 예를 들어, 대장암을 유발할 수 있다는 입속 세균 푸소박테리움 뉴클레아툼(*Fusobacterium nucleatum*)은 소화기 암 조직에서 흔히 발견되는 또다른 세균인 오리스(*S. oris*)라는 세균이 만든 대사물질로 증식력을 더 키울 수 있다.[3] 효모가 발효를 통해 만든 맥주나 빵을 인간이 받아먹는 것과 같다. 또 서로 먹여주기(cross feeding)도 하는데, 대장균들이 서로를 연결하는 긴 관을 만들어 먹이를 교환하는 것이 관찰되기도 한다(그림 2).[4] 기

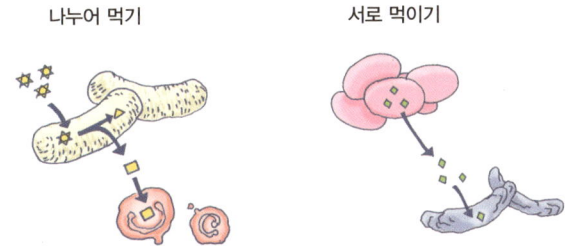

〈그림 1〉 나누어 먹기와 서로 먹이기

미생물들은 서로 경쟁하기도 하지만, 다른 미생물이 먹고 내놓은 대사물을 받아 먹기도 하고 서로 먹여주기도 한다.[2]

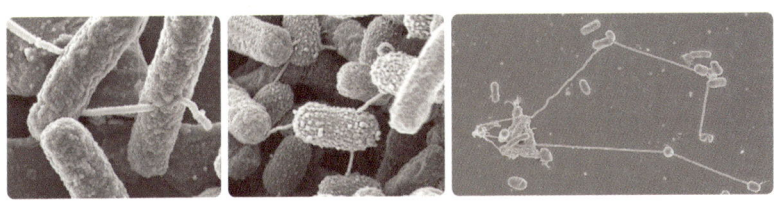

〈그림 2〉 대장균의 서로 먹이기

대장균을 전자현미경으로 찍은 사진. 대장균들은 서로 긴 관으로 연결하여 서로에게 먹여준다.[3]

나긴 생명의 진화과정에서 이런 협력이 생존에 유리하다는 것이 확인되면서 정착되었을 것이다.

바이오필름 속을 좀더 들여다보면, 미생물들을 둘러싸고 있는 물질이 보인다. 이것을 세포외질(extracellular matrix ; ECM)이라고 부른다. 이것의 주성분은 세균들이 분비하는 당질이지만, 여기에는 세균들끼리 주고받는 신호전달 물질(chemical signal), 유전자 조각, 효소들도 포함되어

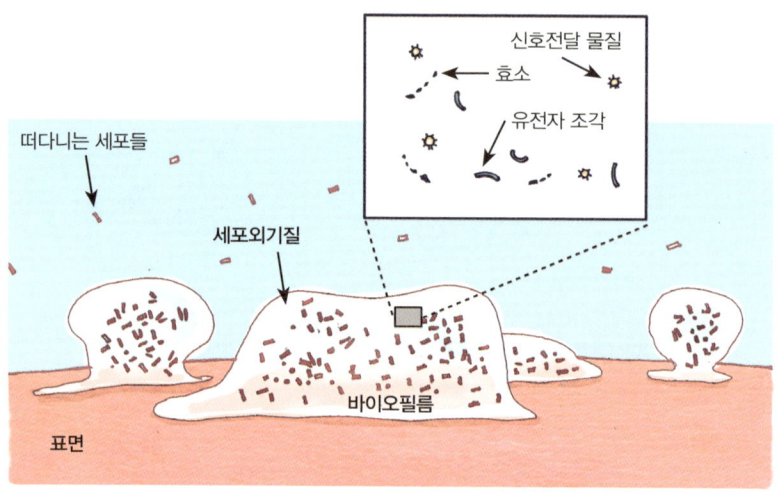

〈그림 3〉 바이오필름에서 미생물들이 세포외질 속에 붙어 있는 모양
세포외질(ECM)의 주성분은 세균들이 분비하는 당질이지만, 여기에는 세균들끼리 주고받는 신호전달 물질, 유전자 조각, 효소들도 포함되어 있다.

있다(그림 3). 세균들은 세포외질(ECM)을 스스로 만들어내고 그 속에 자리를 잡고 정착한다. 그 과정에서 기회를 잡은 다른 미생물들도 공동체를 만드는 데 합류한다. 바이오필름을 미생물의 도시(city of microbes)라고 한다면, 그 속에서 보다 구체적인 환경을 이루는 EPS은 세균들의 집(house of microbes) 혹은 집 위의 지붕 같은 구조물이라 할 만하다.[5]

EPS의 성분들은 바이오필름 안에서 어떤 일이 일어나고 있는지를 단적으로 보여준다. 탄수화물, 지방, 단백질 같은 영양소가 기본 성분이다. 외에도 유전자조각, 신호물질들이 포함된다. 인간의 삶에 필요한 몸과 집, 도시의 성분과 크게 달라보이지 않는다. 또 단백질이나 지방을 분해하는 여러 효소들이 들어 있는데, 이들 효소들은 특정 재료들을 분해해서 세균들 사이의 물질교환을 돕는다. 생화학 반응의 촉진자인 효소가 EPS 속에 상당량 존재한다는 것 자체가 바이오필름이 수동적으로 엉겨 있는 상태가 아니라, 활발한 물질교환과 화학반응이 일어나는 능동적인 상태라는 것을 반증한다.[6]

바이오필름 안에서 일어나는 화학적 신호전달(chemical signal) 역시 중요하다. 바이오필름 안에서 미생물들은 끊임없이 신호를 교환하면서 서로를 감지하고 필요한 경우 공동행동을 감행하기도 한다. 대표적으로 우리 몸에 사는 대부분의 세균들은 AI-2(Autoinducer-2)라는 물질을 이용해 신호를 교환한다.[7] 예를 들어 구강내 대표 유해균이자 치매의 위험인자로도 꼽히는 진지발리스(*P. gingivalis*)는 AI-2를 이용해 주위의 세균들을 불러모아 잇몸염증을 더 악화시킨다.[8] 또 장내 세균들 사이에서는 AHL(acylhomoserin lactone)이라는 신호물질도 주고받는데, 이 분자는 장염이 있는 사람은 물론 건강한 사람의 대변에서도 검출된다. 장 미생물들도 장 점막에서 군집을 이루려면 신호교환이 필요했을 것이다.

이처럼 세균들이 주고받는 화학신호를 쿼럼센싱(quorum sensing)이라고 한다. 쿼럼은 회의할 때 의사결정을 할 수 있는 정족수를 의미하므로, 쿼럼센싱이라는 말은 세균들이 군집을 감지하고 신호를 주고받는다는 사실을 반영한 이름이다. 쿼럼센싱은 1999년 후반 미국 프린스턴 대학의 연구진들이 빛을 내는 하와이안 오징어(Hawaiian bobtail squid)를 관찰하면서 발견되었다. 이 신기한 오징어는 저녁때 먹잇감을 찾는 과정에서 때가 되면 빛을 내는데, 그 이유를 보니 빛이 나는 부분에서 비브

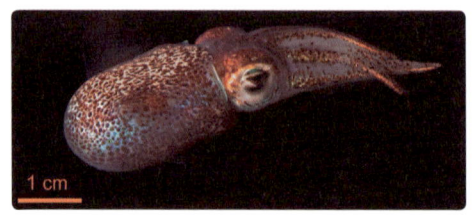

하와이안 오징어

리오 피셔리(*Vibrio ficheri*)라는 세균들이 동시에 빛을 내는 것이었다. 세균 입장에서는 지구만큼 넓은 곳에서 어떻게 한꺼번에 빛을 내는 공동행동을 감행할 수 있는지를 궁금해하던 과학자들이 세균들 역시 여러 화학적 신호를 주고받는다는 것을 찾아냈다. 세균들은 주위로 신호물질을 내보내고 신호물질의 농도를 감지하는 것을 통해 전체 군집의 정도를 알아챈다. 그리고 일정한 양 이상의 신호물질이 감지되면 공동행동을 감행한다(그림 4). 빛을 내는 것이다. 과학자들은 일정한 양 이상이 될 때 반응을 한다는 것에 주목해, 이런 현상과 신호에 쿼럼센싱이라는 이름을 붙였다. 이후 여러 과학자들이 쿼럼센싱이 미생물들 사이에 보편적으로 일어나는 현상임을 밝히면서, 미생물들 역시 인간처럼 신호를 주고받는다는 것이 알려졌다. 그리고 쿼럼센싱을 중개하는 것이 바로 ECM 안에 존재하는 많은 화학적 신호전달물질들이다.

ECM에 포함된 것 가운데 무엇보다 주목해야 할 물질은 유전자 조각들(e-DNA)이다. 세균들은 두 종류의 유전자 다발을 갖고 있다. 긴 유전자 외에 둥근 고리모양의 또 다른 유전자 조각을 가지고 있는데, 이를 플라스미드(plasmid)라고 부른다. 플라스미드는 미생물의 생존에 반드시 필요하지는 않아서 세포분열 때 복제되지 않고, 오히려 세

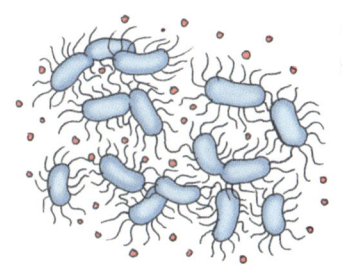

〈그림 4〉 세균의 쿼럼센싱
세균의 수가 적으면 개별적으로 행동하다가 수가 많아지면 신호를 주고받으며 집단 행동을 한다.

균 밖으로 나와 ECM에 머무는 경우가 많다. 이런 플라스미드 조각을 e-DNA(extracellar DNA)라고 부른다.

이 유전자 조각에 주목해야 하는 이유는 이것이 세균들이 유전자 교환의 주요한 수단으로 쓰이기 때문이다. 세균은 e-DNA를 주위의 ECM 속으로 내보내고 또 받아들임으로써 자신의 유전자를 보강해간다. 실시간으로 환경에 적응하며 진화해가는 것이다. 이것을 수평적 유전자 교환(horizontal gene transfer)이라고 한다.

수평적 유전자교환은 다른 방식으로도 일어난다. 세균들이 몸을 맞대고 플라스미드를 직접 교환하기도 하고, 자신을 침투한 박테리오파지를 유전자 교환의 매개자로 이용하기도 한다(그림 5). 이런 유전자 교환은 세균의 생존력을 대폭 높인다. 실시간으로 자신의 생존에 필요한 유전자를 교환한다는 것은 인간으로서는 꿈도 꿀 수 없는 능력이 아닐 수 없다. 아마도 이것이 세균이 태초의 생명에서 지금까지 진화를 거듭하는 과정에서 살아남은 이유이기도 할 것이고, 지금도 생명활동의 보이

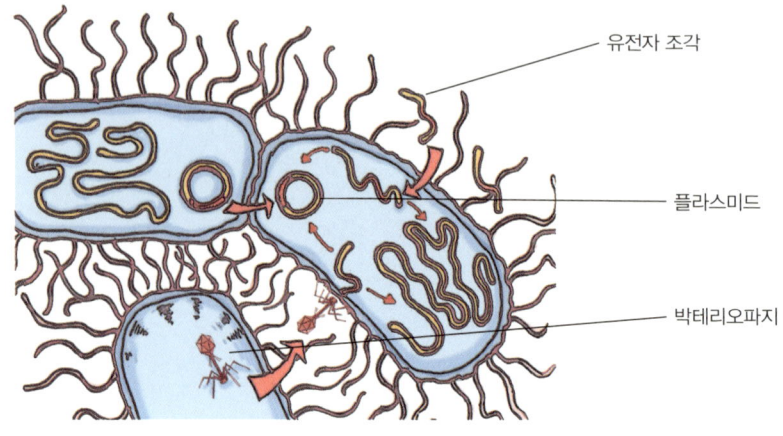

〈그림 5〉 수평적 유전자교환
세균들은 바이오필름 안에서 주위 세포외질에 있는 유전자 조각(e-DNA)을 받아들이기도 하고, 다른 세균들과 직접 플라스미드를 교환하기도 하며, 박테리오파지를 중개자로 하여 유전자를 교환한다.

지 않은 운영자로 군림하는 힘일 것이다.

수평적 유전자교환이 가능한 것은 이들이 물리적으로 가까이 있고 ECM이라는 든든한 보호막이 있는 바이오필름 속에 있기 때문이다. 인체 바이오필름에서는 다른 환경보다 수평적 유전자교환이 25배나 더 자주 일어나고, 그 중에서도 특히 세균들이 밀집해 있는 구강과 장에서는 50배나 더 높은 수평적 유전자교환 현상이 관찰된다.[9] 자연계보다 생명체 안이 수분과 영양소, 온도 등 여러 요인들이 세균들의 생명활동에 더 유리한 환경을 만드는 것이다.

인체 바이오필름은 세균들에게는 더없이 좋은 환경일 테지만, 우리 입장에서 보면 여간 골칫거리가 아니다. 가장 큰 문제는 항생제로도 제거가 쉽지 않다는 것이다. 우리가 항생제를 먹으면, 항생물질이 장에서 흡수되어 혈관을 타고 문제의 장소에 도달해 세균의 세포벽을 파괴하거나 DNA 합성을 막아서 세균을 잡는다. 그런데 바이오필름의 경우 문제의 장소로 가서 세균을 덮치긴 하지만, 효과는 바이오필름의 맨 바깥층에 머물고 만다. 두터운 막을 치고 있는 바이오필름 저 안쪽의 세균들에게는 도달하지 못하는 것이다. 바이오필름 안쪽 세균을 잡으려면 바깥쪽 세균들의 사체를 뚫고 안으로 들어가야 하는데, 그게 보통의 항생제 농도로는 쉽지가 않다. 그래서 대부분의 항생요법은 바이오필름 안에 있는 세균들에게는 혹독한 환경만 제공할 뿐이다. 대부분은 살아남지 못하겠지만, 일부는 살아남는다. 우리 인간이 빙하기를 겪으면서도 일부가 살아남아 자손을 퍼트린 것과 같다. 자연선택과 적자생존을 통해 환경에 우연히 적응한 유전자는 살아남는다. 이렇게 살아남은 세균들은 항생제라는 혹독한 환경의 적자생존 세균들이다. 그만큼 강해진 것이다. 이것이 항생제 내성 세균이 점점 많아지는 이유다.

그러면 바이오필름은 어떻게 대처해야 할까?

① 일단 몸을 청결히 관리하는 것은 중요하다. 우리 몸은 보이지 않는 미생물과의 공존하는 통생명체다. 청결이나 위생은 몸에 일상적으로 생기는 바이오필름의 양을 줄여보자는 것이다. 그래서 나 역시 아침 저

■ 통생명체
환경과 인간, 그 중에서도 인간의 몸속 미생물과 인간을 통합적으로 보려는 개념. 우리는 우리 몸을 하나의 우주로 삼으며 생명을 영위하고 있는 수많은 미생물들과 함께 존재하는 통생명체(Holobiont)이다.

녁으로 샤워를 하고 손을 자주 씻는다.

② 다만, 나는 비누를 쓰지 않는다. 비누의 계면활성제가 내 몸에 원래 살아야 하는 정상적인 세균군집도 파괴하고, 내 피부의 세포를 과하게 떨어져 나가게 만들기 때문이다.

③ 변비를 조심하는 것이 가장 몸을 청결히 하는 것이다. 장은 우리 몸 가운데 가장 많은 미생물이 사는 곳이고, 장 미생물이 우리 몸에 미치는 영향은 말할 나위 없이 지대하다. 당연히 미생물이 과도하게 장에 머무는 것이 좋을 리 없다. 변비가 생기면 얼굴에 뾰루지도 덩달아 생기는 것이 가장 흔한 징표다.

④ 자연에 가까이 감으로써 좋은 공기를 마시는 것도 몸을 청결히 하는 것이다. 과거에는 무균의 공간이라고 여겼던 폐 역시 수많은 미생물들의 서식처이고 바이오필름이 늘 형성되는 곳이다. 폐에서 평형이 깨지면 감기나 폐렴 등 우리가 가장 흔히 접하는 질병이 생긴다. 최소한 주말이라도 도시를 벗어나 산과 들녘으로 나가자.

⑤ 일상의 위생관리에서 으뜸으로 중요한 구강관리에도 평소에 신경 써야 함은 물론이다. 이에 대해서는 5장에서 자세히 살펴보겠다.

⑥ 가능하면 항생제를 멀리해야 한다. 폐렴이나 패혈증처럼 생명을 위협할 감염병이 분명하면 항생제를 먹어서 바이오필름과 그 속에 살고 있는 미생물의 퇴치에 나서야 함은 물론이다. 하지만 우리 시대에는 감기나 잇몸병, 피부염 등 소소한 감염에도 늘 항생제가 동원된다. 이런 항생제의 과용은 바이오필름 내의 항생제 내성을 촉진할 뿐이다. 가벼운 감염병은 그냥 우리 몸 면역을 믿고 기다려야 한다.

⑦ 또 하나 명심해야 할 것은, 항생제를 먹더라도 그 항생제를 통해 우리 몸, 심지어 감염 부위의 세균을 모두 박멸할 수 있다는 사고는 버려야 한다는 것이다. 그것은 불가능하다. 우리 몸 미생물을 모두 없앨 방법은 없다. 항생제를 먹어 염증을 가라앉혔다 해도 모든 미생물이 죽은 상태는 아니다. 다만 우리 몸이 감당할 정도로, 우리 몸의 면역세포들이 감당할 수준까지 감염성 세균의 수가 줄어드는 것뿐이다. 다시 강조컨데, 우리 몸 자체가 미생물과 함께 공존하는 통생명체(holobiont)이기 때문이다(졸저《안티바이오틱스에서 프로바이오틱스로》참조).

⑧ 나와 내 몸 미생물의 평화로운 공존을 위해 우선 챙겨야 할 것은 평소의 몸 관리다. 건강에 안 좋다는 것이 너무도 분명해진 흡연을 피하고 과음·과식을 피해야 한다. 자연에 가까운 음식, 자연에 가까운 환경에 스스로를 노출시키는 것도 중요하다. 마음의 평정을 유지하는 것도 당연히 건강에 필요하고 중요한 일이다. 그런 다음에 벌어지는 내 몸과 몸속 미생물 사이의 평화로운 공존이 지속되는 것은 내 손을 떠난 일이다. 생명과정 자체의 우연과 조화에 감사할 따름이다.

새해맞이. 바이오필름(Biofilm), 나의 본성

3

입속 바이오필름

　음식과 공기가 끊임없이 드나드는 소화기와 호흡기의 점막, 우리 몸의 바깥을 감싸는 피부처럼 외부로 노출되어 있는 우리 몸 어디나 바이오필름은 존재할 수밖에 없다. 우리 몸의 입구인 구강은 너무 당연하다. 구강의 앞쪽 잇몸이나 혀, 볼 점막, 구강 뒤쪽의 편도나 구강인두 역시 늘 바이오필름으로 덮혀 있다. 편도는 코와 구강을 통해 들어오는 미생물을 내 몸이라는 거대부대의 최전선에서 맞딱뜨리는 병사들이다. 편도가 쉽게 자주 붓는 것은 그만큼 우리 몸 입구에 오가는 미생물이 많다는 일상의 증거이기도 하다. 특히 편도 바로 뒤 구강인두(oropharynx)는 호흡기 전체에서 미생물의 농도가 가장 높은 바이오필름 밀집도를 가지고 있다. 그리고 그런 구강인두 부위 미생물의 대부분은 코가 아닌 구강에서 유래한다.[1]

　그래도 다행인 점은, 이런 점막층의 바이오필름은 늘 자동적으로 떨

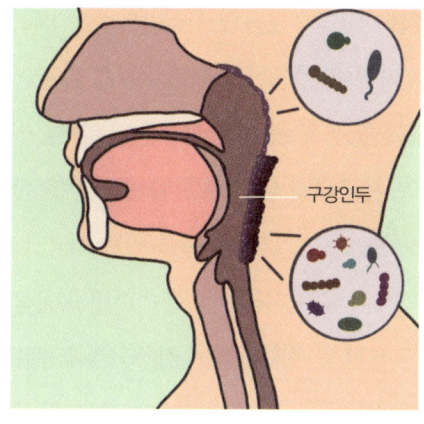

〈그림 1〉 구강과 폐를 잇는 구강인두

구강의 편도 뒤쪽, 구강인두는 호흡기 전체에서 가장 미생물의 농도가 높은 곳인데, 구강인두 세균의 대부분은 구강으로부터 간다. 구강인두와 구강의 경계인 편도가 쉽게 붓는 이유이다. 편도는 우리 몸의 최전선 병사라 할 만하다.

어져 나간다는 것이다. 목욕탕에서 때를 밀어내지 않아도 피부 각질이 일어나 떨어지듯 우리 몸의 상피나 점막은 세포분열을 통해 늘 떨어져 나가고, 그와 동시에 세포층 표면에 붙어있던 바이오필름도 떨어져 나간다. 피부 세포는 1개월이면 교체되고 점막 세포도 2주면 탈락되는데, 그와 함께 바이오필름도 떨어져 나가는 것이다. 대표적인 것이 변(똥)이다. 대변을 말리면 성분의 1/3 정도가 세균들의 사체인데, 이들은 대장을 통과하는 음식물 성분과 대장 점막조직의 바이오필름 속 미생물들이 떨어져 나온 것들이다.

하지만 치아에 붙어 있는 바이오필름은 상피나 점막에서와 같은 방식으로 떨어져 나가지 않는다. 만 6세 때 나는 영구치는 평생 입안에 있다. 표면을 덮고 있는 법랑질 역시 떨어져 나가지 않는다. 그러기에 치아 주위에 붙은 바이오필름 역시 세포 탈락과 함께 자동적으로 탈락되기를 기대할 수 없다. 이것이 입속 바이오필름의 가장 큰 특징이다. 우리 몸에서 이런 구조물은 없다. 이것이 인간이 오래전부터 잇솔질을 해온 경험적 지혜의 이유이고, 그만큼 구강 관리에 신경을 써야 할 이유이다. 치아에 붙은 바이오필름은 관리하지 않으면 치아 수명만큼 오래간다.

치아와 잇몸 사이에 있는 잇몸틈새가 깊어지면서 잇몸주머니(치주포켓)가 생기고, 그 속에 바이오필름이 형성되면 문제는 더 커진다. 우리는 피부의 바이오필름을 제거하기 위해 손을 씻고 샤워를 한다. 공기 좋은 산을 찾고 황사가 있는 날 마스크를 끼는 것은 호흡기의 바이오필름을 줄이기 위함이다. 또 매일 똥을 싸고 변비에 주의하는 것도 수분을 제외하면 똥의 1/3을 차지하는 세균을 내보냄으로써 장의 바이오필름을 줄이기 위함이다. 마찬가지로 이를 닦는 것 역시 구강 바이오필름을 줄

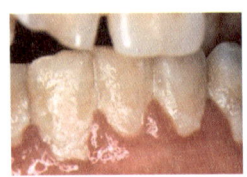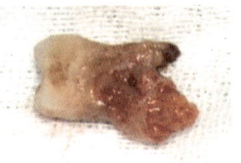

〈그림 2〉 **치아의 바이오필름, 플라크**

치아는 세균이 붙을 수 있는 영구적 표면을 제공한다. 바이오필름이 가장 흔한 것이 치아에 붙어있는 플라크다(오른쪽).[2] 왼쪽은 65세 남성에게서 제거한 상악 대구치. 치아 뿌리 끝까지 검은 치석이 쌓여 있고 염증조직이 붙어 있다. 잇몸주머니 속 바이오필름, 플라크가 관리되지 않아 점점 깊은 곳까지 쌓이고 쌓인 결과다. 이 환자는 최소 10년은 잇몸병 때문에 고생하다 결국엔 발치했다. 치과에서 잇몸이 좋지 않아 발치를 하자고 할 때는 치아 제거보다는 치아 뿌리에 붙어있는 바이오필름 제거가 목적이다. 그래야만 염증이 없어지기 때문이다.

이는 것이다. 그런데 잇몸주머니 안 치아 표면에 바이오필름이 생기면 칫솔질로도 잘 닦이지 않는다. 그러면 치아 수명만큼 바이오필름이 입 속에 머물게 되는 것이다. 구강, 치아, 특히 잇몸주머니는 세균들이 우리 몸에 평생 붙어 있을 수 있는 음험한 서식처인 것이다.

입속 바이오필름에는 어떤 미생물이 살고 있을까? 일단 세균은 현재까지 800여 종이 발견되었다. 하지만 지금도 연구는 계속되고 새로운 세균의 발견도 계속되고 있다. 그리고 그 결과에 따라 인간구강미생물 데이터베이스(HOMD, Human Oral Microbiome Database, www.homd.org)는 지속적으로 업데이트되고 있다. 입속은 세균 외에도 진균, 고세균, 바이러스까지 총망라되는 미생물의 복잡하고 다양하고 화려한 전시장이다. 그 구체적인 종류에 대해서는 앞에서 하나하나 따로 서술했다(2장 참조).

입속 바이오필름은 어떤 모습을 하고 있을까? 2016년 구강 미생물 연구로 유명한 미국 포시스 연구소(Forsyth institute)에서 형광 기법을 이용해 입속 미생물들이 플라크 안에서 어떤 모양을 하고 있는지를 보여주었다.[3] 입속 세균은 긴 필라멘트(filament) 모양, 막대(rod) 모양, 공(coccus) 모양으로 구분된다. 이들 중 필라멘트 모양 세균이 치아 표면에서 바깥쪽으로 마치 옥수수대나 고슴도치 가시처럼 뻗어 나가면, 그 주위에 막대모양 세균과 공모양 세균이 달라붙고, 그 사이사이를 세포외기질이나 산소나 이산화탄소를 비롯한 여러 물질들이 채우고 있다. 서로에게 기대어 엉켜 있는 모습이 기괴한 모양으로 쌓아올린 건축물 같다(그림 2).

바이오필름을 만드는 데 세균뿐만 아니라 입속에 사는 온갖 종류의 미생물들이 모두 동참한다. 2장에서 살펴보았듯이 입속에는 진균의 일종인 캔디다 알비칸스도 많이 산다. 이것은 보통의 세균보다 5배쯤 덩치가 큰데, 2017년 미국 UCLA의 연구팀은 이것이 구강 바이오필름의 골조 역할을 한다고 보았다.[4] 포시스 연구소에서 관찰한 필라멘트 모양 세균의 역할을 좀더 넓게 보면 캔디다 알비칸스가 할 수도 있다는 것이다(그림 3).

또 입속에서 발견되는 CPR(candidate phylum radiation)■이라고 이름 붙은 세균 그룹은 유전자를 아주 적게만 가지고 있고 크기도 작아서 자기보다 덩치 큰 세균에게 붙거나 아예 그 속에 들어가 살아야 하는데, 그 구체적 모습을 관찰해 보여주기도 했다(그림 4). 이 연구에 의하면, 구강 바이오필름에는 세균들이 다양한 모습과 위치와 역할로 엉

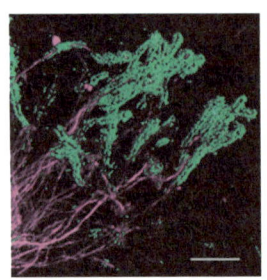

〈그림 3〉 바이오필름 안의 세균들을 찍은 전자현미경 사진
입속 바이오필름 안에는 긴 필라멘트 모양, 막대모양, 공모양 등 여러 종류의 세균들이 함께 엉겨서 공동체를 만들고 있다.[1]

■ CPR(candida phylum radiation)
2장 '1. 미생물이란 무엇일까?'에서 〈그림 2, 21세기 발표된 허그의 생명나무〉로 소개한 그림에 보라색으로 표시된 부분을 차지하는 세균 그룹이다.

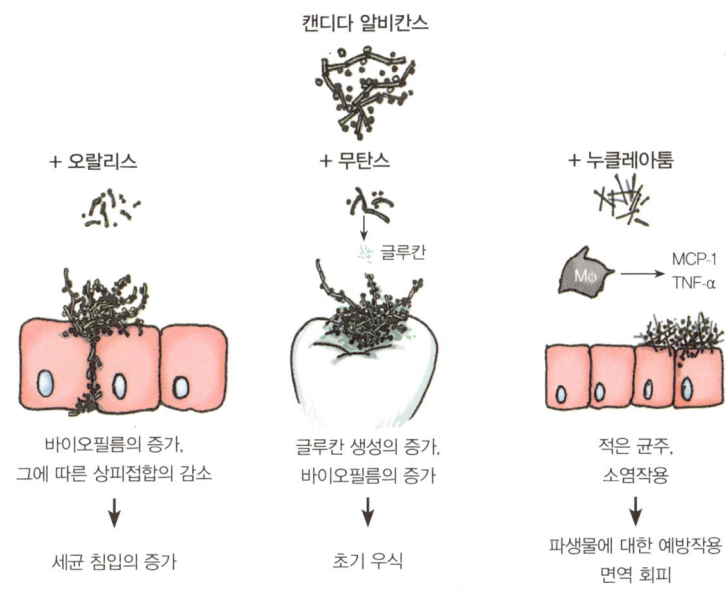

〈그림 4〉 입속 바이오필름의 구조

일반 세균에 비해 덩치가 훨씬 큰 진균(캔디다 알비칸스)이 다른 세균이 붙을 수 있는 골조를 제공하여 치아와 점막 표면에 바이오필름이 형성되는 것을 돕는다.

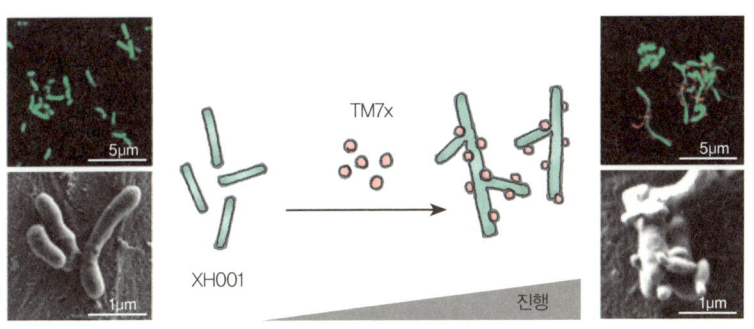

〈그림 5〉 큰 세균에 붙어 사는 작은 세균

CPR 그룹에 속하는 아주 작은 세균인 TM7x가 자기보다 훨씬 덩치 큰 세균인 XH001에 붙어서 살아가는 모습이다.[4]

3장 _ 입속 미생물이 사는 모습

켜 있을 뿐만 아니라, 덩치가 아주 큰 진균과 아주 작은 CPR까지 엉켜 있다는 것이다.

　세균을 비롯한 미생물들이 뒤엉켜 있는 구강 바이오필름은 입속에서 발생하는 모든 질환의 원인이 된다. 충치와 잇몸병이 대표적이다. 한때 충치는 무탄스가 만들고 잇몸병은 악티노마이세템코미탄스(*Aggregatibacter actinomycetemcomitans*)라는 긴 이름의 세균이 만든다고 알려졌지만, 이 가설은 폐기된 지 오래다. 충치와 잇몸병을 만드는 것은 특정 세균이라기보다는 미생물의 군집체인 바이오필름이라고 하는 것이 정확하다. 특히 바이오필름이 닦이지 않아 두터워지고 그 속에 유해균의 양이 늘어나 우리 몸의 방어력이 감당하기 어려운 지경까지 갈 때, 구강질환이 생긴다. 또 구강 바이오필름의 미생물들은 혈관을 타고 몸 전체로 흘러 다니며 여러 가지 문제를 일으킨다. 이에 대해서는 4장에서 자세히 알아보겠다.

　당연히 바이오필름은 경계해야 한다. 치과의사인 내 관점으로 보자면, 특히 잇몸주머니 안쪽의 치아 뿌리에 붙은 바이오필름은 최대의 경계대상이다. 잇몸주머니에는 칫솔이 닿지 않아 여기 생긴 바이오필름은 칫솔질을 해도 제거되지 않는다. 더욱이 잇몸주머니가 깊어지면 치과에서 하는 스케일링을 비롯한 여러 잇몸 처치로도 완전히 제거할 수 없다. 잇몸이 반복적으로 붓고 아프고 시린 이유가 바로 이것이다.

　게다가 치아는 피부나 점막과는 달리 겉면이 정기적으로 탈락되지 않으므로, 잇몸 안쪽 바이오필름은 영구히 우리 몸에 머물게 된다. 치과에서는 다양한 방법으로 잇몸치료를 하는데, 이렇게 해도 관리되지 않으면 잇몸병의 원인을 달고 있는 치아를 빼야 하는 경우도 생긴다. 이런 경우 치아를 빼야 염증이 가라앉는 것은 영구적으로 머물며 말썽을 일으키는 바이오필름을 없애주었기 때문이다.

바이오필름(Biofilm) 5. 잇몸부음, 치아발치의 가장 잦은 이유, 치태=치아플라크=바이오필름.

4

위험한 저장고, 잇몸주머니

 치아와 잇몸 사이에는 작은 공간이 있다. 치아와 잇몸이 바로 붙어 있을 것 같지만, 그렇지 않다. 이 홈을 치은열구(periodontal sulcus) 혹은 치주낭=치주포켓=잇몸주머니(periodontal pocket)라고 한다. 잇몸주머니는 유치가 빠지고 영구치가 잇몸을 뚫고 나오면서 만들어진다. 모든 치아 주위에는 잇몸주머니가 있어서, 하나하나는 작은 홈이라고는 해도 이것을 모두 합하면 12cm^2 정도 된다. 미생물의 입장에서는 어마어마한 공간이다.

 잇몸주머니 안은 입속 다른 곳과는 성격이 확연히 다르다. 일단 산소가 희박하다. 공기가 늘 오가는 입속에 산소가 희박한 공간이 있다는 게 생소하게 들릴지 모르나, 이곳은 액체로 덮여 있어 깊은 곳으로 들어갈수록 산소가 더 희박해진다. 또 잇몸주머니 안의 산도(pH)는 변화의 폭이 넓다. 안정적인 중성 상태를 유지하는 입속과 달리 잇몸주머니 안은

염증이 시작되고 진행됨에 따라 산성에서 염기성으로 이동한다.[1] 무엇보다 잇몸주머니에는 타액과는 다른 액체가 들어 있다. 이것을 치은열구액(Gingival Crevicular Fluid, GCF)이라고 하는데, 타액은 얼굴 주위 침샘에서 혈액을 걸러내서 만든 액체인 반면, 치은열구액은 잇몸 주위 모세혈관에서 직접 나온다(그림 1). 그래서 성분이 타액보다는 혈액에 가까워 혈액에 들어 있는 면역세포들까지 많이 포함하고 있다(표 1).

환경이 다르면 미생물의 종류도 달라진다. 잇몸주머니 안의 세균은 입속 다른 곳과 종류가 다르다(표 2). 잇몸주머니 밖과는 달리 안쪽에는 공기를 싫어하는 혐기성 세균이 많고, 프레보텔라와 같은 그람음성 세균이 많이 산다. 우리 몸에서 질병을 일으키는 세균들은 대개 그람음성,

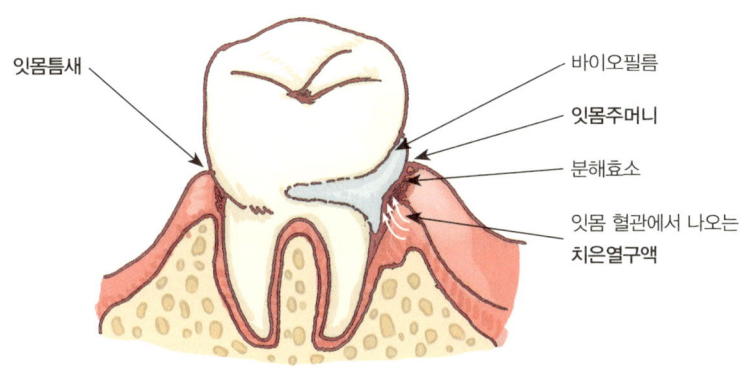

〈그림 1〉 잇몸틈새와 잇몸주머니

치아가 잇몸을 뚫고 나오면서 치아와 잇몸 사이는 약하게 결합하여 작은 홈이 만들어진다. 세균이 침투하기 쉬운 주머니가 생기는 것이다. 잇몸주머니 안쪽에는 타액과는 다른 액체인 치은열구액이 들어 있는데, 이것은 잇몸의 혈관에서 나온다.[1]

〈표 1〉 타액과 치은열구액의 비교

	타액 saliva	치은열구액 gingival crevicular fluid
출처	타액선 침샘	혈액
위치	구강 전체	치아 주위
주요 연관	구내염 충치	치은염 치주염
산도 pH	6.7~7	평소엔 타액과 비슷. 진지발리스 같은 구강유해균 증가하면, 단백질 분해의 산물인 NH4로 인해 8.5까지 올라감
주요 효소	아밀라아제 (탄수화물 분해 효소)	MMP(Matrix metalloproteinases) 단백질 분해 효소. 치조골의 콜라겐 등을 파괴
잇몸염증 (치주염)에 대한 반응	입속 세균 조성 변화, 구강유해균 증가, 타액 자체에는 크게 변화 없음	박테리아 산물, 면역세포, 조직 파괴 산물, 사이토카인 등등에 의해 치주포켓 속 삼투압 증가. 혈액이 흘러나와, GCF 양 증가하고 조성도 변함(중성구)

혐기성인 경우가 많다. 또 종류도 다양하다. 바이오필름이 생겨도 닦아내기 힘들기 때문이다. 결과적으로 입속에서 가장 다양한 세균들이 살고 있는 잇몸주머니는 우리 몸 유해균의 저장소로 지목된다.[2]

건강한 사람의 잇몸틈새에도 세균이 살지만, 그곳에 바이오필름이 생기고 두터워지면 잇몸주머니가 생기고 더 깊어진다. 잇몸주머니 안에 살고 있는 미생물들이 만들어내는 여러 효소와 염증반응의 산물들이 잇몸 조직을 녹이기 때문이다. 특히 진지페인이라는 강력한 단백질 분해

〈표 2〉 잇몸주머니 안과 밖의 차이

특징	잇몸주머니 안	잇몸주머니 밖
액체	치은열구액	타액
산성도	산성	중성
산소	희박함	산소가 통함
세균 종류	혐기성, 그람음성	호기성, 그람양성
대표 세균 종	사슬알균, 진지발리스	사슬알균, 방선균

효소를 만들어내는 진지발리스 같은 세균이 출현하고 증식하면 문제는 더 심각해진다. 잇몸주머니는 점점 더 깊어지고, 그만큼 칫솔질이나 심지어 치과에서의 스케일링으로도 관리가 어려워진다. 그러다 더 이상 관리가 불가능한 지경에 이르면 치아를 빼야 한다. 잇몸이 안 좋아져서 이를 빼는 것은, 이가 아니라 이의 뿌리, 즉 잇몸주머니 속에 생긴 바이오 필름을 없애는 것이 목적이다. 그래야 몸으로 세균이 침투하는 것을 막고 염증반응을 가라앉힐 수 있기 때문이다.

잇몸주머니에 바이오필름이 두터워지면 그 세균이 우리 몸으로 침투하기 쉬워지는 이유는 잇몸주머니의 독특한 구조에서 비롯된다. 잇몸주머니는 바깥세상으로 열려 있는 입안에 있으면서 우리 몸 내부로 연결되어 있다. 세균에게는 우리 몸으로 들어가는 관문이 되는 셈이다. 이런 현상을 나를 포함한 우리 병원과 ㈜닥스메디 연구진들은 잇몸누수

(leaky gum)이라고 명명한 바 있다.³ 이 면을 좀 더 자세히 보면 다음과 같다.

우리 몸에는 치아처럼 몸 안에서 바깥으로 뚫고 나온 것들이 많다. 피부를 뚫고 나오는 손톱과 발톱, 수를 셀 수 없이 많은 털이 그렇다. 그런데 이것들의 주위조직은 치아 주위조직과 구조가 다르다. 손발톱과 털의 뿌리 부분은 모두 피부 세포들이 촘촘하게 둘러싸고 있어서, 미생물이 침범하더라도 몸 안으로 침투하는 것은 막아준다(그림 2). 하지만 치아 뿌리 부분은 점막이 촘촘하게 둘러싸고 있지 않다. 그래서 잇몸주머니가 만들어지고 결과적으로 미생물의 침투에 훨씬 더 취약해진다.

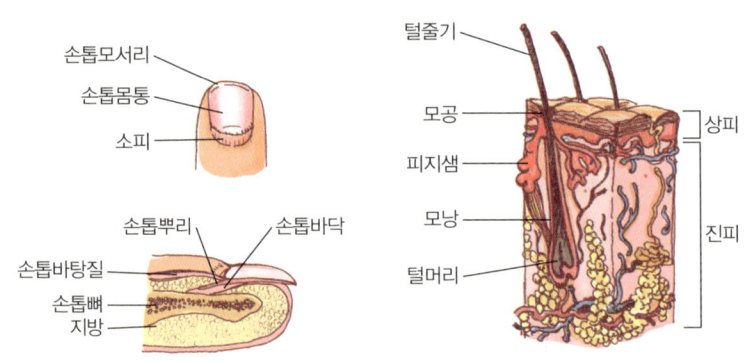

〈그림 2〉 치아와 다른 손발톱과 털의 구조

손톱이나 발톱, 그리고 털 역시 치아처럼 몸 내부에서 외부로 피부를 뚫고 나오지만, 그 주위에는 잇몸틈새와 같은 홈이 만들어지지 않는다. 그래서 대부분의 경우 세균은 피부를 뚫고 들어가지 못하고 피부질환은 외부에만 머문다.

잇몸틈새 안쪽의 점막은 피부나 다른 점막에 비해 세포 결합이 느슨하다. 이곳 점막을 결합상피(junctional epithelium)라고 하는데, 1~2개의 세포층으로 이루어져 있고, 이들의 결합이 다른 곳에 비하면 반쪽짜리에 불과하다는 것이다(그림 3). 그만큼 취약해서 치과에서 잇몸 상태를 보기 위해 작은 기구를 넣어 확인하는 과정에서도 쉽게 뚫려 버린다. 물론 미생물의 침투에도 취약하다. 피부에 생긴 염증이 주변으로 확대되는 일은 거의 없는 데 반해, 사랑니 주위나 잇몸에 염증이 생기면 얼굴 아래가 퉁퉁 붓는 이유이다. 우리 몸 안쪽으로 염증이 더 쉽게 침범해

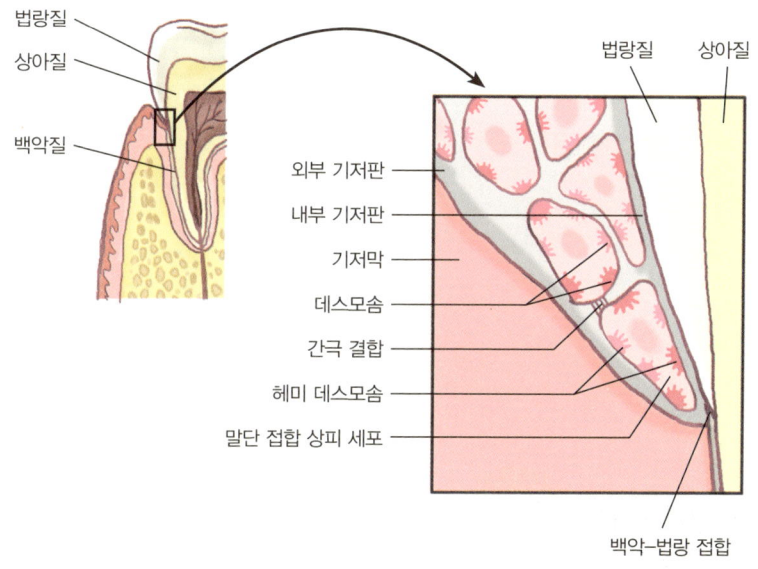

〈그림 3〉 잇몸틈새와 그 아래 점막
구강 내 세균 침투의 약한 고리인 잇몸틈새와 그 아래쪽의 결합상피를 보여주는 그림이다. 잇몸질환이 생기면 잇몸은 점점 낮아지고 잇몸틈새는 깊어져 잇몸주머니가 된다.

들어오는 것이다.

다행인 점은 잇몸틈새에는 늘 면역세포인 중성구가 상주한다는 것이다. 중성구는 우리 몸에 유해균이 침투하면 맨 먼저 달려오는 백혈구이고, 전체 백혈구 중에서 60% 이상을 차지한다. 그만큼 많이 필요하고, 또 부지런하다. 사랑니 주위에 염증이 생겼다면, 고름은 중성구와 세균이 전투를 벌인 결과의 산물이다. 그래서 대개의 조직에서 중성구가 발견된다는 것은 그 부위에 염증이 진행된다는 것을 의미한다. 하지만 잇몸틈새 안에서는 염증이 진행되지 않아도 중성구가 존재한다. 혈액에서 흘러나온 치은열구액에 늘 중성구가 포함되어 있다. 그러다 염증이 시작하면 더 많은 중성구가 잇몸틈새로 몰려온다.[4] 늘 바이오필름이 축적되며 세균의 음험한 침투가 끊이지 않는 잇몸틈새에 상비군을 배치함으로써 방어하려는 생명의 보호장치가 아닐까 한다. 잇몸틈새와 잇몸주머니의 관리에 대해서는 5장에서 자세히 설명하겠다.

구강면역 5. 타액과 전혀 다른 입안의 액체, 치은열구액 (Gingival Crevicular Fluid)과 구강유산균

5

임플란트와 바이오필름

"20대 이후로 처음 깍두기를 씹어 봤어요. 젊음을 샀네요."

오랫동안 틀니를 사용하다가 임플란트를 시술한 분이 한 말이다. 이 분은 젊었을 때부터 이가 좋지 않아 늘 씹는 게 불편했다고 한다. 틀니를 사용하면서는 음식을 씹으려 해도 제대로 잘리지 않고 말할 때마다 틀니가 덜컥거려서 불편했다. 결국엔 이를 모두 빼고 임플란트를 턱뼈에 심은 다음 그 위에 인공치아를 붙였다. 그러니 날아갈 것 같다 하셨다.

임플란트는 제3의 치열(the 3rd dentition)이다. 하느님이 주셨거나 진화과정에서 만들어졌을 유치와 영구치 다음에, 현대 의과학이 만들어낸 또 하나의 치아라는 것이다. 2025년 현재 임플란트를 8개나 시술한 나 역시 제3의 치열을 만든 의과학에 감사한다. 어렸을 적부터 치아가 좋지 않아, 40대 때부터 임플란트를 할 수밖에 없었다. 임플란트라는 저작도구와 구강유해균 관리 덕에 아마도 나의 숙명적(?) 수명은 20년 이상 늘었을 것이다.

20세기 치과학이나 치과의사 입장에서 보아도 임플란트의 출현은 혁명적인 일이다. 1960년대에 스웨덴의 정형외과 의사 브뢰네막(Brånemark)이 다른 실험을 위해 개에 박아놓은 티타늄 나사가 뼈와 단단히 유착되어 빠지지 않자, 그것을 턱뼈에 심어 치아를 지지하는 데 쓰면 좋겠다는 아이디어를 낸다. 그리고 1977년 그에 관한 방대한 임상실험 논문을 발표한다.[1] 하지만 세계 치의학의 주류였던 북미에서 받아들인 것은 수년이 지나서였다. 계기가 된 것은 1981년 토론토 학술대회였다. 그리고 그로부터 다시 20년이 지난 2000년 무렵 우리나라에도 본격적으로 도입된다. 턱뼈를 침습하는 치료방식의 전면적인 전환, 패러다임의 전환이었던 임플란트가 처음 출현했을 때, 치과의사들은 당황했고 장기적으로 성공할 수 있을지 의심했다. 또 임플란트가 어느 정도 자리를 잡은 이후에도 이물질이 뼈에 들어가 면역반응을 일으키지 않을까 걱정했다. 하지만 21세기에 들어서면서 세계 모든 치과의사들은 임플란트를 빼놓고 치료계획을 세울 수 없다. 이처럼 빠른 변화가 계속된다면 틀니는 머잖아 사라지고 박물관에서나 보게 될지도 모를 일이다.

그런데 임플란트에는 중요한 약점이 있다. 잇몸틈새가 자연치아에 비해 더 깊다는 것이다. 임플란트 주위의 잇몸틈새는 잇몸이 건강한 경우에도 깊이가 3mm를 넘는 경우가 많다. 당연히 임플란트 주위에 세균이 많이 살 수밖에 없다. 또 잇몸틈새 아래쪽의 방어막도 더 약하다. 자연치아는 잇몸틈새 속 결합상피가 뚫려도 그 아래 콜라겐 섬유들이 방어막 역할을 하는데, 임플란트의 경우 콜라겐 방어막이 없다. 그래서 세균

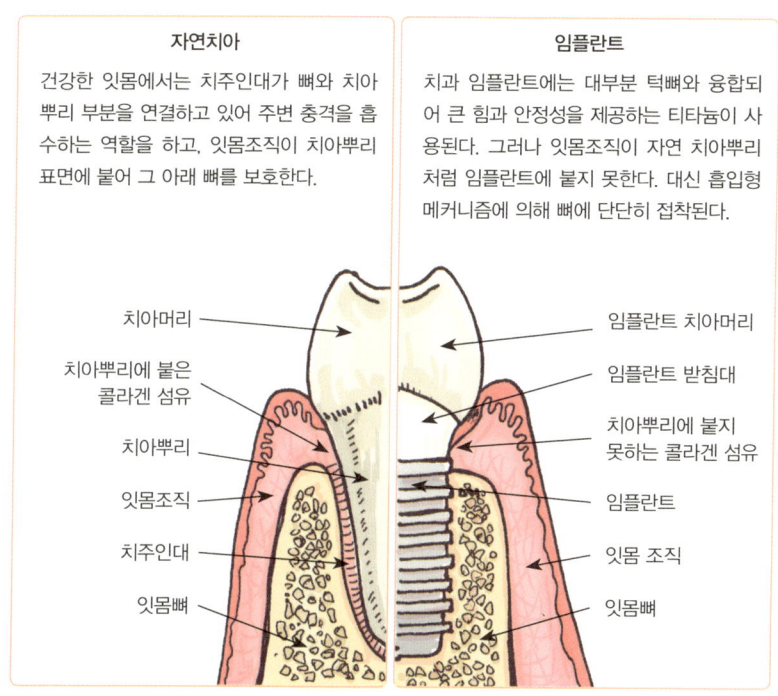

〈그림 1〉 임플란트의 생물학적 약점

임플란트는 자연치아에 비해 잇몸주머니가 더 깊고, 주머니 아래 방어막도 더 약하다.

의 침투에 더 취약하다(그림 1).

세균의 종류는 어떨까? 임플란트 주위에 사는 세균은 자연 치아 주위에 사는 세균과 약간의 차이를 보인다. 임플란트 상태가 좋더라도 잇몸 질환과 관련 있는 세균들이 더 많이 분포하고, 담배를 피우는 경우에는 특히 더 많다.[2] 또 임플란트 사용 햇수가 늘어날수록 구강 세균 중 가장 주의해야 할 진지발리스(P. *gingivalis*)나 포시시아(T. *forsythia*)가 더 많이

존재한다.[3]

그래서 임플란트를 시술한 후에도 관리를 잘하지 않으면 문제가 발생한다. 입속의 세균은 임플란트 주위에 가벼운 염증을 일으키고, 심지어 주위의 턱뼈를 녹여서 결국 임플란트를 뽑아야 하는 원인이 되기도 한다. 임플란트 염증에 대한 데이터를 모아 살펴보니, 63.0%의 임플란트에서 주위 점막염증(mucositis)이 나타나고, 표면의 점막을 넘어 치조골이 녹아내린 경우도 25.0%에 달한다.[4] 당연한 말이지만, 비흡연자들에게서는 그 비율이 대폭 떨어진다. 진료실에서 임플란트하신 분들께 늘 구강위생을 강조하고 특히 금연할 것을 권하는 이유이다.

제3의 치열인 임플란트에 이 정도로 문제가 나타나는 것은 임플란트를 시술한 환자들에게나 치과의사에게나 실망스러운 일이다. 나 역시 이 논문을 보고 놀랄 정도였다. 그렇더라도 시중에 도는 '임플란트의 수명은 10년 정도'라는 말은 사실이 아니다. 임플란트는 최종적으로 평생 쓰는 것을 목표로 한다. 20년 넘게 장기 관찰한 결과 그 기간 동안 유지된 임플란트는 88%에 이른다.[5] 나 역시 지금의 임플란트를 잘 관리해 평생 쓰는 것을 목표로 하고 있다.

지난 20년간 우리나라에서도 임플란트는 빠르게 보편화되어 왔다. 2014년부터 65세 이상의 노인에게 임플란트가 보험 적용대상이 되면서, 임플란트를 배제한 치과치료는 상상하기 어려울 만큼 대중화되고 있다. 진료실에서 임플란트를 하는 분들께 늘 하는 얘기가 있다.

"임플란트는 새 이를 넣는 것입니다. 하느님께서 주신 자기 이도 잘못 관리하면 못 쓰게 되는데, 임플란트라고 별수 있겠습니까? 그래서 시술도 중요하지만 시술 후 관리도 중요해요. 관리를 잘하시면 평생 쓰게 될 거예요. 자기 이를 평생 쓰는 사람들이 많은 것처럼 말이죠."

환자와 의사가 함께 노력해서 그렇게 되면 참 좋은 일이다.

8번째 임플란트, 구강 노쇠와 건강수명

4장

입속 미생물과 내 몸 건강

환절기때면 나는 자주 목이 칼칼하다. 구강 뒤쪽, 호흡기의 입구인 구강인두 부위에 문제가 생겼다는 신호다. 그럴 때마다 나는 두 가지를 주의한다. 가능한 한 몸을 따뜻하게 하고 피로하지 않게 한다. 또 좀더 구강관리에 신경 쓴다. 구강미생물을 잘 관리해야 구강인두 부위의 유해균이 줄기 때문이다. 구강인두는 호흡기·소화기의 입구인데, 좀더 들여다보면, 구강은 공기와 음식과 물의 입구일뿐만 아니라, 혈관의 입구, 미생물의 입구이기도 하다.

1

입, 몸으로 들어가는 입구

인체미생물 프로젝트와 구강 미생물

 2012년 유명한 학술지 〈네이처〉에 인체미생물프로젝트(Human Microbiome Project)의 중간결과가 발표되었다.[1] 또 2019년에는 이런 인체 미생물이 인간의 건강문제(당뇨, 임신, 염증성 장염)와의 연관을 밝힌 추가 연구가 발표되기도 했다.[2] 이는 21세기 들어 새롭게 밝혀지고 있는 미생물 지식의 이정표라 할 만하다. 2007년부터 미국 국립보건원(NIH)에서 한 해에 1억 달러 이상을 투자했던 이 연구는 세계 미생물 연구를 주도하면서 미생물에 대한 인식을 전환하는 혁신적 지식의 발원지 역할을 했다. 예를 들어, 우리나라에서만 거의 1조 원 가까운 시장이 형성된 프로바이오틱스(Pro-biotics)는 이런 혁식적 인식전환에 기반한다.*

HMP 연구에서 연구자들은 미국 전역에 사는 300명의 사람들 몸 곳곳에서 미생물 샘플을 채취했다. 남자는 15곳, 여성은 18곳에서 채취했는데, 재미있게도 그 중에서 구강과 주변 부위만 9곳이나 된다(그림 1).

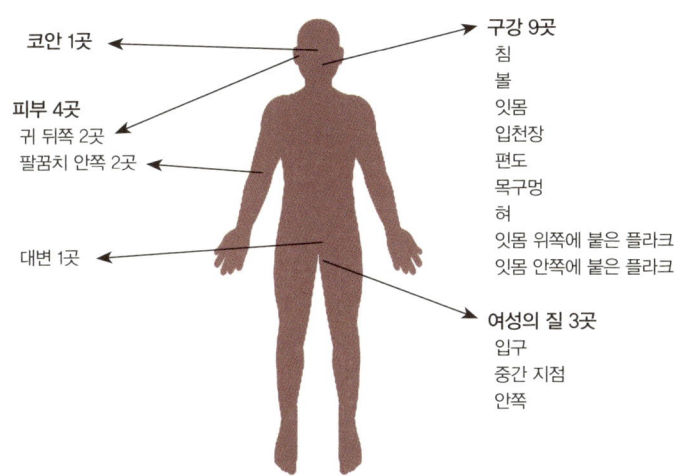

〈그림 1〉 2012년 발표된 인체미생물프로젝트

21세기 들어 시작된 미생물 연구 중 가장 앞선 프로젝트다. 이 연구에서 채취한 샘플의 위치는 남성의 경우 총 15곳 중 9곳이 구강과 인두 부위였다. 여성의 경우는 질 3군데를 포함해 18군데를 채취했는데, 역시 9곳은 구강과 인두 부위였다. 인체 부위 중 구강은 가장 다양한 미생물의 서식처다.

■ 프로바이오틱스(Pro-biotics)

인체에 좋은 미생물을 먹어서 내 몸의 건강을 지킨다는 의미로, 주로 유산균으로 만들어진다. 프로바이오틱스는 인체에 나쁜 미생물을 죽여서 내 건강을 지킨다는 안티바이오틱스(antibiodtics=항생제)와 정확히 대비되는 의미다. 항생제는 20세기 동안 폐렴 같은 감염질환을 치료하고 수술 후 후유증을 없애서 과거엔 꿈도 꾸지 못했던 수술도 가능하게 했지만, 우리 몸의 미생물을 적대시하는 시선을 고착해온 편견을 가져오기도 했다. 하지만 인체 미생물 프로젝트 덕에 우리 몸 미생물에 비단 감염과 질병의 원인만은 아니라는 쪽으로 인식이 바뀌고 있다. 프로바이오틱스는 이런 인식에 기반하여 연구되고 상품화된 개념이라 할 수 있다.

구체적으로 보면, 잇몸과 두 곳의 치아 플라크, 볼, 혀, 타액, 입천장 등 7곳이 입속이었고, 나머지 2곳은 입과 연결된 편도와 목구멍(인두)이었다. 이 외에 피부 미생물을 보기 위해 팔 양쪽과 귀 뒤쪽에서 샘플을 채취했고, 여성의 경우 질에서 입구와 중간, 안쪽으로 나누어 채취했다. 또 장 미생물[3]을 보기 위해 변도 채취해 검사했다.

구강과 그 주변에서 이렇게 촘촘하게 샘플을 채취한 이유는 무엇일까? 두 가지 정도로 요약할 수 있을 듯하다. 먼저 구강에 미생물이 많이 살고 있고 충치나 잇몸병의 원인이 세균이라는 것은 19세기 후반부터 밝혀져 왔기 때문이다. 아마도 연구자들은 그간 미생물 연구가 많이 축적된 구강 미생물에 쉽게 눈이 갔을 것이다. 하지만 보다 중요한 이유는 구강이 우리 몸으로 들어오려는 미생물에게 입구 역할을 하기 때문이다.

구강은 먹고 숨쉬는 것이 시작되는 곳이다. 미생물의 관점에서 보면 인간이 먹고 숨쉬는 과정을 따라 인체로 들어오는 입구가 된다. 우리가 매일 3번 하는 칫솔질은 우리 몸으로 들어오는 미생물들을 구강 위생을 통해 줄이는 활동이기도 하다. 미생물이 일단 구강을 통과해서 들어가면 씻어내기 어렵다. 실제로 많은 학술지에는 구강을 우리 몸 미생물의 대문(Portal),[4] 입구(gateway),[5] 저장고(reservoir)[6] 등으로 표현한다.

구강이 우리 몸 미생물의 입구라는 것은 편도를 보면 쉽게 이해된다. 편도는 구강과 인두 부위의 경계에 있는 림프조직으로, 면역 기능에 관여하는 세포(림프구)들이 몰려 있다. 코와 입을 지나온 공기와 음식이 기도와 식도로 가기 전에 공히 통과하는 곳이다. 미생물의 관점에서 보면, 더 아래쪽에 있는 폐나 위장으로 내려가는 길목으로 여기를 건너는

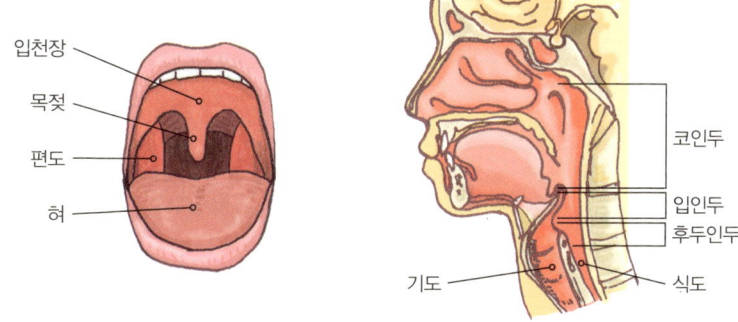

〈그림 2〉 편도와 인두

데 성공하면 생명체로서 자신의 종을 비약적으로 증식시킬 기회를 맞을 수 있다. 하지만 우리 몸으로 보면 폐렴이나 장염이 진행될지도 모르는 위험을 안게 된다. 그래서 방어를 해야 한다. 호흡기와 소화기로 들어가기 전에 입구에서 미생물을 1차로 방어하는 곳, 그곳이 바로 편도이다(그림 2). 감기나 몸이 피곤할 때 편도가 붓는 것은 몰려드는 미생물들을 열심히 방어하고 있다는 신호이다.

구강이 미생물에게 우리 몸으로 들어가는 입구인 이유는 또 있다. 편도가 막고 있다고는 해도 미생물이 코와 입을 통해 폐나 장으로 들어가는 데에 물리적 방해를 받지는 않는다. 우리 몸은 미생물 입장에서 보면 긴 튜브와 같다(그림 3) (더 자세한 것은 졸저 ≪미생물과의 공존≫ 참조). 입에서 시작해 위와 장을 거쳐 항문으로 이어지는 긴 튜브가 우리 몸을 관통한다. 또 입 부근에는 코부터 기도를 거쳐 폐까지 뚫려 있는 호흡기가 있고, 항문 부근에는 생식기가 있다. 이 부위들은 물리적으로만 보면 미생

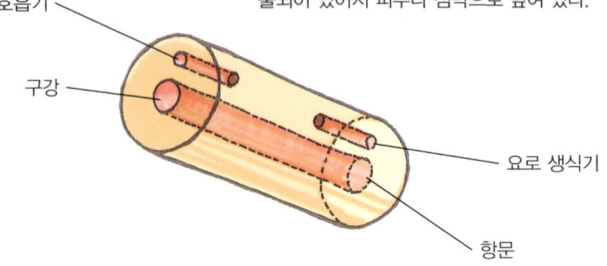

〈그림 3〉 인체 외부와 내부를 단순화한 그림

우리 몸을 외부와 내부로 단순하게 구분하여 재구성하면 튜브와 같은 모양이 된다. 몸 전체를 관통하는 소화관이 있고, 부분적으로 관통하는 호흡기와 요로가 있다. 이들은 모두 바깥세계에 노출되어 있어서 피부나 점막으로 덮여 있다.

물이 아무 방해 없이 늘 오갈 수 있는 곳이다. 그래서 이곳은 늘 미생물에 노출되어 있는 피부와 별반 다르지 않다. 구조 역시 똑같다. 위와 장, 기도와 폐, 여성의 질을 덮고 있는 점막은 피부와 마찬가지로 세포가 촘촘히 결합되어 외부 미생물의 침투를 물리적으로 막고 있다. 점막에는 촘촘히 결합된 세포들 위로 항균물질이 포함된 침이나 점액이 덮여 있고 피부에는 항균물질이 포함된 피지층이 있다는 점, 또 상피세포 바로 아래 면역세포를 대기시켜 놓고 있는 점도 같다. 심지어 점막 림프조직 혹은 MALT라고 부르는 면역세포 지역정찰대를 곳곳에 만들어놓고 있는 것도 같다. 구강과 인두 사이에 있는 편도가 대표적인 MALT이다.

미생물이 우리 몸에 침투하는 통로는 입에서 항문까지 혹은 코에서 폐까지 이어지는 튜브뿐만은 아니다. 또 하나의 통로가 있는데, 바로 혈관이다. 하지만 피부와 점막이 면역세포의 지원까지 받으며 혈관을 보호하기 때문에 미생물이 혈관 속으로 들어가기는 어렵다. 물론 기회가 없는 것은 아니다. 혈관이 열리는 때를 잘 잡으면 된다.

혈관이 열린다는 것은 피가 난다는 말이다. 등산 하다 다쳐서 피부가 까지거나, 변을 볼 때 피가 나오거나, 수술할 때 피가 날 때에도 혈관이 열린다. 미생물이 이 기회를 놓치지 않고 혈관 속으로 들어가기만 한다면, 심장이라는 거대 펌프가 온몸으로 흘려보내는 혈액을 타고 우리 몸 곳곳을 편안히 여행할 수 있다. 소화관이나 호흡기로 들어온 미생물은 도달할 수 없는 심장이나 췌장, 신장 같은 장기들에 다다를 수 있다. 이렇게 혈관 속으로 미생물이 침투하는 것을 균혈증(bacteremia)이라고 한다.

균혈증은 우리 몸 입장에서는 당연히 달갑지 않은 일이다. 대비책도 마련되어 있다. 혈관이 열리고 미생물들이 침투하기 시작하면, 평소 혈관을 돌며 몸 곳곳을 순찰하는 백혈구들과 면역세포들이 그 부위로 출동한다. 곧바로 면역세포들이 세균들을 먹어치우는 등 여러 방어작용이 진행되고, 머잖아 상황이 정리된다. 우리는 이것을 '면역 시스템'이라고 부른다.

구강이 미생물에게 우리 몸으로 들어오는 입구가 되는 또 다른 이유는 균혈증과 관련이 있다. 입속에서는 아주 작은 자극에도 쉽게 혈관이 열리기 때문이다. 밥을 먹고 이를 닦을 때에도 구강 점막은 미세한 손상을 입을 수 있다. 그러면 구강 세균이 혈관으로 들어간다. 그래서 입속에서는 종종 균혈증이 일어난다. 날카로운 기구를 많이 쓰는 스케일링을 포함한 치과 치료 역시 균혈증을 불러온다.[7] 최근에는 바뀌긴 했지만, 미국 심장협회가 치과 치료 전에 항생제 투여를 오랫동안 권해온 이유이기도 하다.

최근에는 구강 미생물이 여러 질병에 핵심역할을 하는 키스톤(keystone)이라는 사실이 속속 드러나고 있는데,[8] 잇몸(gingiva)에 산다고 해서 진지발리스(P. gingivalis)라고 이름 붙은 세균이 대표적이다. 진지발리스는 입속에서 다른 세균들을 돕고 인간 면역세포들을 따돌린다. 그래서 진지발리스가 나타나면 평화롭던 구강 미생물 사회에 격변이 일어나고, 그 결과 염증, 즉 잇몸병이 생긴다. 또 진지발리스는 스스로 혈관에 침투할 뿐 아니라 다른 세균들이 혈관에 침투하는 것을 돕는다. 진지발리스가 만드는 진지페인이라는 강력한 효소는 혈관벽을 뚫는 데 사용하는 무기다. 그렇게 혈관 속으로 들어가 몸 곳곳에 도착한 진지발리스는 동맥경화를 만들고 관절염을 일으킨다. 아치형 건축물을 만들 때 양쪽에서 돌을 쌓아가다가 마지막에 중앙에 끼워 넣어 아치를 완성시키는 돌을 키스톤(keystone)이라 하는데, 그 이름에 제격인 세균이다.

그렇다고 구강 미생물이 문제만 일으키는 것은 아니다. 구강 미생물은 그냥 우리 몸, 그 중에서도 특별히 구강을 삶의 터전으로 삼아 살아가는 생명체들일 뿐이다. 우리가 이 우주, 그 중에서 특별히 지구를 삶의 공간으로 살아가듯이 말이다. 그래서 구강 미생물 역시 우리 몸과 구강이라는 또 하나의 생태계에 반드시 필요한 존재들이고, 그 생태계의 유지에 직간접적으로 영향을 미친다. 생태계가 건강하게 유지되어야 미생물들도 자신의 생태적 위치(ecological niche)를 유지하며 살아갈 수 있다. 또 그래야만 건강하게 유지되는 생태계 속에서 자신의 생태적 위치(ecological niche)를 유지하며 살아갈 수 있다.

구체적으로 보면, 구강 미생물은 구강 점막에 미리 자리를 차지함으로써 외부에서 들어오는 유해균이 침투하지 못하도록 돕는다. 또 구강 미생물은 입속 산도(pH)와 같은 환경에도 영향을 미친다. 만약 무탄스나 젖산간균이 과대 증식해서 산성 환경이 되면, 충치는 더 잘 진행되는 반면 잇몸병은 오히려 진행이 억제된다. 또 유해균과 먹이를 놓고 경쟁하기도 하고 심지어 다른 세균을 죽이는 박테리오신을 분비함으로써 자신을 보호하면서, 결과적으로 구강 생태계가 유지되도록 한다. 또 구강 점막세포들의 면역기능을 증진시키고 염증반응을 완화시키기도 한다. 실제 건강한 사람의 구강 세균들 중 대부분은 이런 역할을 하는 상주 미생물(commensal microbiome)들이다.[2]

입속 상주 미생물과 산화질소

구강을 넘어 우리 몸 전체 생태계를 위해서도 구강 미생물은 다양한 역할을 한다. 혈압을 조절하는 산화질소(NO)를 만들어내는 것이 대표적인 예이다. 최근 들어 혈관 건강과 관련되어 산화질소의 기능이 주목받고 있는데, 산화질소는 혈관벽 내피세포에서 만들어져 그 주위를 둘러싸는 근육조직으로 확산되어 이완시킴으로써 혈압을 내리는 역할을 한다. 혈관을 건강하게 유지하는 핵심 역할을 하는 것이다. 그 외에도 항암효과를 포함해 수많은 기능이 밝혀진 중요한 물질이다. 이는 1980년대 대표적인 의학적 발견으로 꼽히고, 그 공로로 루이스 이그내로

(Louis J. Ignarro) 등이 발견 11년 만에 노벨생리의학상을 받았다. 그 이후로도 산화질소의 기능에 대한 수많은 논문이 쏟아져 나왔다.

산화질소가 우리 몸에서 잘 만들어지려면 어떻게 해야 할까? 산화질소의 기본적인 공급원은 음식을 통해 우리 몸으로 들어오는 질산염이나 아질산염이다. 질산염은 대부분의 녹색 채소들에 많고 특히 시금치에 많다. 공기 중의 질소가 흙속의 세균에 의해 질산염으로 변환된 것을 시금치가 뿌리로 흡수한 것이다. 시금치 속의 질산염은 우리 몸에서 화학 과정을 거쳐 산화질소가 되고, 이 산화질소는 혈관을 이완시키고 근육을 키운다. 뽀빠이가 시금치를 들고 있는 이유이고, 우리가 채소를 많이 먹어야 하는 이유이다.

산화질소는 우리 몸에서 만들어지기도 한다. 처음 발견된 것이 우리 몸에서 아르기닌이라는 아미노산에서 산화질소가 만들어지는 것이었다. 아르기닌의 화학식($C_6H_{14}N_4O_2$)에는 질소(N)가 포함되어 있다. 실은 모든 아미노산과 아미노산이 만드는 단백질에는 질소가 포함되어 있다. 아무튼 아르기닌이 이러저러한 과정을 거쳐 산화질소를 만들고, 산화질소는 혈관을 이완하고 확장시켜 피가 잘 돌게 만든다. 혈관이 확장된다고 하면 남성의 발기부전이 떠올리는 사람이 많을 텐데, 실제로 그렇다. 아르기닌은 발기부전의 개선에 도움이 되는 대표적인 건강기능식품이다. 아르기닌 아미노산의 기본 공급원인 단백질을 충분히 먹는 것도 중요하다. 생선과 계란이 좋음은 물론이다.

우리 몸 밖에서 음식으로 공급되거나 몸 안에서 만들어지는 질산염이 얼마나 많은 산화질소를 만들어내느냐는, 모든 것이 그러하듯 여러 요인에 영향을 받는다. 기본적으로 먹는 것과 운동이 중요하다. 같은 음식을 먹어도 운동을 하면 더 활력이 생긴다. 몸에 염증이나 병이 있어서 약을 먹는다면 그에 따라 산화질소의 양이나 능력도 달라질 것이다.

그런데 1990년대 들어 새로운 산화질소 공급원이 밝혀졌다. 이른바 재활용 과정이다. 이것은 기존에 알려진 산화질소 생성에 대한 패러다임을 뒤집는 새로운 이론인데, 여기에서 타액 속 세균들이 핵심적인 역할을 맡는다.[9]

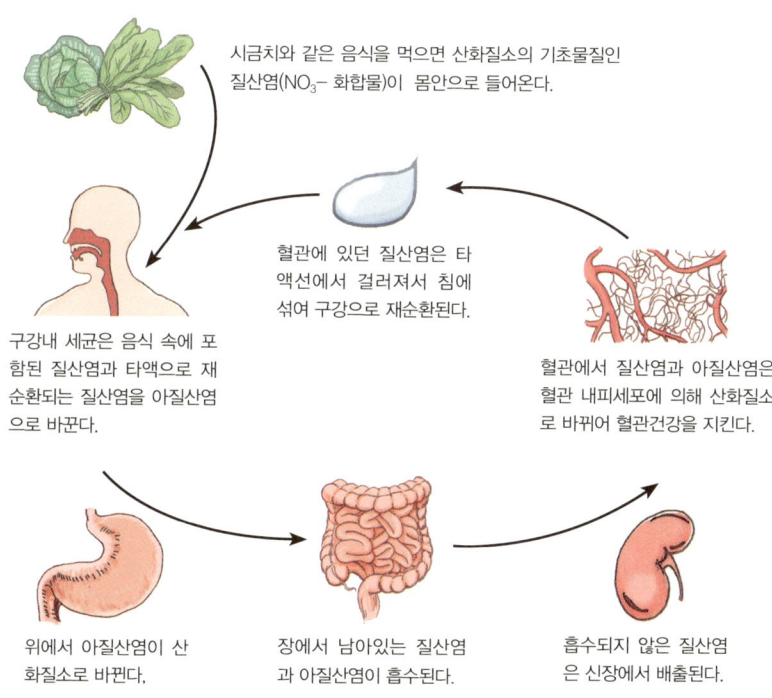

〈그림 4〉 타액을 통한 질산염의 재순환과 혈관건강

얼굴 양쪽과 턱 아래에 있는 침샘에서는 혈액을 필터링해서 침을 만든다. 이 과정에서 침샘은 혈액에서 질산염을 다른 물질에 비해 더 많이 뽑아낸다. 그래서 타액의 질산염 농도는 혈액에 비해 10~20배 높다. 이 질산염은 타액 속 세균에 의해 산화질소로 만들어지고, 이렇게 만들어진 산화질소는 다시 우리 몸에 공급된다. 타액으로 나오지 않은 질산염이 신장에서 오줌으로 걸러져 배설되는 것을 생각하면, 타액 속 세균들이 재활용을 하도록 돕는 것이다(그림 4). 다행히 약 25% 정도의 질산염이 타액과 타액 세균에 의해 재활용된다. 현재까지 산화질소가 만들어지는 과정은 아르기닌이 만드는 것과 타액 속 세균들이 만들어주는 것, 이 두 가지만이 알려져 있다.

이처럼 산화질소가 구강을 통해 재순환되는 과정을 장타액순환(Enterosalivary circulation)이라 부르기도 한다. 그러면 타액 속에서 이처럼 고마운 역할을 하는 세균들은 어떤 녀석들일까? 현재까지 알려진 바로는 나이세리아(*Neisseria*)와 베일로넬라(*Veillonella*)를 비롯해 입안에 상주하는 세균들이 관여한다.[10] 이들은 2장에서 살펴본 것처럼 우리 입안에 많이 사는 세균들이다. 구강미생물은 비단 충치와 잇몸병을 만드는 주범이 아니라, 실은 대부분은 상주세균들은 이처럼 그냥 살거나 우리 몸에 꼭 필요한 동반자라는 것이다.

구강 미생물이 산화질소를 만들어낸다는 사실은 우리의 구강관리 습관을 다시 돌아보게 한다. 화학물질을 너무 과하게 사용하지는 않는지 돌아볼 필요가 있다. 실제로 헥사메딘으로 알려진 가글액을 오래 사용하면 혈압이 올라간다.[11] 또 항생제로 구강 미생물을 완전히 죽여도 혈압이 올라간다. 화학적 치약을 너무 많이 써도 혈압이 올라갈 수 있다. 입속에 상주하는 세균들이 산화질소를 만들어내지 못함으로써 일어나는 현상이다. 이런 현상은 피부 미생물을 화학적 비누로 매일 씻어내면 아토피나 건선 같은 부작용이 생기는 것과 비슷하다. 과유불급(過猶不及)이라, 과하면 늘 탈이 생기는 법이다.

또 구강과 장 혹은 우리 몸 어디에도 특별히 유해균만 골라 사는 일은 없다는 것을 상기시킨다. 구강 미생물 역시 우리 몸의 공생자들이고, 우리 몸에 반드시 필요한 일들을 하고 있다. 장 미생물이 생명기관인 뇌와 가까운 친구임을 입증해 중요한 공생체로 신분상승을 한 것처럼, 구강 미생물도 그만큼 중요한 기관인 심장과의 관련으로 새로운 조명을 받을 수 있지 않을까? 장 미생물에 뇌–장 축(brain gut axis)이 있는 것처럼, 구강 미생물에는 심장–구강 축(cardio oral axis)이 있을지도 모를 일이다.

구강인두(oropharynx) 부위의 미생물 관리가 장건강, 폐건강의 핵심

2

심혈관과 입속 미생물

구강은 예민한 곳이다. 또 앞서 말했듯, 방어벽이 약하다. 그래서 가벼운 염증이 생기면 바로 통증이 시작되고 잇몸에선 피가 난다. 그러면 균혈증이 일어날 수 있다. 입안에서 일어나는 균혈증(bacteremia, 혈액에 세균이 발견되는 증상)은 구강 미생물이 심혈관 문제에 관련되어 있을지도 모른다는 짐작을 하게 만든다. 실제로 칫솔질만 해도 균혈증이 발생하고, 특히 칫솔질 후 출혈이 발생하면 균혈증 발생빈도는 8배나 더 높아진다.[1] 더욱이 눈길이 가는 연구 결과는, 잇몸질환이 있는 사람들의 피를 뽑아 세균검사를 했더니 98종의 세균이 검출되었는데, 이 중에서 32종이 심내막염을 일으킨다고 알려진 세균들이었다는 것이다.[2]

혈관으로 들어와 혈액을 따라 돌던 구강 세균들은 혈관 어딘가에 정착한다. 치주질환을 일으키는 주요 병원균인 악티노마이세템코미탄스은 혈관을 막는 죽종에서 발견되고,[3] 치주염 관련 세균인 진지발리스는 양쪽 목을 타고 올라가 얼굴과 뇌에 혈액을 공급하는 경동맥의 죽종에서 발견된다. 진지발리스 등의 치주질환 세균은 50개의 경동맥 죽종 가운데 30% 정도에서 발견된다.[4,5] 심장도 예외는 아니다. 구강에서 흔히 발견되는 그람양성 세균들인 비리단스 그룹(*S. oralis*, *S. salivarius*, *S. mitis*, *S. sanguis*)은 구강 바이오필름과 심장을 둘러싸고 있는 막에서 동시에 발견된다. 특히 오랄리스(*S. oralis*)는 죽종과 심내막염에서도 발견되는데, 이 세균은 스스로 심내막 조직에 달라붙을 뿐만 아니라 다른 세균들이 달라붙도록 돕는 역할까지 한다.[6]

물론 혈관 속으로 들어간다고 해서 모든 세균들이 혈액 속에 머무는 데 성공하는 것은 아니다. 혈액 속에 세균이 들어오면 우리 몸 면역세포들이 출동한다. 그러면 대부분은 곧바로 퇴치된다. 하지만 문제는 그래도 남는다. 세균이 면역세포에 의해 파괴되더라도 잔해물이 혈액 속에 남기 때문이다. 잔해물 가운데 특히 세균의 세포벽 성분인 지질다당류(Lipopolysaccharide, LPS)는 독소로 작용해, 혈관 속에 독소가 있는 상태인 내독소증(endotoxemia)을 일으킨다. 내독소가 50pg/ml이면 초기 동맥경화의 위험신호로 보는데, 심혈관계 질환의 위험이 3배 높아지기 때문이다. 잇몸염증이 있는 잇몸주머니는 내독소의 지속적인 공급처이다.[7]

이런 이유로 잇몸이 건강하면 혈관도 건강해진다. 420명을 대상으로 한 3년간의 역학조사 결과, 경동맥의 혈관내막이 두터워지는 정도(IMT)가 치주 상태와 밀접히 연관되어 있고, 치주 상태의 개선은 IMT의 개선에 효과가 있었다.[8] 또 치주치료를 받은 120명을 대상으로 상완동맥(brachial artery)의 직경을 재는 방법으로 혈관 내피기능과 염증 지표 등

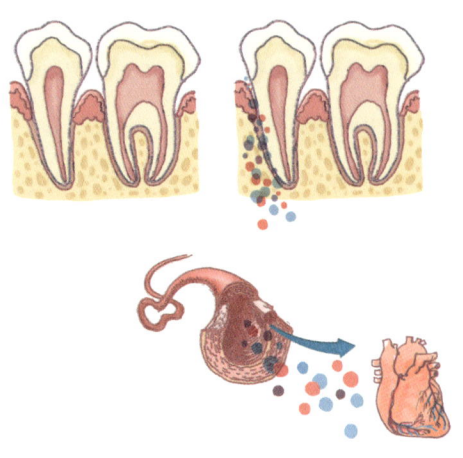

〈그림 1〉 입속 바이오필름과 심혈관

잇몸주머니 안의 바이오필름에 서식하는 세균은 혈관 안으로 들어와 죽종(atheroma)을 만드는 데 직간접적으로 영향을 미친다. 세균뿐만 아니라 세균의 세포벽 성분인 LPS도 전신적인 염증과 혈관벽의 기능에 영향을 미친다.[7]

을 평가했더니, 치주 치료 바로 다음날에는 염증 지표가 높게 나타나고 내피기능이 저하되다가, 2달 이상 경과되면서 구강 건강의 회복과 함께 내피기능이 호전되었다.[9] 잇몸치료 직후에는 출혈을 동반한 염증성 자극 때문에 염증지수가 올라갔다가 차차 호전되면서 염증의 정도와 혈관의 기능이 호전된 것이다.

구강 건강과 심혈관 건강의 연관은 여러 사람들을 장기적으로 관찰한 역학조사에서도 확인된다. 구강 미생물이 일으키는 잇몸병과 심혈관 질환의 역학조사 논문들을 체계적으로 수집해서 검토한 결과, 잇몸병이 있는 사람에게서 심혈관 질환이 발병할 가능성이 더 높다는 것이 확인되었다. 게다가 이런 현상은 젊은 층에서 더 두드러졌다.[10] 또 치아 수가 줄어들면 그만큼 뇌졸중이나 심혈관 질환으로 인한 사망률 역시 증가하는 것으로 나타났다.[11]

이런 연구결과를 종합하면, 심혈관 질환의 가장 중요한 위험요인으로 염증이 대두되는데, 혈관 염증을 일으키는 중요한 원인이 세균들이고, 이 세균들의 주요 공급처가 구강 미생물일 수 있다는 것이다.[12] 이런 과정은 실험실 실험이나 동물 실험을 보면 좀더 구체적으로 관찰할 수 있다. 치주 병원균들은 혈관 내피세포나 혈관의 근육에 침투하여 감염을 일으키는데,[13] 진지발리스를 투여한 돼지에서 염증 수치가 올라가고 관상동맥 질환이 유발된다는 연구도 있었다.[14] 또 면역세포인 인간 대식세포를 진지발리스에 노출시키면 대식세포가 진지발리스를 집어삼켜 거품세포(foam cell)라는 것을 만드는데, 이것이 만드는 많은 분비물이 동맥경화를 유발하는 매우 중요한 요인이 된다.[15]

사실 치과에서는 구강과 심혈관 문제가 오래된 이슈다. 혈관을 통해 세균이 침투하여 퍼져 나가는 과정에 구강이 주목받는 이유는, 입속 세균이 잇몸주머니를 통해 우리 몸에 퍼진다고 의심받기 때문이다. 또 치과치료를 할 때 늘 날카로운 기구가 많이 쓰이기 때문이기도 하다. 그래서 미국 심장협회(AHA, American Heart Association)는 1955년부터 심내막염의 위험이 있는 환자는 치과치료를 받기 전에 항생제를 예방적으로 먹도록 권고해왔다. 하지만 최근에 가이드라인이 조금 바뀌었는데, 예방적 항생제 투여를 심내막염 고위험군 환자에게로 한정했다. 이는 항생제 내성이 커지는 상황에서 항생제의 부작용이 심내막염 예방효과를 넘어선다는 취지이다. 그리고 이에 덧붙여 심내막염 예방을 위해 구강 위생과 정기적 검진을 더 강조한다고 권고했다.[16]

구강미생물, 장내미생물 관리를 통한 대사증후군 개선

3

소화관과 입속 미생물

　최근으로 올수록 위·식도역류, 소화불량, 변비 등 소화관에 생기는 일상의 건강 문제들이 급증하고 있다. 위암, 대장암, 간암 등 다빈도 암들도 대부분 소화관에 생긴다. 역사상 가장 풍요한 시대를 사는 현대인들이 잘먹고 잘싸는 데 가장 크게 고생하고 있는 역설의 시대이다. 이와 관련된 약물 역시 급증하고 있지만, 모든 약물은 부작용이 있을 수밖에 없다. 예를 들어, 위·식도역류나 헬리코박터 제균 치료에 쓰이는 위산억제제(양성자펌프억제제, PPI)는 우리 몸의 살균 검색장치인 위산을 없애니, 외부 미생물에 의한 감염을 대폭 높이고 암의 위험도 높인다.

　약이 약을 부르고 병이 병을 부르는 악순환을 끊는 비법은 일상에 있다. 가공음식을 멀리하고 자연 채식을 가까이 하는 것, 그런 음식을 꼭꼭 씹어 천천히 먹는 것, 그리고 구강미생물 관리를 잘 하는 것이다. 60대로 들어가면서도 그 흔한 고혈압·당뇨·고지혈증 같은 대사증후군

약물 포함 그 어떤 약도 거들떠보지 않는 나의 경우, 스스로에게나 환자들에게, 주위의 친구나 이웃들에게 가장 강조하는 것은 천천히 꼭꼭 씹기다. 또 천천히 꼭꼭 씹기 할 수 있는 식이섬유가 많은 음식을 즐기는 것이다. 라면·빵·흰밥 등 가공식재로는 씹을래야 씹을 게 없다.

소화를 시작하는 구강에 사는 미생물이 소화관에 영향을 미치는 것은 당연하다. 우리는 음식만 삼키는 것이 아니다. 침도 삼키고 거기에 포함된 미생물도 함께 삼킨다. 식도로 들어간 미생물에게는 위에 버티고 있는 강력한 위산을 건너야 하는 미션이 주어진다. 미션을 완수하고 위를 넘어선다면 소장과 대장으로 들어갈 것이고 정착할 곳을 얻게 될 것이다. 만약 장에서 정착에 실패하면 배설된다. 똥을 말리면 1/3이 세균의 사체다. 장에 정착한 미생물은 장 세포의 결합이 느슨해지는 장누수증후군과 같은 기회가 생긴다면, 장 표면을 뚫고 들어가 장 주변에서 열심히 소화를 돕는 간이나 췌장과 같은 다른 소화기관에 도착할 것이다.

소화관 전체에 사는 미생물 중 가장 유명한 녀석은 아마도 헬리코박터 파이로리(*Helicobacter pylori*)일 것이다. 전 세계 인구의 거의 절반 정도의 위장에 살고 있지만, 1980년대 이후 위궤양과 위암의 원인균으로까지 찍히고 있는 녀석이다. 당연하게도 헬리코박터는 구강을 통해 전파된다. 한참 헬리코박터 경보가 울렸던 1990년대에는 우리나라에서도 찌개 따로 퍼서 먹기, 술잔 돌리지 않기 등이 보건교육으로 회자되었다. 그래서 헬리코박터를 자신의 위장에 키우고 싶지 않다면 구강위생에 신경써야 한다. 음식, 비만, 애완동물 등 헬리코박터 감염의 여러 요소중 가장 커다란 영향은 불규칙한 양치였다. 하루 칫솔질을 2번 이하로 하는

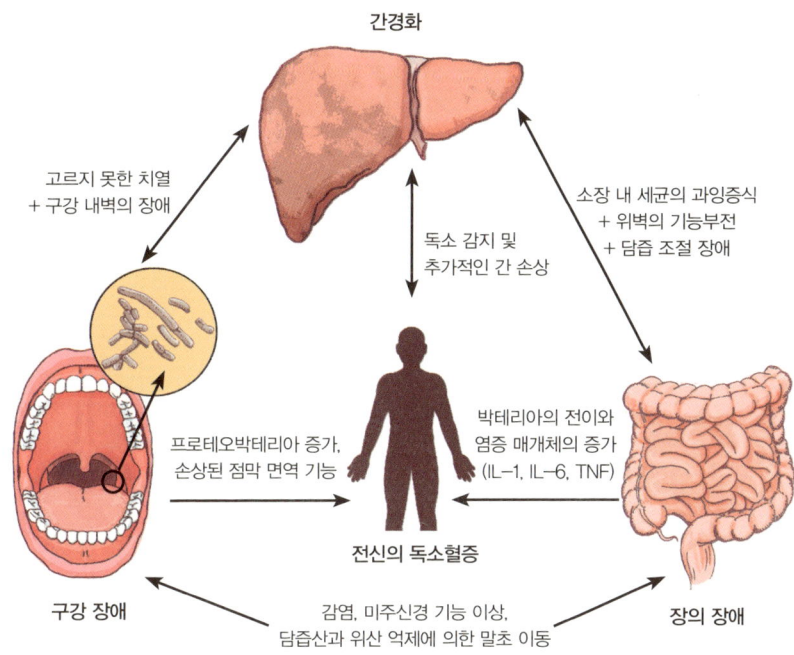

〈그림 1〉 구강 미생물이 소화기계에 미치는 영향[1]

사람들의 헬리코박터 감염율이 무려 18배 높았다(표 1).[2] 헬리코박터를 없애기 위해 내과에서 흔하게 항생제와 위산억제제를 이용한 제균치료를 권하는데, 그러더라도 구강위생이 불량하면 제균치료가 실패할 가능성이 올라간다.[3] 불량한 구강위생은 위염이나 위암의 위험 역시 대폭 올린다. 구체적으로 연쇄상구균이나 프레보텔라 같은 구강미생물이 위염과 위암을 더 가져올 수 있다.[4]

소화기관의 말단의 대장암과 관련해서는 소화기관의 입구인 구강관리의 중요성이 더욱 부각된다. 위암의 주요한 원인이 잘 알려진 세균인

〈표 1〉 헬리코박터 감염율 위험요소별 위험 정도[2]

위험요소	OR (95% CI)
불규칙한 양치 (하루 1회 미만)	18.14 (3.94 – 83.55)
과체중·비만 (BMI ≥ 23)	5.82 (3.44 – 9.88)
매운 음식 섭취	5.18 (2.74 – 9.79)
위장 증상 가족력	3.15 (1.84 – 5.39)
고양이 사육	2.01 (1.10 – 3.68)
채식 식단 (보호 인자)	0.04 (0.01 – 0.18)

헬리코박터인 것처럼, 대장암의 원인 역시 미생물, 그 중에서도 구강미생물인 푸소박테리움 뉴클레아툼(*Fusobacterium nucleatum*)이 핵심세균으로 지목되기 때문이다. 뉴클레아툼이 대장암의 원인이라는 지적은 2012년 무렵부터 시작해 최근에는 인과관계(causality)로 지목되고 있는데, 구체적인 역할을 보면 다음과 같다.[5]

① 뉴클레아툼은 대장암이 있는 환자의 대장이나 대장암 조직에서 대폭 증가한다.
② 대장에서 염증반응을 키우고 결과적으로 대장암도 더 커지게 부추긴다.
③ 대장암의 진행도, 전이도 더 빠르게 한다.
④ 대장암의 항암요법도 방해한다.

⑤ 결과적으로 뉴클레아툼이 많은 대장암 환자의 경우 생존율이 떨어진다.

그럼 어떻게 뉴클레아툼이 일으키는 대장암의 위험을 낮출 수 있을까? 혹자는 대장암 예방을 위해 뉴클레아툼 백신을 맞자는 제안도 하고, 뉴클레아툼 역시 세균이니 항생제를 떠올릴 수 있지만, 이런 모든 제안은 실제 무의미하다. 아무리 그래도 끊임없이 변이하는 뉴클레아툼을 구강에서 없앨 수도 없고, 없애서도 안 되기 때문이다. 뉴클레아툼은 우리 몸의 많은 미생물들이 그렇듯 상주세균으로 있다가 특정 상황이 되면 안면을 바꿔 질병을 일으키는(commensal-turned pathogen), 이중 얼굴을 가진 세균의 전형으로 꼽힌다.[6]

해답은 역시 생활습관, 구강 장 미생물 관리에 있다. 건강한 식단, 식이섬유가 풍부한 자연 채식으로 대장에서 단쇄지방산을 잘 만들고 건강한 장내 유익군이 증식하도록 한다면, 뉴클레아툼은 자연스럽게 억제된다. 또 구강위생 관리를 통해 구강에서부터 뉴클레아툼을 줄인다면, 대장으로 가는 뉴클레아툼 역시 자연스럽게 줄어든다. 대장의 뉴클레아툼이 구강에서 간다는 것 역시 확실히 밝혀졌기 때문이다. 그래서 나의 경우, 건강검진 때 대장에서 용종이 발견되었다면 구강위생에 더욱 신경 쓸 것을 늘 권한다.

소화 흡수의 생명줄, 간건강과 미생물의 관계는 어떨까? 우리 몸의 화학공장이라는 간의 중요성은 굳이 말할 필요가 없을 것이다. 간은 영어로 Liver라고 하는데, 음미해 보면, 살아있는(live) 자(er), 혹은 살아있게 하는 도구(er) 정도일 것이다. 그만큼 간은 생명유지에 필수라는 것이다. 그런 간의 건강이 위협받고 있다. 갈수록 지방간, 그것도 술과는 상관없는 비알코올성 간질환이 늘고 있고, 간암 역시 증가 추세이다. 간암은 세 번째로 많이 발생하고 사망률이 높은 암이다

간질환 중에서도 비알코올성 지방간이 과거 알코올성 지방간을 제치고 급증하는 최근의 모습은 건강한 간을 지키기 위해서도 음식이나 미생물이 얼마나 중요한지를 상기시켜 주는 듯하다. 비일코올성 간질환이 급증하는 이유를 든다면, 너무 뻔한 다음 정도이지 않을까 싶다.

① 고지방, 고 탄수화물, 가공음식 (여분의 가공 탄수화물, 특히 달달한 과당은 지방으로 간에 저장됨)
② 식품첨가물 (이것도 화학물로 간에서 대사해야 함)
③ 약물 (이것도 화학물로 간에서 대사해야 함)
④ 운동 부족, 야식 등 생활습관

최근에는 간에도 상주세균이 산다는 주장이 강해지고 있다. 실제 한 연구진이 간암 수술을 하면서, 간암조직과 암조직 옆 정상조직을 떼어내어 그 속의 미생물을 분석했다. 이른바 간 내부 미생물(intrahepatic microbiome)을 검사한 것이다.[7] 비교하면 〈표 2〉와 같다.

과거에는 간이나 폐, 여성의 태반이나 유방, 남성의 전립선, 뇌 등등 소화관을 제외한 거의 모든 부분들은 무균의 공간이라 생각했다. 하지만 모두 상주미생물이 존재한다는 것이 밝혀지며 과거의 관성적 사고가

〈표 2〉 간암 조직 vs 인접 정상조직 간의 미생물 특성[7]

구분	간암조직	인접 정상조직	차이 및 의미
미생물 다양성	다양성 지수■ 낮음(↓)	다양성 지수 높음(↑)	미생물군 단순화
주요 미생물군	후벽균↑, 푸소박테리움↑, 프로테오박테리아↑	루미노코카세이아↑ (Ruminococcaceae)	염증성 세균 우세
대사기능 유전자	LPS 합성, TLR 신호↑	LPS 합성, TLR 신호↓	면역활성화 경로
군집 패턴	고유한 미생물 군집 형성	다른 간조직과 유사	종양 특이 생태계

■ Shannon index

무너지고 있다. 간 역시 그런 패러다임 전환의 충격 속에 있는 것이다.

간에 상주세균이 있다면, 그들은 장에서 이주해 갔다고 추론하는 것이 합당할 것이다. 장 주변의 수많은 혈관들이 우리 몸에 필요한 물질들을 쫘~악 빨아들여 간으로 향하는데, 구체적으로는 간문맥을 통해 간으로 간다. 간문맥(portal vein)은 영문을 보면 '대문정맥'이라 번역해야 의미가 더 잘 전달된다. 간과 장에 퍼져 있는 정맥으로 네이버나 구글처럼 모든 정보가 모이는 포털 정맥인 것이다. 그 와중에, 만약 장누수가 있다면 더욱 더 장의 미생물이 간으로 위치이동(translocation) 할 것이다.

한발 더 나아가 간경화 환자에게 구강미생물과 장내미생물을 비교한 연구도 있다.[8] 간경화 환자들에 처방되는 여러 약물들, 특히 위산억제제 PPI는 구강미생물이 없어진 위산의 방어벽을 뚫고 쉽게 장으로 이주하며(장의 구강화, Oralization) 간경화를 악화시킬 수 있다는 것이다. 이른바 '구강-장-간 축(Oral Gut Liver Axis)'이다.

췌장의 경우는 어떨까? 췌장은 하루 1리터가 넘는 소화효소를 만들어 소장으로 보내, 우리가 먹는 음식이 소화되게 하는 가장 강력한 효소 생산지이다. 잘 알려져 있다시피, 췌장암은 생존율이 매우 낮은 암이다. 5년 생존율이 10%가 채 되지 않는다. 조기 발견도 어렵고 치료 저항성이 높아 항암제의 약발이 잘 안 먹힌다. 췌장암의 원인은 유전자를 포함해 여럿이 거론되는데, 최근의 연구들는 미생물, 그것도 구강미생물이 중요한 역할을 하는 것을 밝혀가고 있다.[9]

한때 무균의 공간이라 여겨졌던 췌장 내부에서도 미생물이 발견된다. 그리고 그 출처는 구강과 장 유산균이고, 이들이 건너가 췌장암 발병에 핵심적인 역할을 한다. 이른바 구강-장-췌장 축(Oral Gut Pancreas Axis)이다. 보다 구체적으로 췌장암과 관련해 가장 많이 거론되는 구강미생물은 진지발리스와 푸소박테리움이다. 진지발리스는 종양세포의 세포자살을 억제하고, 세포주기를 조절하여 췌장암의 발생 및 진행을 촉진한다. 대장암의 원인균으로 지목되는 푸소박테리움 역시 췌장암 세포의 침윤과 전이를 촉진하고 면역을 억제하여 항암치료에 대한 저항성을 높인다.

푸소박테리움, 구강에 있는 대장암의 씨앗

4

폐렴과 입속 미생물

최근까지만 해도 건강한 사람의 폐에는 세균이 살지 않는다는 생각이 지배적이었다. 심지어 의학교과서에도 건강한 사람의 폐는 무균지대라고 적었다.[1] 하지만 이것은 사실이 아니다. 건강한 사람의 폐에도 나름 독특하고도 독자적인 미생물 생태계가 존재한다.

공기가 늘 드나드는 폐에 미생물이 상주하는 것은 당연하다. 중간에 위산이 버티고 있는 소장이나 대장보다 오히려 기도나 폐가 미생물이 도달하기 더 쉬운 공간이기도 하다. 구체적으로 보면, 정상적인 폐에는 후벽균과 의간균을 비롯한 다양한 세균들이 살고 있다. 우리 기관지와 폐는 이런 미생물의 유입과 제거, 또 미생물과 우리 몸의 견제와 균형이 다이나믹하게 교차하는 공간이다(그림 1).

이러한 사실은 곧바로 감기나 비염, 기관지염, 폐렴과 같이 우리가 가장 흔히 앓는 질병의 원인을 다시 돌아보게 한다. 이들은 모두 미생물이

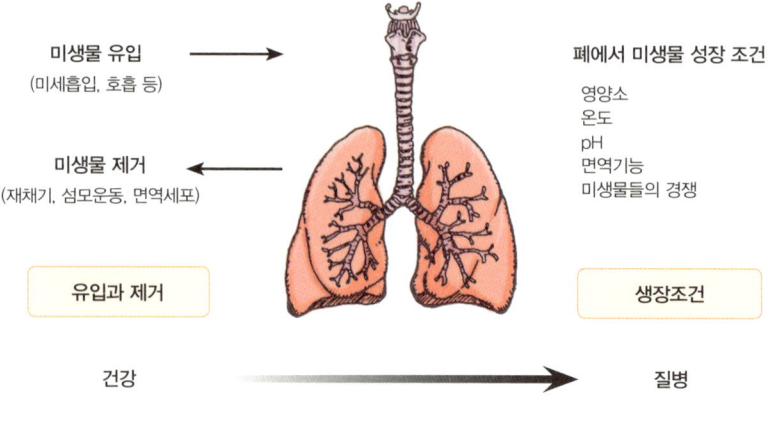

〈그림 1〉 폐 미생물과 질병[2]

쉽게 도달하는 호흡기의 점막에 염증이 생기는 것으로, 위치가 다를 뿐이다. 건강한 사람의 폐는 무균지대라고 생각했을 때는 호흡기에 일어나는 모든 염증이 외부 미생물의 침투에 의해서 일어난다고 생각했다. 하지만 정상적인 폐에도 미생물이 산다면, 이런 생각은 바뀌어야 하고 실제로 바뀌는 중이다. 물론 외부 미생물이 침투해 생기기도 하겠지만, 주요하게는 원래 살고 있던 미생물의 평형 상태가 깨져서 불균형 상태로 갈 때, 그리고 우리 몸 상태가 그런 불균형을 감당하기 어려울 때 발생한다. 외부 미생물보다 몸의 상태, 몸의 면역력이 더 근본적이라는 것이다.

그럼 기관지와 폐에 상주하는 세균들은 어디에서 왔을까? 코가 먼저 떠오르겠지만, 아니다. 코 미생물 군집의 구성은 피부의 군집과 닮았다. 폐에 상주하는 미생물 군집은 코가 아니라 구강 미생물 군집을 많이 닮았다.³ 우리는 코뿐만 아니라 입으로도 숨을 쉰다. 입으로 숨쉴 때 침의 미세한 입자가 공기에 섞여 폐로 들어가는데, 이때 미생물도 딸려간다. 이것을 미세흡입이라고 하는데, 이렇게 폐로 들어간 구강 미생물이 폐에 정착하는 것이다.

호흡기의 미생물이 구강에서 옮겨간다는 사실은, 하루 3번 하는 잇솔 질▪을 포함한 구강위생의 중요성을 다시 한 번 환기하게 한다. 감기에 걸리면 무엇보다 푹 쉬어야 하고, 잇솔질을 잘해야 한다. 몸의 상태를 편안하게 해서 생명 에너지가 평형을 되찾게 해야 하고, 또 구강 미생물

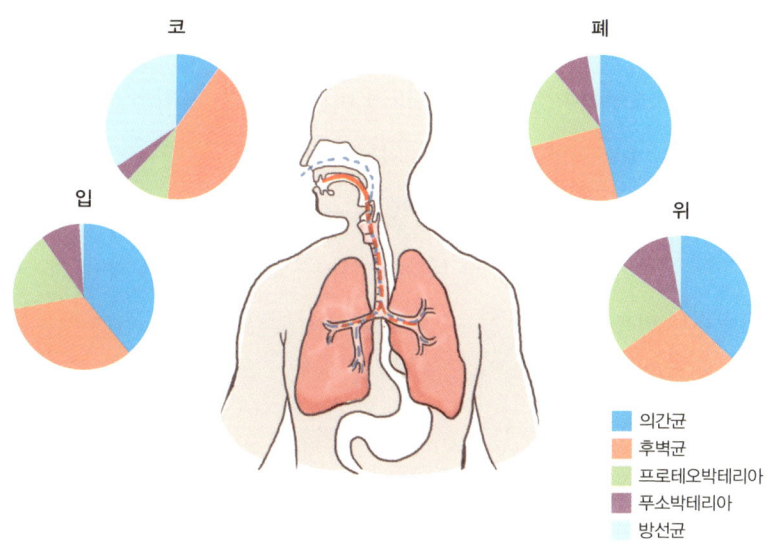

〈그림 2〉 폐와 미생물 군집 구성이 가장 비슷한 곳은 입

구강 미생물은 입으로 숨쉴 때 침의 미세한 입자가 공기에 섞여 폐로 들어가는 미세흡입에 의해 끊임없이 폐로 유입된다. 폐 미생물의 종류도 구강 미생물과 비슷하다.²

을 줄여 안정된 평형에 도달하기 쉽게 도와야 한다. 우리 선조들이 감기에 걸리면 소금으로 이를 닦은 것은 구강 미생물을 줄이는 데 도움이 되었을 것이다. 요즘도 내과나 소아과에서 감기 환자들에게 잇솔질을 잘 하라고 권한다.

폐렴과 같이 보다 진전된 호흡기 질환에서는 구강 위생의 중요성이 더 커진다. 일본에서 요양병원 환자들을 대상으로 진행한 연구는 아주 인상적인 결과를 보여준다. 요양병원에 입원해 있는 환자 400명을 두 그룹으로 나누어 2년을 관찰했는데,[4] 한 그룹은 평소 하는 대로 요양 서비스를 제공했고, 다른 그룹은 잇솔질도 해주고 구강세정액으로 양치도 해주면서 입속을 가능한 청결히 유지하도록 했다. 2년 후 결과는 놀라웠다. 구강 위생관리를 한 그룹의 사망률이 하지 않은 그룹에 비해 1/3로 떨어졌다. 요양병원 환자들이 사망에 이르는 가장 큰 이유는 폐렴이었는데, 이것 역시 발병률이 절반 이하로 감소했다. 요양병원에 입원해 있는 환자들의 구강 상태를 생각하면 지극히 상식적인 결과이다. 노인들은 젊은이들에 비해 침도 덜 나오는데다 위생관리가 되지 않아 지독한 입냄새를 만들어내는 구강세균들이 폐렴을 일으키지 않는다는 것이 오히려 이상할 정도다.

인공호흡기를 달고 있는 중환자실 입원환자들도 같은 상황이다.[5] 폐로 연결된 인공호흡기 관은 구강을 지나지 않을 수 없고, 구강 미생물은

■ 잇솔질
정부에서는 구강보건법 용어를 정리하며 '잇솔질'을 '칫솔질'과 동일화하는 작업을 하고 있다.

인공호흡기 표면에 바이오필름을 형성하고 폐로 침투하여 폐렴을 일으킨다. 인공호흡기 유발 폐렴(VAP, Ventilator associated Peumonia)이라는 말이 있을 정도이다. 그래서 중환자실 환자들은 항생제를 수액을 통해 늘 투여받는다. 물론 중환자실 환자의 경우도 구강관리만 잘 해줘도 '인공호흡기 유발 폐렴'의 발병률은 대폭 감소한다.

폐 미생물에 대한 연구와 폐렴과 구강위생에 대한 임상결과들은 구강이 우리 몸 미생물의 입구임을 보여주는 전형적인 예다.

5

임신과 입속 미생물

얼마 전 한 임신부가 사랑니 부위가 아파서 치과에 왔다. 이럴 때 참 난감하다. 20세기 내가 학교에 다닐 때만 해도 아목시실린과 같은 항생제는 임신부에 안전하다고 배웠다. 실제로 아직도 서구사회에서는 임신부에게 항생제가 처방되는 실정이다. 예를 들어, 미국의 경우 아목시실린 같은 항생제나 항우울증약을 포함해 5개 이상 약을 한꺼번에 먹는 다제약물복용(polypharmacy)에 노출된 임산부의 비율이 10%를 넘어가고 있다.[1] 이것은 매우 위험한 상황이다. 각각의 약들을 복용하는 이유가 있겠지만 모든 약들은 부작용이 있을 수밖에 없다. 그리고 그 약들의 부작용은 이제 막 생명활동을 시작한 태아들에게까지 영향을 줄 수밖에 없다. 더 나아가, 항생제의 경우 태아들의 몸 속에서 막 움트기 시작하는 상주세균(microbiome)들에게도 타격을 가하지 않을 수 없다. 우리 몸의 건강한 상주 미생물은 태아와 영아 때부터 면역과 인지기능에 많은 영향을 미치는데, 이것이 항생제로 파괴된다면 결과적으로 아이들에게서 아토피나 천식, 주의력결핍(ADHD), 자폐증후군이 증가힐 수밖에 없다.[2]

  태아와 태반에 미생물이 존재한다는 사실이 밝혀진 것은 비교적 최근 일이다. 2014년 일군의 산부인과 의사들이 정상적인 태반에도 미생물이 존재한다고 처음으로 발표했다.[3] 320명의 임신부들을 모집해서 태반 조직을 채취해 미생물 검사를 한 결과, 여러 미생물들이 발견된 것이다. 구강이나 장뿐만 아니라 우리 몸 전체에서 많이 살고 있는 후벽균이나 의간균, 푸소박테리아 등이 건강한 산모의 태반에 살고 있었다.

  이런 결과는 그 자체가 충격이었다. 태반이란 산모와 태아를 연결하는 기관으로, 오랫동안 신성한 무균의 지대로 여겨왔기 때문이다.[4] 태반에 미생물이 존재한다는 것은 산모의 자궁에 있는 태아에도 미생물이 존재한다는 의미이다. 최근까지도 인간은 무균의 자궁에서 이 세계로 나오는 순간 어머니의 산도인 질이나 피부에서 처음으로 미생물을 접한다고 생각해왔는데, 이런 생각 역시 해체되는 순간이었다. 또 이것은 21세기 들어 새로운 미생물학이 밝히고 있는 '인간의 몸 어디도 미생물로부터 자유로울 수 없다'는 사실을 확인시켜주는 또 하나의 예였다.

  그렇다면 이런 의문이 자연스럽게 생긴다. 태반과 태아 미생물은 대체 어디서 왔을까? 대개의 연구자들은 세 곳을 후보지로 의심하기 시작했다. 장과 구강, 그리고 여성의 질이다. 장과 구강은 원래 미생물이 많이 사는 곳이고, 질은 태반과 가깝고 연결된 기관이기 때문에 후보가 되었다. 그리고 현재까지는 태반 미생물이 구강에서 온 것으로 의견이 모

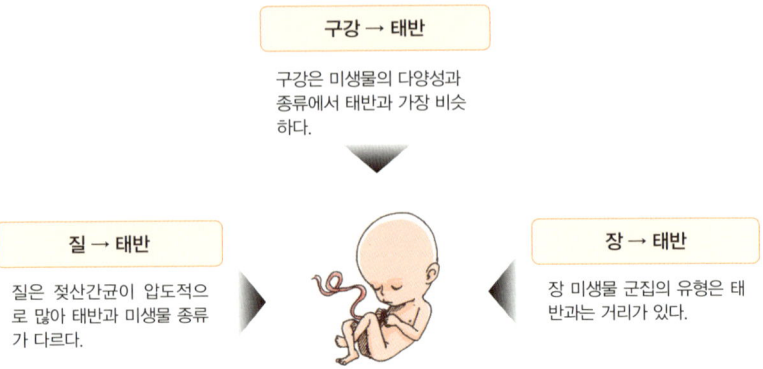

〈그림 1〉 태반 미생물의 출처

태반 미생물의 출처로 의심되는 곳은 산모의 질, 장, 구강이다. 이 중에 구강이 가장 유력하다.[5]

아지고 있다. 젖산간균이 압도적으로 많은 건강한 여성의 질 미생물은 태반 미생물과 종류가 완전히 달랐다. 우리 몸에서 미생물이 가장 많이 사는 장에서는 점막 세포의 방어기능이 약해지는 장누수증후군이 생기면 장 미생물이 다른 곳으로 옮겨갈 가능성이 열려 있지만, 장 미생물의 종류 역시 태반 미생물과 차이가 많았다. 이와 달리 구강 미생물의 종류는 태반 미생물과 가장 많이 겹치고 닮아 있었다(그림 1).[5]

게다가 구강 미생물이 태반까지 옮겨갈 수 있다는 것이 꽤 오래전부터 여러 실험연구에서 일관되게 보고된 바 있다. 대표적인 동물실험은 유전자에 표식을 한 세균을 임신한 쥐의 구강에 넣은 후 태어나는 새끼의 태반을 조사한 것이다. 그랬더니 태반에서 표식을 한 세균이 검출되었다. 이때 사용된 세균은 패칼리스(*E. faecalis*)였다.[6] 또 타액과 잇몸 주

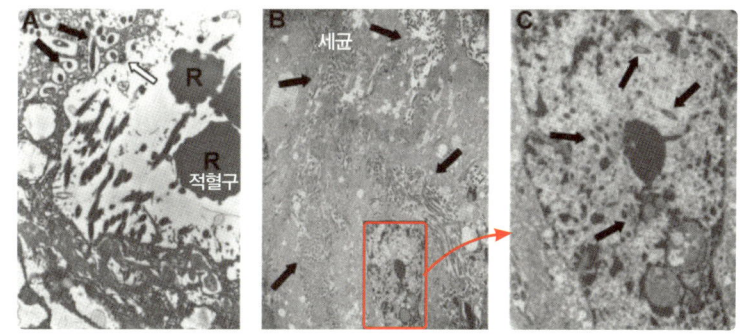

〈그림 2〉 푸소박테리움에 감염된 쥐 태반의 전자현미경 사진

쥐의 자궁을 감염시킨 푸소박테리움을 찍은 사진이다. 화살표가 가리키는 것은 푸소박테리움 속에 속하는 누클레아툼 세균이고, R로 표시된 것은 적혈구이다. 가운데 사진은 감염 후 72시간이 지난 후에 찍은 것이고, 오른쪽은 가운데 사진을 확대한 모습이다.

변 플라크 속의 여러 세균들을 쥐의 정맥에 주사했더니 쥐의 태반에서 그 세균이 발견되기도 했다.[7] 이것만이 아니다. 쥐를 대상으로 한 실험에서 대표적인 구강 세균인 푸소박테리움(Fusobacterium)이 몸 조직을 뚫고 들어가 혈관을 따라 돌다가 혈관 내피조직을 뚫고 태반에 이르고, 나아가 조산과 사산을 야기했다는 연구결과도 보고된 바 있다(그림 2).[8]

인체에서 구강 미생물이 태반으로 이주하는 정황도 포착되었다. 조산한 여성들의 양수에서 베르게옐라(Bergeyella)라는 미생물이 검출되었는데, 이것이 구강에서도 검출된 것이다.[8] 또 임신부와 사산된 아이에게서 대표적인 잇몸질환 세균인 푸소박테리움이 검출되었는데, 같은 종류의 세균이 임신부의 잇몸 속에서도 검출되었으나 여성의 질이나 직장에서는 검출되지 않았다.[9] 이는 태반의 미생물이 구강에서 유래되었을 가능성이 높다는 것을 뒷받침하고 있다.

또한 이러한 연구결과들은 산모의 잇몸 상태가 좋지 않으면 조산이나 사산의 가능성이 높아진다는 임상연구를 되짚어보게 만든다. 사산한 경우를 연구한 임상연구는 잇몸 세균인 푸소박테리움이 산모의 구강과 태반 그리고 태아에서 동시에 발견된다는 점을 밝힌다. 연구자는 사산의 이유가 잇몸병, 잇몸병을 가져온 구강유해균이라고 결론 내고 있다.[9] 이런 임상연구들을 모두 모은 메타분석에서도 임산부가 치주질환이 있다면, 저체중아 출산 위험이 3.94배 높아지고, 조산의 위험이 2배 가까이 높아진다고 한다.[10]

우리 옛말에 "애 하나에 이 하나"라는 말이 있다. 임신부의 구강위생 관리에 대한 개념이 없던 시절의 슬픈 얘기다. 최근의 연구결과들은 임신부의 구강미생물 변화는 치아 문제에 국한되지 않고 출산과 관련된 여러 문제를 일으킬 수 있다는 것을 보여준다. 그래서 나는 치과를 찾는 여성들에게 임신하기 전에 구강검진을 받으시라 권한다. 임신부는 정기적인 스케일링과 함께 체계적인 구강관리에 신경 써야 한다. 임신부의 구강 상태는 본인은 물론 태아에게까지 영향을 미치기 때문이다.

임신 관련 합병증 예방을 위한 질, 구강, 장내 미생물 관리

6

입속 미생물과 인지기능

    2025년 한 방송사에서 '초고령화사회 특집 3부작'으로 역노화(anti aging)를 위한 3가지 힘, '고독력·근력·저작력'을 각각 소개하는 프로그램을 방송한 바 있다. 세 편 모두 재미있었는데, 나의 관심사와 관련해 특히 저작력 부분이 인상적이었다. 씹는 힘을 유지하고 구강유해균 관리를 잘 하는 것이 인지기능을 유지하여 치매를 예방할 수 있다는 것이다. 앞에서 밝힌 것처럼 이미 임플란트를 8개나 할 만큼 치아가 좋지 않은 나의 개인적 경험이 더 공감하게 했을 것이다.

    나는 이른바 치매유전자도 가지고 있다. APOE 유전자라는 것이다. 모든 사람들은 양쪽 부모에게서 2개의 APOE 유전자를 물려받고, 두 유전자는 각각 3개(E2, E3, E4)의 유형이 있다. 이 중에 나는 치매의 위험성이 대폭 높아지는 두 유전자의 조합, E3+E4 유전자를 가지고 있다. 연구에 의하면, 나의 유전자 타입은 다른 유전자 조합에 비해 치매 위험성이 3~4배 정도 높아지고, APOE 유전자 타입이 E4+E4 조합은 무려 10배 이상 높아진다.[1] 이미 인지기능을 많이 상실했고 치매 검사를 하면 중증 치매 상태인 나의 어머니 역시 같은 유전자 조합이다. 통계적으로 보면, 나는 80대 이후 치매에 걸릴 가능성이 다른 사람들에 비해 높다.

그렇다고 나는 걱정하지 않는다. 유전자는 숙명이 아니고 하나의 조건일 뿐이다. 치매의 위험요인으로 APOE 유전자부터 시작해 교육연한, 운동습관, 식이습관, 당뇨 등등 여럿이 지적되어왔다. 여기에 장내 미생물, 구강미생물 역시 중요한 한몫을 한다. 특히 구강유해균이 치매 증상을 일으키는 알츠하이머병을 더 가져올 수 있다는 지적은 오래 전부터 있어왔다. 대표적 구강유해균 트레포네마(*Treponema*)는 시신의 뇌에서 검출되었다. 이들이 뇌혈관을 감싸서 철벽방어를 한다는 혈액뇌장벽도 뚫은 것이다. 구강유해균 진지발리스나 그것이 만드는 단백질 분해효소(진지페인)가 알츠하이머의 표지자인 베타아밀로이드나 타우 단백질의 엉킴을 더 만들기도 한다. 특히 진지발리스는 나 같은 APOE 형을 가지고 있는 사람들에게 영향력이 더 크다.[2]

2019년 미국 나스닥에 상장되어 있는 한 회사의 연구진들이 인상적인 연구를 발표했다.[3] 이들은 구강세균과 인지기능이 서로 연관되어 있고, 심지어 (구강세균) 진지발리스가 인지기능 저하의 원인을 제공한다는 것을 종합해서 보여준다. 동시에 그들은 진지발리스를 타게팅한 물질로 치매를 고칠 수 있는 가능성까지 보여주었다.

실제 이 회사는 2022년 자신들이 만든 물질로 대규모로 실시한 임상연구 결과를 발표했다.[4] 연구대상자들 중 타액에서 진지발리스가 검출된 환자들 242명을 48개월 동안 지켜본 결과 위약에 비해 인지기능 감퇴가 50% 가까이 지연되었다는 결과다. 또 타액에서 진지발리스를 감소시켰더니 인지기능 감퇴가 개선되었다.[5]

구강에서 진지발리스가 검출되지 않은 나머지 연구대상자들에 대해서는 의미있는 결과를 가져오지 못했기 때문에, 국내 한 전문지의 평가는 절반의 성공이라 했다.[6] 하지만 내가 보기에 이것은 다음 측면에서 성공에 가깝다.

먼저, 알츠아이머가 감염성 질환이라는 것을 임상적으로 입증했다. 늘 베타아밀로이드에만 초점을 맞춰 치매약을 개발하려 했으나, 현재까지 100% 실패해 오면서, 새로운 가설로 등장한 염증가설(inflammation hypothesis of Alzheimer)이 임상적으로 사실임을 입증한 것이다.

둘째, 그 감염성 질환의 주요원인이 진지발리스임을 임상적으로 입증했다. 인구통계학적, 세포실험, 동물실험에서 누누이 지목되어 왔던, 퇴행성뇌질환(degenerative brain disease; 치매, 파킨슨 등)에 대한 진지발리스(를 포함한 구강세균)의 영향이 임상적으로 입증되었다.

셋째, 치매환자에서 구강관리가 얼마나 중요한지를 임상적으로 입증했다. 진지발리스를 감소시키는 것은 비단 이 회사의 COR388이나 항생제에 국한되지 않는다. 매일 하는 잇솔질, 가글, 구강세정기, 농축가글, 구강유산균 등을 통한 자기관리뿐만 아니라, 치과에서 행해지는 스케일링을 포함한 치주처치 등 모든 것이 궁극적으로 진지발리스를 포함하는 치태(플라크, 바이오필름)를 제거하는 행위이다.

2025년 하반기 현재 우리 병원과 ㈜닥스메디 연구진은 이 유의미성을 높이기 위해 다음처럼, 환자들의 범위를 좁혀서 무작위 임상연구를 준비중이다. 구강위생 관리와 진지발리스 감소를 통한 인지기능 방어효과를 기대한다.

① APOE 유전자에서 치매 위험군
② 구강유해균 검사에서 진지발리스를 포함한 유해균들의 양이 많은 사람들
③ 치주질환이 있고 저작기능에도 문제가 있는 사람들
④ 여성 – 여성이 남성에 비해 APOE 유전자의 영향이 크기 때문이다.

[생로병사의 비밀 종합예고]
초고령화사회 특집 3부작 – 역노화 생존공식 [KBS_방송]

# 7

입속 세균과 대사증후군

    고혈압·당뇨·고지혈증·비만, 비알코올성 간질환 등등의 생활습관으로 생기는 문제들이 만연하고 있다. 이들을 만성질환, 비전염성 질환, 생활습관병 등등 여러 이름으로 통칭하는데, 나는 가장 적당한 이름은 대사증후군이라 생각한다. 저런 모든 문제들의 근원에는 우리 몸의 대사과정의 문제가 자리하기 때문이다. (혹자는 이를 보다 구체적으로 인슐린 저항성■이라 하기도 한다.)

    문제는 이런 대사증후군에 갈수록 많은 약물이 사용되고 있다는 것이다. 건강검진에서 혈중지방, 혈당, 혈압이 기준치에서 벗어났다 치면, 바로 약복용이 권유된다. 그러다가 약이 약을 부른다. 예를 들어 항고지

■ **인슐린 저항성**
정상적인 인슐린 작용에 세포가 반응하지 않는 상태. 췌장에서 분비된 인슐린에 저항성을 띠면 우리 몸에서 인슐린을 효율적으로 사용하지 못해 고혈당증이 발생하게 된다.

혈증약 스타틴은 당뇨의 위험을 높이는데, 그래서 항고지혈증약을 먹다가 당뇨약을 먹게 된다. 그렇게 쌓인 약들은 65세 이상 고령자 중 절반 가까이가 한꺼번에 5개 이상 약을 먹는 다제약물복용에 노출되게 한다. 그렇게 우리 시대는 '약 권하는 시대'가 되었다.

대사증후군은 당연히 운동, 식이습관 등 생활습관으로 관리되어야 한다. 구강위생 관리 역시 중요하게 한몫을 한다. 구강의 유해균이나 치주질환이, 혈압·당뇨·고지혈증을 더 가져오고 더 악화시킬 수 있기 때문이다.

당뇨와 치주질환의 쌍방향 소통은 오래된 담론이다. 당뇨가 있으면 잇몸이 안 좋아지고, 잇몸병이 심하면 당뇨가 더 악화된다. 임상연구를 모은 체계적 문헌고찰에 의하면, 잇몸병이 있으면 당화혈색소■ 기준 0.3% 정도가 악화된다. 잇몸병의 주범 진지발리스 같은 구강유해균들이 만드는 여러 독소(LPS)와 염증물질이 전신으로 퍼지며 인슐린저항성을 더 일으켜 당뇨를 악화시킨다는 것이다.

당뇨와 입속 세균이 오랜 관계라면, 고혈압과 입속 세균의 관계는 비교적 최근에 급속히 주목받는 관계이다. 혈압조절의 핵심물질 산화질

■ 당화혈색소(HbA1c, Glycated Hemoglobin)

혈액 속 포도당이 적혈구의 헤모글로빈에 결합한 비율을 나타내는 지표이다. 쉽게 말해, "최근 몇 달간 평균 혈당이 얼마나 높았는가"를 보여주는 혈당의 장기 리포트 카드 같은 지표이다. 혈액 속의 적혈구는 약 120일(4개월) 정도 살면서 산소를 운반한다. 이때 혈액 속의 포도당이 많으면 일부가 헤모글로빈(Hb)에 달라붙게 되는데, 이 결합된 형태를 당화혈색소(HbA1c)라고 부른다. 즉, HbA1c 수치는 지난 2~3개월간의 평균 혈당 상태를 반영하는 것으로, 식사나 스트레스에 의한 단기적 혈당 변화보다는 장기적인 혈당 관리 상태를 알려준다. 정상은 4.0 - 5.6%, 당뇨 전단계는 5.7 - 6.4%이고, 6.5% 이상이 두 번 이상 측정될 경우 당뇨병으로 진단할 수 있다.

소가 구강의 정상 상주세균에 의해서 재활용된다는 사실 때문이다. 시금치 같은 음식물 속의 재료를 바탕으로 만들어진 산화질소는 혈관에서 혈관팽창 기능을 한 후, 그 일부(약 25%)가 타액으로 나와 구강의 상주균에 의해 화학적으로 한번 변형(환원, reduction)된 후 다시 장으로 향해 재활용된다. 이를 '산화질소의 장타액순환'이라 한다(4장, 01.'입 몸으로 들어가는 입구' 참조). 그런데 만약 구강의 유해균들이 과증식해서 상주세균 군집이 망가지고 치주염이 발생하면, 결과적으로 장타액순환이 망가지게 된다. 산화질소의 재순환이 안 되니 혈압이 올라간다. 미국심장협회의 기관지는 치주질환이 있으면 혈압이 수축기 혈압을 기준으로 3.39 정도 올라가게 된다. 역으로 잇몸치료를 하면, 혈압이 내려간다.

이런 수치는 적은 듯 보이지만, 적지 않다. 대부분의 사람들이 전당뇨나 고혈압 전단계라고 불리는 애매한 경계치에서 약을 먹기 시작하기 때문이다. 약을 먹지 않고 구강위생관리만으로도 당화혈색소를 0.3 낮추고 혈압을 3.30 낮추고, 여기에 식이습관과 운동까지 신경 쓴다면, 우리는 대사증후군에서 약을 덜어내거나 안 먹을 수 있는 충분한 대안이 확보되는 셈이다.

고지혈증 역시 마찬가지다. 40명의 치주질환 환자들을 두 그룹으로 나누어, 한쪽에만 스케일링과 독시사이클린 투여를 한 전향적 무작위 임상연구(Prospective random clinical trial)에서 의미있는 결과가 나왔다.[1]

① 잇몸피, 잇몸내려앉음, 치주포켓 깊이 등에서 스케일링+독시사이클린 그룹에 뚜렷한 개선효과가 나타났고, 치료를 받지 않은 그룹

은 소폭 악화되었다.

② 혈중 지방 농도에서도, 스케힐링+독시사이클린 그룹에서 중성지방이 감소, 총 콜레스테롤, LDL 감소 등이 관찰되었다.

이 같은 임상연구를 모은 최근의 체계적 문헌고찰에서도, 치주질환과 이상지질혈증(dyslipidemia)은 상호 악화시키는 관계이고, 스케힐링 같은 비수술적 포괄적 치주치료가 혈중지방의 이상을 개선할 수 있음이 확인되었다.[2]

갈수록 흔해지고 있는 비알코올성 간질환도 마찬가지다. 과거에는 술(알코올)에 의한 간질환이 많았다면, 최근으로 올수록 많아지는 간질환의 원인이 달달한 과당 같은 음식에 있음은 분명하다. 동시에 구강유해균도 한몫을 한다. 예를 들어 진지발리스 같은 세균들이다. 이에 대해

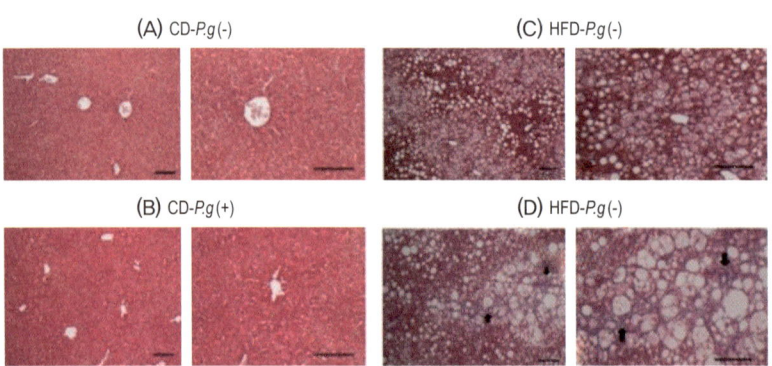

〈그림 1〉 진지발리스와 지방간의 관계
쥐에게 고지방식만 주었을 때보다(C) 고지방식+진지발리스를 함께 주면 지방간이 더욱 악화된다(D)는 것을 보여주는 실험의 결과이다.

서는 많은 연구자들이 실험을 통해 밝혔다.

먼저, 지방간이 있는 환자들의 혈액에 진지발리스 항체가 더 높다. 말하자면, 잇몸누수를 통해 잇몸주머니 속 진지발리스가 혈액을 침범하는 균혈증이 더 많이 생겼다는 것이고, 간에 도착해서 문제를 일으켰을 가능성이 높다는 것이다.[3] 또 쥐에게 지방간을 가져올 수 있는 고지방식을 준 후, 진지발리스를 투여하면 지방간이 더욱 악화됨을 보여주는 연구도 있다(그림 1). 또 다른 무작위 임상실험에서는 스케일링과 루트 플래닝(Root Planning)■을 한 사람들이 칫솔질만 한 사람들에 비해 구강유해균인 진지발리스의 혈중 항체가 더 많이 줄어듦을 보여준다.[4]

나는 우리 병원의 연구진들과 대사증후군을 약물이 아닌 적절한 잇몸치료와 구강 프로바이오틱스 유산균을 통해 관리하자는 임상연구를 직접 진행한 바도 있다.

■ 루트 플래닝

치주질환 치료 중 하나로, 플라크나 치석이 붙어 거칠어진 치아 뿌리의 표면을 매끄럽게 다듬는 시술이다. 치아 뿌리 깊숙한 곳까지 기구로 긁어내어 플라크나 치석을 제거하여 세균이 다시 침착하는 것을 막고 잇몸 건강을 회복하는 데 도움을 준다.

5장

입속 미생물 관리

충치나 잇몸병 같은 대부분의 치과질환은 미생물 때문에 생긴다. 때문에 대부분의 치과 치료 역시 구강에서 미생물을 줄이고 미생물로 인해 파괴된 구강의 상태를 재건하기 위해 이루어진다. 이 장에서는 미생물학적 관점에서 치과 치료의 의미를 음미해보고, 구강 미생물 관리를 위한 조언들을 꼭 실천해 보기를 권한다.

1
충치와 잇몸병의 원인

 이제 구강 미생물이 충치와 잇몸병의 원인이라는 것은 널리 알려진 상식이라고 할 수 있다. 그런데 미생물이 어떻게 충치와 잇몸병을 일으키는 걸까? 그 구체적인 과정을 살펴보자.

 먼저, 충치는 무탄스(S. mutans)라는 세균들이 만드는 산이 '주' 원인이다. 이들은 입속의 탄수화물을 분해해서 유산이나 아세트산, 프로피오닉산 등을 만든다. 이 세균들은 장에서도 비슷한 산물을 만드는데, 장에서는 이들이 만든 산이 장세포의 면역을 증진하는 유익한 용도로 쓰인다. 하지만 치아에서는 충치를 만들어 우리를 괴롭힌다. 같은 세균이 우리 몸 어디에 위치 하느냐에 따라 상반된 역할을 하는 것이다. 잇몸병의 경우, 진지발리스를 포함한 레드콤플렉스 세균*들이 '주' 원인균으로 알려져 있다. 진지발리스 역시 여러 영양소를 대사해서 산물을 내놓는데, 이것이 우리 몸의 방어 세포들을 불러모아 염증반응을 일으키고, 그 결과로 우리 잇몸뼈가 녹아내린다.

무탄스나 진지발리스를 충치와 잇몸병을 일으키는 '주' 세균이라고 했으나, 실은 문제는 좀더 복잡하다. 폐렴은 폐렴구균($S.\ pneumonia$)이 만든다는 것처럼, 20세기 말까지 오랫동안 '무탄스는 충치 세균, 진지발리스는 잇몸병 세균'이라는 단순한 논리가 회자되었다. 이런 단선적인 인과관계는 과학자나 의사들에게는 아주 매력적이다. 문제해결을 간단하게 만들기 때문이다. 세균이 문제라면 항생제를 먹거나 항균 구강세정액으로 열심히 씻어내면 된다. 하지만 문제는 단순하지 않았다. 충치는 무탄스가 독자적으로 만드는 것이 아니라는 게 점차 분명해졌다. 충치가 있는 곳에 무탄스가 없는 경우도 있고, 충치가 없는 곳에서 이들이 발견되기도 했다. 잇몸병 역시 마찬가지다. 잇몸병이 심한 환자에게 진지발리스가 없는 경우도 있고, 건강한 잇몸에 있는 경우도 많았다. 직접적인 인과관계가 성립되지 않는 경우가 많은 것이다.

최근의 미생물 연구는 충치나 잇몸병이 입속에서 '전체적인 미생물 균형'이 깨지면서 생긴다는 것을 보여준다. 무탄스나 진지발리스가 그런 균형을 깨는 주요한 요인이기는 하다. 이들이 단독으로, 혹은 다른 세균들과의 협업으로 전체적인 균형을 깰 때 질병이 생긴다. 혹은 이들이 없어도 어떤 이유로든 균형이 깨질 때 질병이 생긴다. 충치는 무탄스 외에

■ 레드콤플렉스(red complex) 세균
잇몸병을 일으키는 대표적인 세균들을 하나로 묶은 것으로, 유명한 구강미생물학자 소크란스키(Sigmund Socransky)에 의해 명명되었다. 여기에는 3종의 세균이 포함되는데, 진지발리스($P.\ gingivalis$), 포시시아($T.\ forsythia$), 덴티콜라($T.\ denticola$) 등이다.

도 다른 세균들, 방선균속(*Actinomyces*)이나 젖산간균(*Lactobacillus*) 등 여러 세균이 모여 있는 바이오필름에서 전체적인 균형이 깨지면서 산을 발생시키는 세균들의 수가 대폭 늘고, 그에 따라 산의 양이 대폭 증가할 때 시작된다. 잇몸병 역시 마찬가지다. 잇몸 안에 있던 여러 세균의 균형이 깨지면서 염증이 시작되고 확대된다. 전체적인 균형의 훼손이 문제라는 것이다.

이런 관점에서 미생물과 관련된 우리 몸의 건강과 질병을 바라보는 것은 생태학적 병인론(ecological etiology)이라고 한다. 자연계에서 생태적 조화가 중요한 것처럼, 우리 몸속 미생물의 세계에서도 마찬가지라는 것이다. 생태학적 병인론은 원래 세균들이 많이 사는 구강이나 장에서 질병이 진행될 때, 밖에서 들어온 미생물이 아닌 원래 살던 상주 미생물들이 참여하는 경우가 많다는 점을 포착한다. 그래서 특정 미생물 탓으로 돌려 그것을 없애는 데 주력하기보다 전체적인 균형을 유지하고 복원시키는 방법을 찾는다. 이는 생명체이면서 생태계이기도 한 우리 몸과 그 속에서 함께 살아가는 미생물들을 바라보는 관점으로 적합해 보인다.

충치와 잇몸병을 만드는 데 구강에 원래 상주하는 다양한 세균들이 관여한다면, 치과에서 한 차례 시술을 받거나 항생제와 항균 구강세척액 같은 약제만으로는 대응하기 어렵다. 치과에서 드릴이나 초음파 기구로 세균을 없앤다 해도 다시 생길 수밖에 없고, 항생제나 항균 구강세척액은 원래 살고 있던 세균들마저 죽여 전체적인 미생물의 균형을 깰 가능성이 크다. 물론 염증이 심해 급한 경우에는 그런 치료법을 써야 한다.

하지만 보통의 경우, 전체적인 위생 관리가 무엇보다 중요하다. 매일 잇솔질을 하고 치과에서 정기적으로 스케일링과 잇몸관리를 받아, 전체적인 세균의 양을 줄이는 것이다.

이렇게 양을 줄이는 것이 19세기 파스퇴르와 코흐부터 시작해 21세기 지금까지 오는 미생물 관리의 핵심, 즉 위생이다. 위생은 지금도 중요하다. 동시에 21세기에 생태적 병인론에서는 위생의 질적 관리 개념이 덧붙여야 한다. 전체적인 세균의 양도 중요하지만, 균형을 맞추어 가자는 것이다. 일방적인 항생제나 항균가글을 통해 세균을 박멸하기보다는, 전체적인 생활습관, 위생관리습관, 프로바이오틱스(probiotics), 구강유산균 등으로 구강미생물 생태계 전체의 균형을 도모해 가자는 것이다(표 1), (좀 더 자세한 내용은 5장. '3. 입속 미생물 관리 를 위한 6가지 조언' 참조).

근본적 질문을 던져보자. 병은 왜 생길까? 동서고금을 막론하고 모든 사람들의 관심사다. 고대 그리스나 로마 사람들은 자연과 사람은 물,

〈표 1〉 구강 미생물 관리의 목표와 방법

	양적 관리	질적 관리
목표	• 미생물을 낮춘다	• 전체 미생물의 균형 • 건강한 유익균
방법	• 물리적 – 배변, 잇솔질, 샤워 • 화학적 – 항생제, 항균 가글	• 생물학적 – 프로바이오틱스 • 구강유산균 • 항생제 등 약물 사용 자제
시기	19세기~	21세기

불, 공기, 흙으로 만들어진다고 생각했고, 그 균형이 깨질 때 질병이 생긴다고 여겼다. 서양 의학에 오랫동안 영향을 미쳐온 히포크라테스(BC 460? ~ BC 377?)나 갈레노스(Claudios Galenos, 138~201)는 사람 몸속의 4종류 액체(피, 점액, 황담즙, 흑담즙)가 조화되지 못하면 질병이 생긴다고 생각했다. 현미경이 없던 시대, 마이크로의 세계를 상상도 할 수 없었던 시대에 경험적 근거로 추론해서 얻은 결론이었을 것이다. 종교의 시대였던 유럽의 중세에는 질병이 하느님의 저주였다. 그래서 병든 사람들을 저주받은 사람이라 질시했고, 전염병이 돌면 마녀사냥으로 병든 사람들을 제물로 불태우며 신을 달래려 했다.

질병에 대한 과학적 접근은 1880년대 파스퇴르와 코흐가 질병의 원인을 미생물이라고 밝히면서 세균감염설(germ theory)이 제기되는 것으로 시작되었다. 파스퇴르와 코흐는 질병이 저주나 나쁜 기운이 아닌 세균 때문임을 실험을 통해 증명하였고, 실제로 결핵균, 탄저균, 콜레라균 등을 배양해서 세균감염설을 뒷받침했다.

세균감염설은 20세기 의학과 과학이 크게 발달하는 데 기여했다. 세균감염설에 매료된 연구자들은 특정 질병을 일으키는 특정 세균들을 찾아나섰고, 20세기 초에는 많은 질병에 관여하는 세균들이 밝혀졌다. 또 그에 대응하는 백신들이 개발되었다. 더욱이 1928년 플레밍에 의해 처음 발견되고 1940년대 대량생산을 시작한 항생제는 감염질환을 낮추는 데 획기적으로 기여했다. '특정세균 → 특정감염 → 백신 혹은 항생제'로 이어지는 도식이 확고해진 것이다. 이런 논리와 약제의 개발로 인해 감염질환이 감소하는 뚜렷한 성과는 인류를 새로운 희망에 들뜨게 했다. 우리나라에서도 마이신(항생제)이 만병통치약처럼 쓰이던 1970년대에 많은 학자들이 21세기에 모든 인류는 감염질환으로부터 해방될 것이라고 선언했다.

하지만 이미 21세기를 살고 있는 우리의 모습은 어떤가? 물론 그 전보다 줄었지만 여전히 감염질환은 두려움의 대상이다. 특히 항생제에 내성을 가진 다제내성균의 출현은 항생제 이전의 시대로 돌아갈지도 모른다는 공포를 낳고 있다. 또 줄어든 감염질환과는 정반대로 아토피나 천식처럼 과거에는 흔하지 않았던 면역질환들이 증가하고 있다(그림 1, 2). 원인 모를 악성 암이 지속적으로 증가하는 것도 위협적이다.

이런 현실은 세균감염설과 그것이 가지는 단선적 논리를 재검토하게 만든다. 예를 들어, 앞서 말한 폐렴과 폐렴구균 역시 마찬가지이다. 파스퇴르와 코흐의 시절부터 20세기까지, 건강한 사람의 폐는 무균의 공간이다가 폐렴구균(Streptococcus pneumoniae)이 폐로 침범하면 폐렴이 발생하는 것으로 생각했다. 하지만 아니다. 앞서 말했듯, 건강한 사람의 폐에도 상주세균이 존재한다. 또한 그 상주세균에는 폐렴구균이 포함되어 있다. 건강한 사람의 약 10%에 이미 폐렴구균이 살고 있었고, 65세 이상 고령자들의 2% 정도에도 폐렴구균이 상주하고 있었다.[1] 상주하던 폐렴구균은 전체적인 미생물의 균형이 깨졌을 때나 우리 몸과의 균형이 깨졌을 때 기승을 부리며 폐렴을 일으킨다. 말하자면, 미생물 군집 내부의 균형, 또 내 몸과의 생태적 균형이 중요하다는 것이다. 이는 기저질환 유무에 따라 증상이 확연히 달라졌던 2020년대의 코로나 사태가 너무나 확연히 보여주기도 했다.

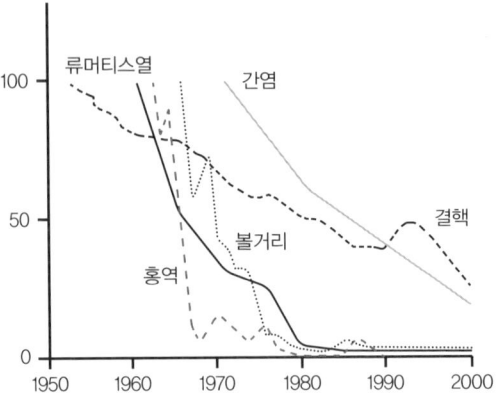

〈그림 1〉 감염성 질환의 발생 정도

지난 20년간 간염이나 홍역, 결핵은 대폭 감소했다.[4]

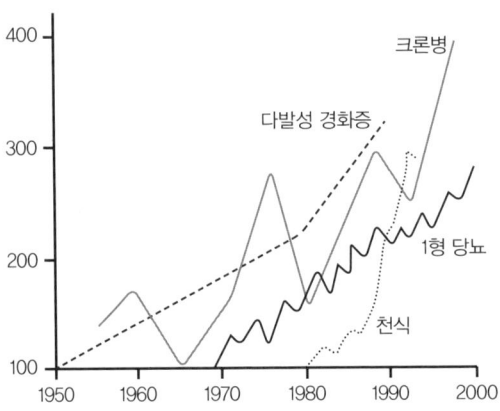

〈그림 2〉 면역질환의 발생 정도

지난 50년간, 천식이나 크론병 같은 면역질환들은 가파르게 늘었다.[4]

나아가 최근의 미생물 연구는 우리의 건강과 질병의 경계에서 우리 몸에서 일어나는 그 어떤 현상도 미생물의 영향에서 자유롭지 않다고 말한다. 심지어 그 전에는 미생물과 연관이 있을 것이라고는 생각지도 못했던, 치매나 우울증, 자가면역질환 같은 것들도 우리 몸에 원래 살고 있던 미생물과 깊이 연관이 있다는 것이 밝혀지고 있다.[2]

이런 최근의 변화와 연구들을 포괄해 새롭게 질병을 바라보려는 시각이 '생태적 병인론'이다. 이것은 결핵균이나 콜레라균, 에이즈 바이러스 등 특정 미생물이 특정 질환을 만드는 경우도 없지 않지만, 이런 경우는 실제로 많지 않다는 인식에서 나온다. 대신 미생물 역시 우리 몸 생태계의 일원이며, 미생물을 포함한 생태계의 훼손이 문제라는 것을 인정한다. 생태적 병인론은 마치 지구와 인간, 환경과 인간의 관계를 일방적 정복과 개발로 단순화했던 논리와 행태에서 벗어나, 인간과 환경 사이의 복합적이고 다양한 상호연관을 깨닫고, 보다 조화로운 생태적 자연관으로 나아가려는 경향과 맥을 같이한다.

원헬스(One Health), 지구와 나의 건강은 하나

2

치과 치료의 의미와 한계

    치과의사인 나도 이 때문에 고생을 많이 했다. 어렸을 적부터 이가 좋지 않아 고등학교 때는 중요한 어금니를 빼야 했다. 최근까지도 이는 나를 괴롭혔는데, 중요한 사람을 만나 식사하다가 금으로 씌워 놓은 이가 통으로 부러져 씹힌 일도 있었다. 그 황망함이란……. 부러진 이를 치료받으려고 우리 병원 치과용 의자에 누웠는데, 문득 우리 병원에 두 개의 전혀 다른 공간이 있음을 깨달았다. 내가 늘 출근해 편안하게 진료하는 친숙한 공간이, 치과용 의자에 눕는 순간 누군가의 손길을 예민하게 느끼며 불안에 떠는 낯선 공간이 되었다.

    치과에 가기 싫고 무서워하는 마음을 충분히 공감한다. 치료할 때 쓰는 드릴을 포함해 여러 날카로운 기구들은 신경을 예민하게 만들고 생각만 해도 무섭다. 또 대부분 시술이 마취 없이 혹은 국소마취만 하고 진행되므로 시술하는 동안 입속에서는 천둥소리가 난다. 마취가 되지 않은 부분이 있거나 마취가 풀려 통증과 시림이 올지도 모른다는 생각에 두 손에 힘이 잔뜩 들어간다. 그래서 나는 진료실에 들어서면 늘 치과용 의자에 누웠던 때를 떠올리며, 마취도 꼼꼼히 하고 시술도 빨리 끝내려고 노력한다. 또 필요한 경우에는 수면마취를 해서 치료하기도 한다.

치과 치료는 기본적으로 입속 미생물을 제거하는 작업이다. 그와 더불어 그 미생물로 인한 후유증을 여러 방식으로 재건해서 치아의 원래 기능을 회복시키는 과정이다. 충치 먹은 치아의 썩은 부위를 드릴로 갈아내는 것은, 그 안에 서식하고 있는 미생물을 제거하는 일이다. 그래야 더 이상 충치가 진행되지 않기 때문이다. 스케일링이나 여러 잇몸관리 과정 역시 치아에 붙어 있는 미생물을 제거하는 것이다. 그래야 미생물 때문에 생기는 염증반응을 줄이고 염증 때문에 잇몸뼈가 녹아내리는 것을 막을 수 있기 때문이다. 그런 다음 갈아낸 부분을 치과용 소재로 때우거나 덮어씌우고, 필요한 경우 임플란트나 틀니를 사용해 미생물이 훼손한 자리를 재건한다.

치과 치료가 모두 미생물을 향해 이루어진다는 것은 치과 치료가 근원적으로 한계가 있다는 것을 의미한다. 반복해 말하지만, 우리는 미생물로부터 자유로울 수 없다. 완전히 없앨 수도 없고 특정 부위에서 없앤다 하더라도 바로 다시 생긴다. 충치 치료를 아무리 잘 해두어도 다시 미생물은 그 주위에 서식하고, 잇몸 안을 아무리 깨끗하게 하더라도 다시 바이오필름은 생기기 마련이다. 그래서 충치 치료든 잇몸 치료든 한번 했다고 해서 완치될 수는 없고, 문제는 늘 재발될 수 있다.

간혹 진료실에서 "이번에 한번 치료받고 평생 치과 안 오도록 해주세요"라고 말하시는 분들이 있다. 단 한번으로 지긋지긋한 치과 공포에서 벗어나려는 마음은 충분히 이해되지만, 그것은 불가능한 일이다. 치과를 찾는 문제들은 늘 관리하면서 살아야 해결되는 문제이기 때문이다. 가장 중요한 것은 매일 하는 잇솔질이다. 잇솔질이나 가글의 목적은 입속 세균의 박멸이 아니다. 다만 미생물의 서식처인 구강을 잘 닦음으로써 바이오필름을 줄여 전체 미생물 군집의 평형을 유지하고, 미생물 전체의 양이 우리 몸의 면역력이 감당할 만한 수준으로 유지되도록 하려는 것이다.

경우에 따라 이를 빼는 것도 미생물 관리에 해당된다. 미생물이 모여 사는 바이오필름이 관리하기 어려운 모양이거나 위치에 있을 때, 또 잇몸주머니가 너무 깊어져서 치과 치료로도 관리가 안 될 경우가 그렇다. 사랑니 발치를 권하는 것도 세균 관리가 잘 안 되기 때문이다. 아래 사진(그림 1)은 잇몸주머니 안쪽 뿌리까지 바이오필름이 쌓여서 염증이 끊이지 않아 발치한 이를 찍은 것이다. 뿌리까지 덕지덕지 붙어 있는 플라크를 보라. 뿌리 깊숙이 쌓여 있는 바이오 필름은 아무리 전문가라도 제

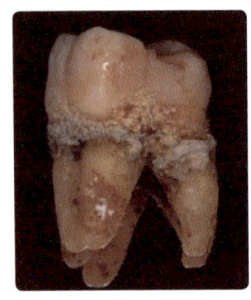

〈그림 1〉 치아 뿌리에 쌓인 바이오필름 때문에 발치한 치아
(출처: http://www.jyaungdmd.com)

거가 불가능하다. 저런 이들을 빼지 않고 입속에 두는 것은 세균 폭탄 덩어리를 몸 속에 지니고 다니는 것이다. 언제든지 염증으로 폭발할 수 있는 환경인 것이다. 저런 경우는 당연히 가능한 한 빨리 이를 제거해 주어야 한다.

  나는 임플란트를 새 치료법으로 받아들이면서, 상황이 나빠져 발치를 해야 할 경우 망설이는 일이 그 전보다 줄었다. 물론 자연치아를 가능한 살려 써야 한다는 생각은 과거와 다를 바 없다. 하지만 자연치아를 대신할 만한 것이 마땅찮았을 때와는 환자들에 대한 나의 권고나 치료계획은 분명히 달라졌다. 임플란트가 보급되지 않았던 20년 전의 초보 치과의사 시절, 내가 추구한 치료 목적은 최대한 치아가 입속에 오래 머물게 하는 것이었다. 잇몸 치료를 계속하든 상한 이를 갈아내고 덮어씌우든 최대한 치아를 살리려 했다. 임플란트가 없을 때에는 만약 이를 하나 빼게 되면 양쪽 이를 갈아서 그것들과 함께 연결해 인공치아를 만드는 브리지(bridge)를 해야 했다. 이런 방법은 멀쩡한 양쪽 이를 손상시키므로 오히려 문제를 키우는 것이다. 그래서 결과적으로 이를 빼더라도 그 시기를 최대한 지연시켰던 것이다.

  하지만 지금은 치료 목적에 몇 가지가 더 추가되어 의사결정을 한다.

  첫째, 자연치아를 최대한 오래 써야 한다. 이것은 예나 지금이나 변치 않은 원칙이다. 그래서 무엇보다 관리가 중요하다는 것을 늘 강조한다.

  둘째, 잇몸뼈도 아껴야 한다. 아껴야 할 것은 치아만이 아니라, 치아 주위의 잇몸뼈도 포함된다는 것이다. 차후의 대책을 위해서다. 잇몸 미생물이 관리되지 않아 계속 잇몸이 안 좋은 상태로 있으면 잇몸뼈가 녹아내린다. 그러면 피치 못해 이를 빼더라도 임플란트를 하기가 상당히 어려워진다. 임플란트는 빠진 이의 양쪽 치아에 전혀 손상을 주지 않고 인공치아를 해넣는 방법이다. 그러나 임플란트가 자리잡고 들어갈 잇몸뼈가 있어야 한다. 그래서 그 전에는 어떡하든 자연치아를 오래 살리는 데 주력했다면, 지금은 잇몸뼈가 조금이라도 더 있을 때 빼는 게 좋다고 판단하는 경우가 생긴다.

셋째, 잇몸병은 전염된다는 것을 기억하려 한다. 충치와 잇몸병의 원인이 미생물이기 때문에 엄마에게서 아이에게 전달될 수 있으니 입맞춤을 하지 말라는 얘기를 하고자 함이 아니다. 잇몸병은 바로 옆 치아로 전염된다. 염증이 생겼는데 방치하면 그곳의 잇몸뼈를 녹이다가 점점 퍼져 나가 옆 치아의 잇몸뼈까지 녹이게 되는 것이다. 이미 가망 없는 치아를 방치하면 옆 치아까지 상한다. 그러기 전에 이를 빼자고 제안하는 경우가 많다.

넷째, 구강 미생물이 전신에 미치는 영향을 고려해야 한다. 앞 장에서 얘기했듯이, 구강 미생물은 구강에만 머물지 않는다. 전신을 돌며 심혈관질환을 포함해 다양한 문제를 일으키는 문제아들이다. 이런 미생물들이 잘 관리되지 않을 때, 혹은 관리되지 못할 상황이라고 판단될 때 발치를 권한다.

그럼 이를 빼면 잇몸병이 더 안 생길까? 맞다. 더 안 생긴다. 1장에서도 얘기했듯이, 잇몸의 주인은 이(치아)이고, 그래서 잇몸 염증의 원인 역시 이(이에 붙어 있는 미생물)이다. 그래서 잇몸염증의 원인이 되는 이(뿌리에 붙어 있는 바이오필름)를 제거하면 염증은 다시 생기지 않는다. 바이오필름은 이에 붙어 형성되므로 이를 빼면 거기 붙어 있는 바이오필름도 제거되기 때문이다. 바이오필름만 제거하면 좋겠지만, 워낙 깊고 많이 쌓여 있어 제거하기 어려운 지경이라면 달리 도리가 없다. 바이오필름이 생기는 기둥 자체를 뿌리 뽑아야 한다. 충치나 그로 인한 턱뼈의 염증 역시 도저히 치료가 어려운 경우, 그 이를 빼주면 바로 치유가 된다. 이것 역시 미생물, 바이오필름이 일으키는 문제이기 때문이다.

덧붙이자면, 임플란트를 해도 관리를 계속 잘해야 한다. 3장에서 이미 말했듯이 임플란트 역시 구강 미생물들이 들러붙어 바이오플름을 만들 수 있는 표면을 제공한다. 늘 관리에 신경 써야 하는 것이, 치아, 잇몸, 임플란트의 숙명이다.

3

입속 미생물 관리를 위한
6가지 조언

첫째,
잇솔질 방법과 횟수를 바꾸어야 한다.

인터넷으로 바스의 잇솔질(Bass toothbrushing)을 검색하면, 잇솔질 방법을 소개하는 동영상이 뜬다. 이 방법은 바스라는 미국 의사가 제안했는데, 잇몸주머니 안을 닦아내기 위해 고안된 것이다(그림 1). 꼭 이 방법이 아니더라도 잇솔질(칫솔질)은 잇몸주머니를 겨냥한 행위임을 기억해야 한다. 바스의 방법이나 그를 수정한 몇 가지 잇솔질 방법이 공통적으로 제안하는 것은 우리가 습관적으로 하는 잇솔질을 정정해서 잇몸주머니를 닦아내자는 것이다.

잇솔질의 목적은 구강 바이오필름의 제거인데, 가장 문제가 되는 바이오필름은 잇몸 아래, 잇몸주머니 안에 쌓여 있다. 겨냥해야 할 장소

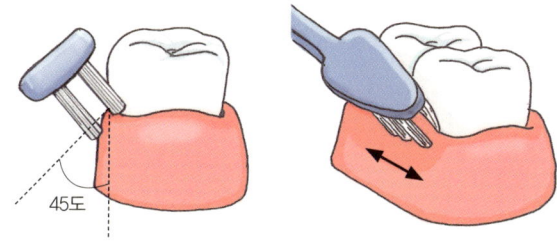

〈그림 1〉 잇몸주머니를 닦아내는 칫솔법

가 그렇다면, 잇솔질 방법도 거기에 맞추어야 한다. 지금 일반적인 잇솔질은 칫솔을 아래 위로 움직여 이를 닦는 '회전법'이라는 것인데, 이것은 이와 이 사이를 주로 겨냥한 것으로 잇몸주머니와는 별로 상관이 없다. 먼지는 안방에 쌓여 있는데 거실만 청소하는 격이다. 내가 초등학교 때 잇솔질을 좌우로 닦는 방법에서 위아래로 닦는 방법으로 바꾸는 계몽운동이 있었는데, 미생물 연구와 함께 한번 더 그런 운동이 필요한 시기가 되었다. 잇몸주머니를 닦는 방법으로 바뀌어야 한다.

잇솔질의 횟수도 바뀌어야 한다. 잇솔질의 기본은 3·3·3이다. 하루 3번, 식사후 3분 이내에, 3분 이상. 여기서 하루 3번이라 함은 삼시세끼 식사와 맞추어져 있고, 잇솔질의 의미 역시 식사후 음식 찌꺼기와 입냄새를 제거하는 데 초점이 맞추어진 것이다. 미생물학의 혁명이 일어나고 있는 지금 이 시대엔 여기에 미생물 관리가 더 포함되어야 한다. 그러면 어떻게 해야 할까? 가장 중요한 초점은 자는 동안에 구강에 대폭 증식하는 구강미생물로 옮겨져야 한다. 모두가 아다시피 아침에 깨면 입안이 텁텁하다. 자는 동안, 우리 몸의 가장 좋은 세균 배양기인 구강에서 세균이 대폭 증식했다는 신호다. 그래서 하루 잇솔질 중 가장 중요한 잇솔질은 자기 전 잇솔질이다. 자는 동안 증식할 수밖에 없는 입속 세균을 원천적으로 수를 줄여놓는 것이다. 다음으로 중요한 것은 아침 깨자마자 하는 잇솔질이다. 자는 동안 증식한 세균을 줄여주자는 것이다. 이렇게 되면, 하루 세 번 잇솔질에 자기 전과 깬 후 2번이 추가되어 하루 5번의 양치가 기본이 된다.

그래서 늘 환자분들께 얘기한다. 잇솔질은 하루 5번이 기본이라고. 나 역시 아침에 깨자마자 가장 먼저 하는 일은 잇솔질이다. 그러고는 따뜻한 물 한 잔으로 하루를 시작한다.

둘째,
치과치료를 시작하면 칫솔부터 바꾸자.

처음 진료를 받으러 오시는 분들께 늘 강조하는 게 있다. 차제에 생활습관, 구강관리습관을 바꾸어 보자는 것이다. 나를 찾는 분들은 대부분 40~50대 이후이고, 구강위생 관리가 안 되어 있는 분들이 많아, 이번 치료를 시작하는 것을 계기로 구강관리에 신경을 더 써보자는 것이다. 그 중에서 제일 쉬운 것, 칫솔부터 바꾸어 보자고 제안한다.

치과는 구강미생물, 입속 세균과의 씨름터이고, 치과치료는 구강미생물, 입속 세균 군집의 개선 작업이다. 치료가 시작되면 구강환경도 변한다. 그런데 쓰던 칫솔에는 입속 세균, 구강미생물이 그대로 남아있다. 한 조사에 의하면, 칫솔에는 잘 말려둔 것이라도 100~1,000억 마리(CFU)의 세균이 있다고 한다. 또 사용기간이 3개월을 넘어가면 칫솔 속 구강미생물은 대폭 증가한다.[1] 그래서 심지어 칫솔이 변기보다 더 럽다는 얘기가 나왔을 것이다. 좀 더 구체적으로 칫솔 세균을 살펴보면 구강미생물을 닮았다. 연쇄상구균(*Streptococcus*), 네이세리아(*Neisseria*) 등 구강 상주세균들이 칫솔에도 많다. 또 칫솔 세균에는 푸소박테리움(*Fusobacterium*), 장구균(*Enterococcus*)이나 슈도모나스(*Peudomonas*), 포도상구균(*Staphylococcus*) 등의 세균와 진균인 캔디다(*Candida*) 같이 감염을 일으킬 수 있는 기회감염성 미생물들도 많다.[2]

다른 한 연구는, 낭포성섬유종이라는 심각한 폐질환이 있는 사람들의 객담과 타액과 칫솔의 세균을 보았더니 황색포도상구균을 포함한 여러 종의 세균들이 객담, 타액, 칫솔 모두에서 함께 검출되었다고 밝힌다.

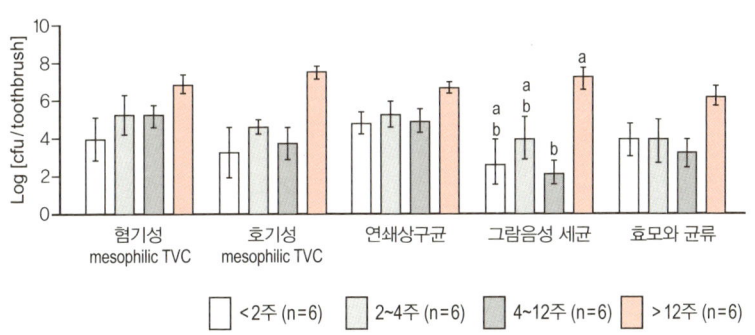

〈그림 2〉 칫솔 사용기간에 따른 미생물의 변화

칫솔의 사용기간이 12주(3개월) 지나면, 연쇄상구균, 그람음성 세균, 진균류 등 모든 구강미생물들의 양이 증가한다.[1]

황색포도상구균은 피부에 많이 사는 상주세균이자 기회감염균이고, 항생제 내성이 가장 많은 세균인데, 호흡기 바깥의 세균들이 칫솔을 통해 폐로 유입되어 문제를 일으킨다는 추정이 가능하다. 말 그대로 칫솔이 폐로 세균을 실어다 나를 수 있다는 것이다.[3]

 칫솔은 항생제 내성 유전자(ARG; Antibiotics Resistance Gene)의 저장고이기도 하다. 사용기간에 따라 조금씩 다르긴 하지만, 칫솔에서 상당한 양의 항생제 내성 유전자가 발견되었다. 특히 2주에서 4주 차에 대폭 올라간다(그림 3).[4] 이런 유전자가 입속에 들어가면 다른 세균들이 이 유전자를 획득하게 된다. 그러면 치과에서 감염치료나 임플란트 수술 후 항생제를 먹더라도 그 효과가 덜 할 수 있음을 의미한다.

 그래서 칫솔은 얼마나 써야 할까? 저 연구들로 보면 3개월에 한번쯤

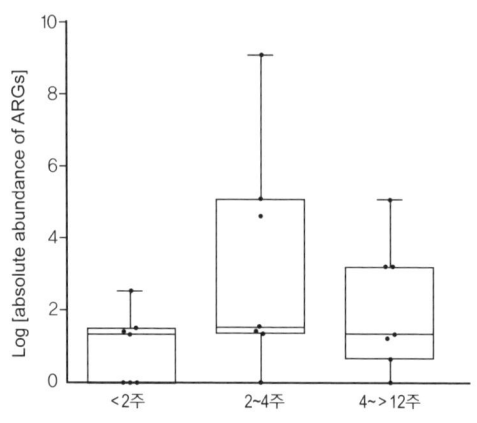

〈그림 3〉 칫솔 내 항생제 내성유전자의 양[4]
사용기간에 따라 칫솔에서 발견되는 항생제 내성 유전자의 양이 달라지는데, 2~4주 차에 대폭 올라간다.

바꾸는 것이 좋을 듯싶다. 오래 써서 끝이 뭉툭해진 칫솔보다 새 칫솔은 잇몸마사지 효과를 통해 잇몸의 혈류를 개선시키는 효과도 있다.[5] 새로운 칫솔과 보다 정교한 칫솔질은 잇몸맛사지로 잇몸염증의 개선에도 도움이 될 것이다.

하나 더. 칫솔에 구강유해균을 줄이려면 환기가 중요하다. 목욕탕 문을 열어두는 것이 좋다. 또 욕실에 수분을 흡수할 수 있는 반려식물을 놓는 것도 좋을 듯하다.

셋째,
치실을 주머니에 넣고 다니자.

미국에는 이런 말이 있다고 한다. '치실 쓸래 죽을래(Floss or die)?' 치실의 사용을 강조하는 일종의 캠페인이다. 잇몸 전체 중에서도 가장 많

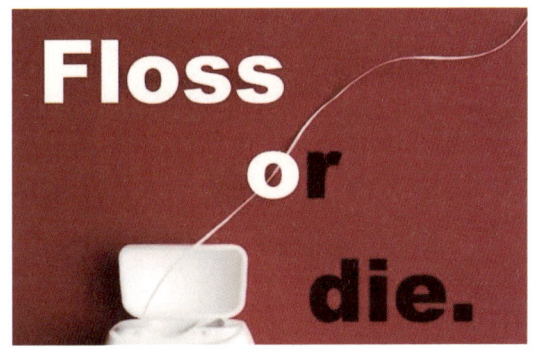

이 세균이 밀집하는 곳은 이와 이 사이, 즉 치간(齒間, interdental space)다. 그래서 대부분의 잇몸병은 치간에서 시작된다. 그래서 이 부위의 구강 세균이 관리되지 않으면, 미국인들의 수명을 가장 많이 앗아가는 심혈관질환을 포함한 여러 질병에 더 노출될 수 있다는 경고이기도 하다. 앞에서도 서술했듯, 미생물에 관한 많은 최근의 과학문헌은 구강미생물이 구강에만 그치지 않음을 보여주고, 거기에는 심혈관도 포함된다.[6]

나는 치실 사용이 중요하다는 것에 충분히 공감한다. 치실은 치간에 플라그가 쌓이지 않도록 관리하는 데에는 칫솔보다 훨씬 더 유용한 도구다. 더불어 치간을 닦아내는 치간칫솔도 더 보편화되어야 한다. 치간의 틈이 크지 않는 아이들이나 젊은이들은 치간칫솔을 꼭 쓸 필요는 없다. 치실로도 충분하다. 다만 나이가 들면 치간이 넓어지고, 특히 임플란트를 한 분들은 치간칫솔을 더 자주 사용하라고 권한다. 치간칫솔은 굵기에 따라 여러 사이즈가 있으니 본인의 상태에 맞는 것을 치과의사나 치과위생사의 추천을 받아 사용하면 좋겠다.

나의 경우, 40대 후반부터 출근할 때 핸드폰과 함께 치실을 꼭 챙긴다. 치실을 챙기기 시작한 것은 임플란트를 하고 나서인데, 산에 갈 때나 식사 후 잇솔질하기 어려운 경우 무척 요긴하다. 습관이 된 이후부터는 주머니에 치실이 없으면 불안해서 바로 편의점에 가서 하나 구입하기도 한다.

치실을 챙기자는 것은, 실은 구강위생을 관리하는 도구를 업그레이드 해 보자는 얘기다. 음식에 탄수화물이 더 많아지고 고령화 사회가 되면서, 또 구강 미생물에 대한 인식이 바뀌면서, 잇몸관리의 필요성이 더욱 높아지고 있다. 약 100년 전 출현한 칫솔만으로는 구강을 관리하기가 어려워진 것이다. 치실뿐만 아니라 물을 잇몸에 쏘아 음식 찌꺼기와 플라그를 없애는 구강세정기도 사용해볼 것을 권한다.

하지만 무엇보다 칫솔에 신경 써야 한다. 아직도 우리나라 칫솔은 덩치가 크고 칫솔모가 너무 뻣뻣하다. 이 책에서 강조하고 있는 것처럼, 구강위생의 핵심은 잇몸주머니 안에 쌓이는 바이오필름을 제거하는 것이다. 그러려면 칫솔은 클 필요가 없다. 칫솔 머리가 작고 칫솔모가 두 줄인 칫솔이 잇몸주머니에 접근하는 데 용이하다. 칫솔모 역시 부드러워야 잇몸주머니 안으로 끝을 집어넣는 데 더 유리하다.

넷째,
약에 의존하는 것은 최소로 해야 한다.

입안의 문제가 거의 대부분 미생물 때문에 일어난다고 하여 약으로만 대처해서는 안 된다. 모든 항미생물 제제는 생명과정의 특정 과정을 차단하는 약이다. 달리 말하면, 세포 안에서의 생화학 반응을 억제하는 것(inhibitor)이다. 대표적으로 항생제는 세균의 세포벽을 파괴하거나 유전자 단백질 합성과정을 차단한다. 염증에 흔히 쓰는 항염제 역시 우리 몸에서 일어나는 염증 과정의 일부를 차단하는 약이다. 생명체가 자신을 유지하기 위해 정상적으로 거치는 생명과정을 차단하는 것이 좋을 리 없다. 또 당장은 효과가 있다 해도 언제 어디서 다른 효과로 부작용을 일으킬지 알 수 없다. 약의 검증과정은 여전히 불완전하다. 그래서 사용을 최소화해야 한다. 급할 때만 사용하는 것으로 제한해야 한다(더 자세한 것은 졸저 ≪미생물과의 공존≫ 참조).

치과에 와서 약만 처방받으려는 사람들이 여전히 상당수에 이른다. 또 실제로 별 효과도 없고 근거도 거의 없는 잇몸약에 의존하는 사람들도 많다. 우리 몸의 치유력을 높여서 더 빨리 낫게 하는 약은 최소한 내가 알기로는 없다. 치유하는 것은 우리 몸의 정상적인 생명과정이다. 약은 기껏해야 그런 과정의 주변을 정리해서 치유를 도울 뿐이다. 잇몸병을 비롯한 구강질환 역시 마찬가지다. 입안을 깨끗이 관리해서 미생물의 부담을 줄이고, 우리 몸의 생명과정이 잘 진행되도록 도울 뿐이다. 우리 몸의 건강 지킴이는 우리 몸 자체이다.

다섯째,
치과를 가볍게 이용하자.

잇몸이 안 좋아 나를 처음 찾아오시는 분들이나, 임플란트 시술 후 오랫동안 다니시는 분들께 자주 하는 얘기가 있다. 내가 머리카락이 빠져서 피부과에 두피관리를 받으러 다니는데, 치과 오시는 것도 그렇게 생각하시라고. 잇몸이 안 좋다는 것은 이 책에서 반복적으로 얘기하는 것처럼 잇몸주머니가 깊어졌고 그 안에 바이오필름이 쌓였다는 것이다. 1~3mm 깊이의 정상적인 잇몸이라면 잇솔질이나 1년에 한 번 정도의 스케일링으로도 더 깊어지지 않게 관리할 수 있다. 하지만 한번 깊어진 잇몸주머니 속 바이오필름은 아무리 칫솔질을 잘 해도 닦아낼 수 없다. 심지어 스케일링으로도 관리가 안 되는 경우도 있다. 그래서 잇몸주머니가 깊어지면 치과의사나 치과위생사들이 전문적인 기구로 위생관리를 해주어 한다. 내가 두피관리를 받는 것처럼, 여성들이 피부관리를 받고 미장원에 정기적으로 가는 것처럼, 가볍게 치과를 이용하자.

질환의 성질로 보면 잇몸병은 만성질환에 속한다. 고혈압이나 당뇨처럼 소리없이 긴 시간에 걸쳐 진행되면서 잇몸을 녹인다. 완치를 목표로 하기보다는 적절한 관리를 대안으로 택하는 것도 고혈압이나 당뇨와 비슷하다. 잇몸병이 생기지 않는 것이 좋지만, 일단 생겼다면 동네 내과를 주치의로 삼는 것처럼 동네 치과를 치과주치의로 삼아 보길 권한다. 내과에서 한 달에 한번 혈압약이나 당뇨약을 처방받는 것처럼, 치과에 들러 가볍게 위생관리를 받는 것이다. 치과에서 받는 시술 가운데 보험 적용되지 않는 것이 있어 비싸다는 인식이 있지만, 잇몸관리 비용은 모두 건강보험이 적용된다. 믿을 만한 치과를 가볍게 자주 이용하는 것이 고생도 덜고 비용도 줄이는 가장 좋은 방법이다.

치과에 근무하는 치과의사 선후배나 치과위생사를 포함한 직원들에게도 조언하고 싶다. 구강미생물을 중심으로 본인이 하는 일을 재정의해 보시라고. 나는 스스로에게도 직원들에게도 늘 자주 얘기한다. 치과의사나 치과위생사의 역할은 미생물을 관리하는 것이라고. 쉽게 관리가 되지 않는 구강 미생물을 전문적 지식과 기술로 관리해줌으로써, 우리를 찾는 고객이 보다 건강한 삶을 살도록 돕는 직업이라고. 충치를 치료하고 잇몸병을 치료하고 임플란트를 심는 등의 구체적 행위를 바탕으로 이렇게 나의 직업을 재정의해 보는 것은 당연히 일상의 의미도 달리한다. 그래서인지 미생물 공부가 저널이나 책에서 살아나와 나의 일상을 바꾸고 있는 요즘이 즐겁다. 어찌 보면 공부란 원래 이런 것일 게다. 지금 바로 여기 있는 나를 바꾸는 지식을 얻는 것이다.

여섯째,
치약에 대해서다.

이 부분에 대해선 다음 챕터, '4. 치약의 계면활성제와 불소에 대하여'에서 따로 상세히 살펴보겠다.

치약의
계면활성제와 불소

 구강위생 관리에서 현재 가장 이슈가 많은 것은 치약으로 보인다. 두 가지 측면에서의 이슈다. 하나는 불소 문제이고, 하나는 합성계면활성제 문제이다. 합성계면활성제 치약은 미각을 훼손할 뿐 아니라 구강의 상주세균을 해치고, 구내염이 생길 가능성을 높인다는 것은 잘 알려져 있다. 특히 암환자들에겐 합성계면활성제가 들어가지 않은 치약을 권한다. 항암치료의 가장 흔한 부작용인 구내염이 더 자주 생기고 악화될 수 있기 때문이다. 얼마 전 LG 생활건강 연구소의 초대로 연구원들께 강의한 적이 있는데, 그 분들께도 간곡히 부탁했다. 대기업부터 치약에서 합성계면활성제를 빼달라고.

 합성계면활성제 문제는 이미 많이 알려져 있어 이 챕터 마지막에 있는 큐알 코드로 링크되는 나의 개인 블로그 글로 대신하고, 여기에서는 불소치약에 대해 자세히 살펴보겠다.

미국 소아과학회와 공중보건계를 중심으로 치아건강을 위해 불소를 사용하는 것에 대한 재검토가 필요하다는 주장이 제기되고 있다.[1] 불소에 과도하게 노출되면 어린이 IQ가 떨어지고, 갑상선 기능이상 등이 발생할 수 있다는 것이다. 2025년 현재 미국 인구의 70% 이상이 공공급수 시스템을 통해 불소처리된 물을 공급받고 있기에, 불소 문제는 미국인으로선 매우 중요한 문제다. 전 세계적으로 약 4억 명이 불소처리된 물을 마시고 있기도 하다. 2025년 출범한 트럼프 정부 보건장관인 로버트 F. 케네디 주니어는 오랫동안 수돗물 불소화의 문제점을 지적해온 인물이라 정책적으로 어떤 방향으로 갈지 지켜볼 일이다.

불소 문제는 불소치약에까지 확장될 여지가 있어 보인다. 개인 차원의 치아 건강용품인 치약 사용에서는 미국소아치과 학회의 권고를 〈표 1〉처럼 요약 정리할 수 있다.

불소와 치아건강

원리적으로 보면, 불소가 치아를 튼튼하게 하고 결과적으로 충치를 덜 걸리게 하는 것은 맞다. 우선 불소는 치아의 맨 바깥쪽의 법랑질이나 상아질은 끊임없이 재강화와 탈회(demineralization)가 반복된다.[2] 그런데 콜라처럼 산성 음료를 많이 마시거나 입속에 산(acid)을 만드는 세균이 많으면, 법랑질과 상아질은 약해진다. 치질을 구성하는 콜라겐이 약해지고, 미네랄이 치아에서 빠져나간다. 탈회가 진행되는 것이다. 이것

〈표 1〉 불소치약에 대한 권고(안)

대상	권고	주의점
임산부	무불소	불소 치약을 쓴다면 여러 번 헹굴 것
2세 이하 영유아	무불소	
3세 이상 어린이	고불소	콩알만 하게 치약을 적게 쓰고, 정교한 칫솔질 후, 잔유물 남지 않게 여러 번 헹굴 것
청소년	고불소	
건강한 성인	고불소	여러 번 헹굴 것
장애인	무불소 또는 저불소	여러 번 헹굴 것
고령자	무불소	

이 더 진행되면 충치가 된다. 반대로 불소 함유된 환경(음식이나 물, 치약, 치과에서의 불소처치)에 노출되면 재강화(remineralization)된다. 문제는 이 불소를 어떻게 치아 표면에 공급해 주느냐 하는 것이다. 방법은 여럿이다.

① 음식으로 공급하는 방법이다. 녹차나 홍차에 높은 수준의 불소가 함유되어 있다. 뼈까지 먹는 생선 통조림이나 게·새우 등의 갑각류, 시금치 같은 채소, 포도 같은 과일, 아몬드·땅콩 같은 견과류에도 자연적인 불소가 함유되어 있다.[3]

② 물로 공급하는 방법이다. 지역에 따라 다르지만, 불소화 처리를 하지 않은 수돗물, 생수 등에도 저농도(1.5ppm 이하)의 불소가 함유

되어 있다.
③ 치약에 넣는 방법이다. 어린이치약의 경우 고농도(1000ppm 이상)로 함유되어 있다.
④ 치과에서 불소처치를 받는 방법도 있다. 매우 고농도의 불화나트륨 겔을 직접 치아에 도포한다.

이 외에도 일부 불소화된 국소마취제나 의약품, 산업용 배기가스 등에도 불소가 포함되는 경우가 있다.
그런데 음식과 자연수, 치약, 치과에서의 사용하는 불소의 화학적 구조가 다르다. 정리하면 〈표 2〉와 같다.

〈표 2〉 음식과 물, 치약, 치과에서의 사용하는 불소의 화학적 구조와 특징

종류	화학적 형태	농도	흡수 정도
음식	주로 칼슘플루오라이드(CaF_2)로 존재 인산칼슘플루오라이드($Ca_3(PO_4)_3F$) 형태도 있음	음식마다 다름. • 녹차 100~500ppm • 시금치 0.1~0.4ppm	자연적으로 결합된 형태라 생체이용률(흡수 정도)이 상대적으로 낮음
물	주로 플루오르화나트륨(NaF)	0.3~1.5mg/L(ppm)	일정 정도의 불소가 지역에 따라 함유될 수 있음. 이온화된 형태로 존재해 흡수가 잘 됨
치약	일반적으로 불화나트륨(NaF)	1,000~1,500ppm 고농도	치아 법랑질과 직접 반응하도록 설계된 화학 형태를 사용
치과 처치	산성불화인산염(APF, Na_2PO_3F), 5% 불화나트륨(NaF)이 주성분	12,300~22,600ppm 매우 고농도의 젤	치아에만 국소적으로 적용하기에 흡수 위험 거의 없음

불소와 치아건강 역사

불소가 치아건강, 충치예방을 위해 사용되기 시작한 것은 20세기초 미국에서부터다. 1900년대 초반 불소와 치아 상태 관계가 발견되었다. 그 과정을 살펴보자.

1916년, 프레드릭 맥케이(Frederick McKay)라는 치과의사가 콜로라도 스프링스에서 '콜로라도 갈색 얼룩(Colorado Brown Stain)'이라 불리는 현상을 발표했다. 이 지역 주민들의 치아들이 에나멜 형성이 잘 안 되어 있고 갈색 얼룩이 있다는 것이다. 그는 이것을 반점치(mottled teeth)라 불렀다. 그는 이런 현상이 특정 지역의 현상(endemic)인 것으로 보인다며 이유를 탐색하기 시작한다.

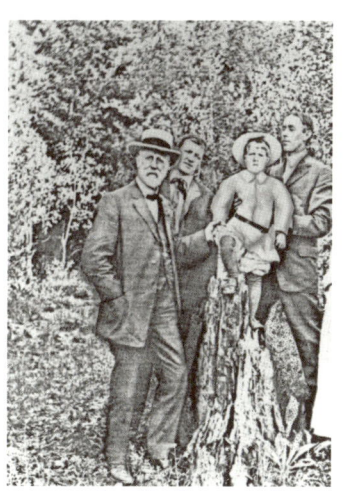

〈그림 1〉 콜로라도 브라운 얼룩 현상조사 사진[4]

콜로라도 브라운 얼룩 현상을 조사하기 위해 콜로라도 스프링스를 방문한 G. V. 블랙(Black) 박사(왼쪽)의 1909년 사진이다. 지역 치과 의사인 이삭버튼(Isaac Burton) 박사와 F.Y. 윌슨(Wilson) 박사와 함께 찍은 사진이다.

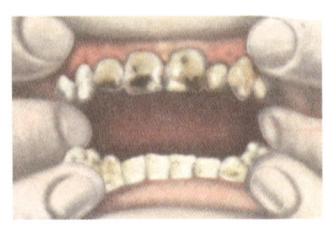 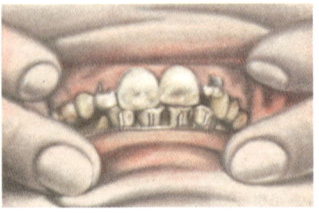

〈그림 2〉 브라운 얼룩이 생긴 치아를 그린 그림[4]

이후 연구가 진행되며, 1938년에 H. 트렌들리 딘(Trendley Dean) 등이 불소가 높은 지역에서 반점치가 더 많이 발생하지만, 충치 발생률은 낮은 경향을 보인다고 보고했다.[5] 예를 들어, 불소 농도가 1.7~2.5ppm인 지역에서는 충치 발생률이 현저히 낮다는 것이다. 하지만 이들의 인식은 21세기와는 차이가 난다. 불소와 치아건강을 연결을 처음 제시한 맥케이나 트렌들리가 먼저 포착한 것은 부정적 측면(에나멜 이형성증, enamel imperfectaa)이었다. 다만, 그런 반점치(에나멜 이형성증)이 있는 사람들에게서 충치는 덜 발생하더라는 정도의 연관성을 함께 보고한 것이다.

이후 연구에서는 불소의 보다 긍정적 측면이 부각된다. 1945년, 미국 미시간 주 그랜드 래피즈에서 세계 최초로 공공 수돗물 불소화가 시작되었다. 실험결과, 어린이들의 충치 감소효과가 상당히 있다는 것이 확인되자 이후 수돗물 불소화는 공중보건 분야의 주요 성과 중 하나로 인정받게 되었다.

치약에 불소가 첨가된 것은 1950년대에 들어서면서이다. 불소를 함유한 치약이 개발되기 시작해, 1955년, Procter & Gamble사가 최초의 불소 함유 치약인 Crest를 출시했다. 1960년, 미국치과의사협회(ADA)가 불소치약 Crest을 최초로 추천 승인하면서 불소 치약의 시대가 본격적으로 시작되었다.

불소에 대한 우려

하지만 치아와 불소에 대해서는 그동안 논란도 많았다. 그 중에서도 특히 수돗물에 불소를 타서 공급하자는 수돗물 불소화에 대해서는 사회적으로 커다란 논쟁이 계속되었다.

우리나라의 경우, 1990년대에 '건강사회를 위한 치과의사회(건치)'를 포함해 일군의 치과의사들이 구강보건과 치아건강을 위해 수돗물 불소화를 제안했다. 하지만 환경단체의 반대로 몇 개 시범도시 외에는 실현되지 못했다. 30여 년이 지난 지금 되돌아보면, 그 제안은 제안자들의 선의에도 불구하고 조금 무리가 있었던 듯싶다. 불소를 먹는다는 것은, 국소적인 치아건강을 넘어 전신적인 누적과 부작용의 위험을 장담하기 어렵기 때문이다.

불소에 대한 우려는 최근 구체화되고 있다. 2025년 1월, 미국의사협회에서 발간하고 피인용지수(IF; Impact factor)가 24.7에 달하는 소아과학회지 〈JAMA 소아과학(Pediatircs)〉에 불소에 과다 노출된 영유아에게서 인지기능이 유의미하게 저하될 수 있다는 메타분석이 발표되었다.

어린이가 며칠간 식수, 음식, 치약, 약물 등에 의해 총체적 불소 노출량의 반영인 요(尿)불소(urine fluoride) 농도가 1mg/L 증가할 때마다, 평균 IQ가 1.63점 감소한다는 것이다.[1] 내용을 요약하면 다음과 같다.

① 불소 노출과 어린이 IQ 감소 간에 명확한 연관 관계가 있다.
② 특히 2mg/L 이상의 고농도 불소 노출에서 IQ 감소 위험이 높다.
③ 1.5mg/L 이하의 낮은 농도에서는 연관성이 불확실하며, 더 많은 연구가 필요하다.
④ 기존의 불소화 정책은 재평가가 필요하다. 일부 국가에서는 불소화가 치아 건강에 긍정적인 영향을 준다고 보지만, 불소가 신경발달에 미치는 장기적인 영향을 고려할 필요가 있다.
④ 불소 함량이 높은 수돗물 지역에서는 대체 음용수 사용을 고려해야 한다. 불소가 포함된 식품 및 치약 사용에 대한 가이드라인도 개선이 필요하다.

이어서 2025년 4월의 〈공중보건연감(Annual Review of Public Health)〉(IF=21.4)에서도 미국에서 1940년대 이래로 상수도 불소화가 충치예방에 기여해 왔으나, 이후 음료·식품·치약 등으로 불소의 전신적 노출이 늘면서 재검토의 필요성이 높아진다고 지적한다.[6] 임신기 및 영아기의 불소 전신노출이 치아, 뼈, 갑상선, 인지기능에 미치는 이득(benefit)과 위험(risk)을 종합적으로 판단해야 한다는 것이다. 이 문헌이 치아와 전신건강을 위한 불소 이용의 대안으로 제시하는 방안은 〈그림

3〉과 같다.

그런데 의문이 든다. 왜 불소가 지능을 저하시킬 수 있을까? 명확한 설명은 어렵지만, 불소가 혈액뇌장벽을 통과하여 뇌신경 형성에 영향을 줄 수 있다는 가설이 가장 유력해 보인다.

그 외에도 불소의 고농도 축적은 골격성 불소증이나 성인의 인지저하 등도 가져올 수 있다는 우려도 꾸준히 제기되었다. 골격성 불소증은 반점치(mottled tooth)를 연상시킨다. 반점치는 치아가 제대로 형성되지 않아서 반점이 있는 상태를 의미한다. 골격성 불소증 역시 고농도의 불

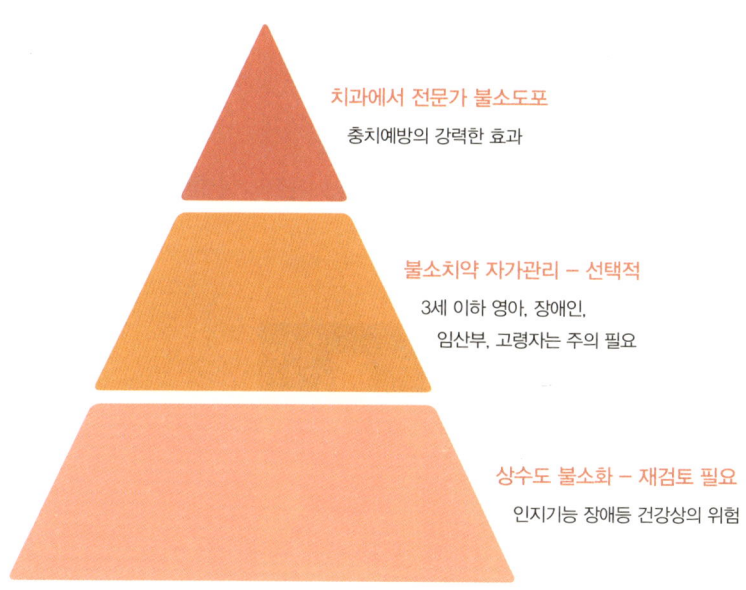

〈그림 3〉 전신건강을 위한 불소 이용의 대안으로 제시하는 방안

소 때문에 뼈가 제대로 형성되지 않은 상태다(그림 4). 뼈와 치아는 성분도 비슷하고 재생성 과정도 비슷하다.

아이러니하게도 1901년 메케이가 발견한 치아의 병적 상태인 반점치는 수돗물 불소화의 계기가 되었다. 콜로라도 지역 개업의였던 메케이는 그 지역 아이들에게서 유난히 반점치가 많음을 당시 가장 유명한 치과저널 〈덴탈 코스모스(Dental Cosmos)〉지에 기고했다. 거기서 그는 반점치가 아이들이 먹는 물의 어떤 성분인 듯하다고만 얘기했다

이어진 연구에선 먹는 물에 불소함유가 높은 경우, 반점치가 있음과 동시에 충치는 없더라는 보고가 잇달았다. 말하자면 불소는 반점치를 만들기도 하지만, 치아를 단단하게는 하는 양면적인 효과가 있다는 것이다. 그런데 이후 벌어진 일을 보면 이 양면 중 하나의 효과(치아 강화, 충치예방)만을 강조하는 경향으로 기울지 않았을까 싶다.

1960년대부터 많은 치약, 특히 어린이 치약에 불소를 함유하는 것이 상식이 되었다. 가장 많이 거론되는 미국소아치과학회(AAPD) 역시 어

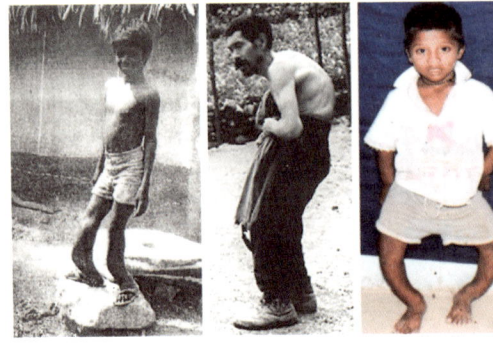

〈그림 4〉 골격성 불소증[7]
골격성 불소증은 고농도의 불소에 의해 뼈가 제대로 형성되지 않은 상태이다.

린이 치약에 불소 함유를 권장하고 있다. 하지만 이 권고에는 불소의 과다 섭취로 인한 불소증(fluorosis)을 우려하며 몇 가지 조건을 붙인다.[8] ① 3세 이하라면 살짝 묻혀서만 사용할 것, ② 3~6세 사이는 콩알만큼 조금만 사용할 것(그림 5), ③ 여러 번 헹구도록 옆에서 잘 지켜볼 것.

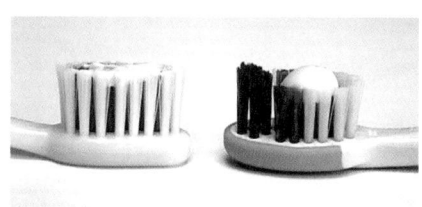

〈그림 5〉 불소함유치약 권고안[8]
치약을 치솔에 쌀짝 묻힌 것(왼쪽)과 콩알만큼 짠 경우(오른쪽)을 비교한 사진

실제로 아이들은 치약을 삼킬 수 있다. 인도의 3~5세 아이들의 부모를 대상으로 한 조사에 의하면, 거의 대부분의 아이들(96%)이 치약을 삼키는 습관이 있다고 한다. 그리고 그 아이들 중 80% 가까이가 배앓이를 한다.[9] 우리나라에서 실시된 조사는 없지만, 상당수 아이들이 특히 좋은 향을 첨가한 어린이 치약은 삼킬 가능성이 있다. 그런데 그 치약의 불소 함량이 매우 고농도(1.5ppm의 1,000배 가까운 1500ppm인 것도 있다.)이고, 화학적으로 인체 흡수율이 높은 것이다. 그래서 자칫하면 아이들은 한번 양치할 때마다, 0.42~0.1mg의 불소를 삼키게 된다.[10] 또 어린이 치약에도 합성계면활성제가 섞여 있는 경우도 많다. 여러 모로 우려되는 지점이다.

성인 치약의 경우에도 갈수록 노령화되어 가고 있는 우리 시대에 불소 함유 치약을 재검토해 보아야 하지 않을까 싶다. 노인들의 경우,

① 충치의 진행 속도가 빠르지 않고, ② 충치보다 잇몸병이 더 문제가 되며, ③ 충분히 헹구지 못할 가능성이 크고, ④ 혈액뇌장벽이 더 약화되어 있는 상태이고, ⑤ 인지기능 저하나 치매가 노인들 개인이나 사회적으로 중요한 과제이기 때문이다.

현재까지의 개인적 결론

불소치약이 치아건강에 좋다는 것은 분명하다. 그래서 양치 후 구강을 잘 헹굴 수 있는 청소년이나 성인들의 경우 고불소 치약을 권장한다. 다만, 불소가 전신적으로 흡수되는 것을 최소화하기 위해 여러 번 잘 헹굴 것을 권장한다.

개인적 의견으로는, 미국이나 우리나라나 수돗물의 불소화는 그 제안의 선의에도 불구하고 적절치 않은 듯하다. 불소의 전신적 영향이 고려되어야 하고, 무엇보다 불소에 대한 선택의 여지를 없애는 것이기 때문이다.

어린이의 경우, 2세 이하의 영유아는 무불소치약이 좋겠다. 3세 이상 어린이가 불소 함유 치약을 쓴다면, 소량을 쓰게 하고. 부모가 옆에서 잘 헹구도록 해줘야 한다. 아예 무불소나 저불소 치약, 더불어 합성계면활성제가 없는 치약도 권고할 만하다. 기본적으로 플라크 제거는 치약 성분(화학적)보다는 정교한 칫솔질(물리적)의 효과가 훨씬 더 크다. 양치 후 입안을 잘 헹구기 어려운 장애인이나 노령층의 경우, 무불소 치약이 더 좋겠다. 안전을 우선시해야 하는 임신부들도 무불소 치약이 더 나을 듯싶다.

언제나 내가 강조하듯, 건강의 시작은 입속 세균 관리, 건강의 기본은 잘먹고 잘싸기, 통곡물 꼭꼭 씹기이다. 약은 최소로, 음식이 약이 되게, 하루 한 끼는 자연채식 위주로 하자. "나는 곧 내가 먹는 것, 내가 먹는 것은 곧 나의 장내 미생물(I am what I eat, what I eat is my microbiome)"이다.

화학적 계면활성제 치약의 여러 부작용들

5

조심해야 할 약,
항미생물 제제

　아내가 대상포진 예방주사를 맞았다고 한다. 대상 포진이 50대 여성에게 잘 생긴다 해서 맞았다는 것이다. 나도 직원들과 함께 매년 독감 예방주사를 맞는다. 예방주사는 그 병을 일으키는 바이러스나 세균을 약하게 만들어서 우리 몸에 주입하는 백신(vaccine)이다. 1795년 소의 고름을 아이에게 접종하여 천연두에 덜 걸리게 한 영국 의사 제너의 우두법에서 그 기원을 찾는다. 경험적 수준이었던 우두법은, 1880년에 파스퇴르와 코흐에 의해 세균감염설이 확립되고 그에 대처하기 위한 백신이 발명되면서 과학적 근거를 갖게 된다. 원리는 간단하다. 약한 세균이 침투하면 우리 몸은 그에 맞는 항체를 만든다. 그러면 나중에 같은 종류의 세균이 들어왔을 때 그 항체를 통해 빠른 대처가 가능해진다. 20세기 동안 천연두를 비롯한 전염병을 잡은 1등 공신이 바로 백신이다. 그래서 어린 아이들은 만 12세까지 결핵을 포함해 거의 20종 가까운 백신을 맞는다. 한국감염학회는 성인들에게도 10여 종의 예방주사를 권한다.

하지만 감염성 질병을 예방할 수 있는 약은 없다. 백신은 예방주사라고 불리지만 질병을 예방하는 것이 아니라, 질병에 걸릴 가능성을 낮출 뿐이다. 백신을 맞았다고 해서 질병에 걸리지 않는다는 보장은 없다는 것이다. 세균이든 바이러스든 늘 돌연변이를 일으키기 때문이다. 백신으로 우리 몸속에 항체를 만들어 두었다 하더라도 돌연변이가 일어나면 거기에 또 적응을 해야 한다. 독감 바이러스의 경우, 매년 백신을 맞는 것은 바로 이 때문이다. 돌연변이가 많이 일어나기 때문이다. 그래서 백신을 맞았다고 안심할 것이 아니라 우리 몸을 늘 건강한 상태로 유지해야 한다. 그래야 새로운 세균이나 바이러스의 침투에 대항할 수 있다.

상처나 감염이 생겼을 때, 이에 대처하는 약은 항미생물 제제이다. 종류도 다양하다. 나 역시 몇 가지 연고를 쓰고 있다. 그런데 항미생물 제제를 쓸 때는 주의하고 경계해야 할 것이 몇 가지 있다.

첫째, 가능한 사용을 자제해야 한다.

내성이 생기기 때문이다. 세균을 포함한 미생물들도 모두 생명체로서 환경에 적응하며 살아가는데, 그것이 내성이다. 인류가 빙하기 같은 혹독한 환경에서도 살아남아 개체를 불리면서 지금의 현생인류를 만들었듯이, 항균제라는 혹독한 환경에서도 살아남는 세균은 있기 마련이다. 그리고 그렇게 살아남은 내성세균들도 우리 인류가 그랬던 것처럼 점점 개체를 늘려간다. 1940년대에 대량생산된 페니실린이 처음에는 거의 모든 감염에 효과를 발휘하는 기적의 약이었으나, 지금은 거의 모든 세균들이 페니실린 내성을 획득했다. 그래서 처음의 페니실린은 의사들이 처방하지도 않으며 생산되지도 않는다. 페니실린을 더 강하게 만든 항균제가 생산되고 처방될 뿐이다. 하지만 더 강한 약에도 세균들은 적응할 것이다. 심지어 인류가 개발한 어떤 항균제에도 저항하는 막강한 세균이 이미 등장했다. 그렇다고 새로운 항균제가 곧바로 개발되는 것도 아니다. 세균의 적응 속도를 항균제 개발 속도가 따라잡지 못한다. 이 경쟁에서 인간이 뒤처지기 시작한 것은 이미 오래 전이다.

항생제 내성이 이렇게 퍼진 것은 우리가 항생제를 너무 쉽게 생각한 탓이다. 1970~80년대까지만 해도 우리나라는 물론 전 세계적으로 항생제를 만병통치약처럼 생각했다. 감기 같은 사소한 감염에도 항생제가 처방되었고, 항생제를 먹은 가축들이 더 빨리 자란다는 것을 알아챈 축산업자들은 사료에 항생제를 넣었다. 1970년대에 고등학생이었던 나 역시 감기에 걸릴 때마다 항생제가 포함된 약을 처방받아 먹었다. 항생제에 대한 경계심이 커진 지금도 세계적으로 보면 50% 가까운 항생제들이 불필요하고 올바르지 않게 처방되고 있는 실정이다.[1]

감기에 걸리면 바이러스는 우리 기관지의 점막을 헐게 한다. 헤르페스에 감염되면 입술이 허는 것과 같다. 입술이나 점막이 허는 것은 세균들에게는 우리 몸속으로 침투할 기회가 된다. 이를 빼서 구강 점막이 찢어지고 피가 날 때나 산을 오르다 상처가 날 때에도 마찬가지다. 미생물 입장에서 보면 감기나 치과에서 하는 간단한 시술이나 작은 상처 등이 완전히 같은 상황이다. 점막이나 피부가 열려 외부 미생물이 몸안으로 침투할 수 있는 환경이 만들어진 것이다. 그럼 이때 서둘러 항균제를 먹어야 할까? 그러지 말자는 것이다.

특히 입속에 생긴 상처는 피부에 난 상처보다 훨씬 더 잘 아문다. 침에는 히스타틴이라는 치유촉진 물질이 포함되어 있는데다가 구강점막 세포의 교체속도가 피부보다 빠른 덕이다. 그래서 나는 염증이 없는 경우에는 이를 빼거나 심지어 임플란트 수술을 한 후에도 항균제를 처방하지 않는다. 이미 오래 전부터 그렇게 해왔다. 우리 눈에는 보이지 않지만 미생물은 공기로 음식으로 피부 접촉으로 늘 우리 몸을 오간다. 게다가 이제 가벼운 감기에 항균제를 처방하는 것을 경계하는 분위기가 사회적으로 널리 퍼져 있다. 심지어 사회적 지탄의 대상이 되기도 한다. 이를 빼는 경우도 마찬가지여야 한다. 염증이 없는데도 항생제를 처방하는 것에 의사도 환자도 주의를 기울여야 한다.

항균제를 먹어야 할지 말아야 할지를 판단하는 것은 쉬운 일이 아니다. 감염이란 미생물과 우리 몸의 면역력이 서로 다이나믹하게 다투며 진행하는 일인데, 미생물이 어느 정도의 속도로 증식할지 또 우리 몸의 면역력이 얼마나 튼튼하게 미생물을 막아줄지 알 수 없다. 이런 애매한 상황인 경우 의사들은 대개 항균제를 처방하는 쪽을 택한다. 감염의 책임으로부터 벗어나고 싶기 때문이다. 하지만 그것이 가져올 내성균에 대한 책임은 아무도 지지 않는다.

우리 몸은 늘 미생물에 노출된다. 심지어 우리 몸에는 체세포보다 훨씬 더 많은 세균이 산다. 그래서 우리는 호모사피엔스라는 거대 다세포 동물인 동시에 함께 사는 미생물들과의 공생체인 통생명체(holobiont)이다.[2] 우리 몸안에서는 우리 몸과 미생물들의 끊임없는 긴장과 화해가

지속된다. 역설적이게도 다이나믹하면서도 안정적인 균형이 유지되는 공간인 것이다. 그래서 늘 탈이 날 수 있다. 미생물이 힘이 세지거나 우리 몸의 면역이 약해지면 곧바로 기침이 나오고 입술이 부르트고 열이 난다. 그러더라도 우리 몸은 스스로 회복할 능력을 가지고 있다. 그렇지 않았다면 우리는 지금 현재 이 자리에 존재할 수 없다. 기나긴 진화과정에서 혹독한 환경변화와 미생물들과의 충돌과 화해를 수없이 겪으며 강해진 유전자가 개체수를 불려 우리가 지금 여기에 있는 것이다.

우리의 생명활동은 불완전하면서도 또한 위대하다. 생명을 보존하고 건강을 유지하는 과정은 늘 아슬아슬하면서도 균형을 잡으며 유지된다. 그것을 믿자. 좀더 여유로운 마음으로 너무 빨리 생명과정에 개입하지 말아야 한다. 그것이 미생물의 역습이라는 부메랑을 줄일 수 있는 길이다.

둘째, 항미생물 제제는 용도에 맞게 써야 한다.

미생물은 세균, 고세균, 진균, 원생생물, 심지어 바이러스까지 다양하기 때문에 그에 맞춰 써야 한다는 것이다. 얼마 전 지인이 입술이 부르터서 피부과에 가서 항생제를 처방받았다고 한다. 아마도 그분은 그것이 헤르페스 감염증이라는 것을 알지 못했을 것이다. 하지만 피부과 의사가 항생제를 처방한 것이 사실이라면 큰 잘못이다. 헤르페스는 바이러스이고 우리가 흔히 말하는 항생제는 정확하게는 세균 잡은 항균제이기 때문이다. 헤르페스에 항생제를 처방하는 것은 완전한 헛발질이다.

우리 몸에 사는 미생물은, 크게 바이러스, 세균, 고세균, 곰팡이(진균)

등으로 구분할 수 있기에, 약국에는 크게 3가지의 약이나 연고가 준비되어 있다. 이에 대한 구분이 필요하다.

① **항바이러스 제제** : 나 역시 피곤하면 입술이 자주 부르트기 때문에 항바이러스 연고를 준비해 둔다. 헤르페스는 우리 몸에 늘 잠복해 있다가 우리가 피곤할 때 모습을 드러내 입술을 물어뜯는다. 입술이 부르트기 시작하면 1주일 넘게 가기 때문에 증상을 줄이고 기간을 단축하기 위해 바른다. 하지만 대표적 항바이러스 제제인 아시클로버(Acylovir) 역시 내성이 커진 상태라, 프로폴리스 스프레이 등으로 대체중이기도 하다.[3] 무엇보다 헤르페스는 몸이 피곤하니 쉬라는 신호로 받아들인다.

② **항진균제**(antifungusl) : 발에 무좀이 있을 때 바른 약이다. 무좀을 만드는 주범은 실처럼 생겼다고 해서 사상균(絲狀菌)이라 하는 곰팡이, 즉 진균이다. 사상균은 발은 물론, 두피, 사타구니, 심지어 손발톱 피부 곳곳을 감염시킨다. 비듬을 만드는 것도 말라세지아라는 진균이다. 항진균제는 이런 데 바른다.

③ **항세균제 = 항생제** : 마지막 하나는 상처가 나면 먹거나 바르는 연고이다. 우리 피부에 가장 많이 사는 미생물은 세균이기 때문에 상처가 나면 항생제가 포함된 연고를 흔히 사용한다. 그래서 텔레비전 광고나 약국에서 가장 흔하게 볼 수 있는 연고이기도 하다.

이 외에 많이 쓰는 연고는 스테로이드 연고이다. 아토피 피부염에 사용하는 것으로 항염제(anti-inflammatory)의 일종인데, 이것은 미생물을 향한 약이 아니다. 염증 반응이 심할 때 우리 몸의 반응을 가라앉히는 약이다. 염증은 외부 미생물의 침투나 상처에 대응해서 우리 몸이 방어나 치유를 위해 반응하는 것인데, 반응이 너무 심해지면 오히려 우리 몸을 상하게 하므로 너무 심해지지 않도록 말리는 것이다. 항미생물 제제가 우리 몸에 침투한 미생물을 향한 것이라면, 이것의 목표는 정확히 반대로 우리 몸을 향한 것이다.

덧붙여, 우리가 보통 소염제 혹은 소염진통제라고 부르는 것이 항염제이다. 하지만 소염제라는 이름은 적절하지 않다. 이름에서 그 의미가 쉽게 드러나지 않기 때문이다. 염증과 관련해서 사용하는 약에서 항생제

〈표 1〉 항미생물 제제의 종류와 작용

항미생물 제제	작용	예
백신 vaccine	약하게 만든 세균이나 바이러스를 미리 맞아 우리 몸이 내성을 갖게 함	대상포진 예방주사
항균제 anti-bacterial	세균의 세포벽을 깨거나 유전자나 단백질 합성을 방해	상처 났을 때 바르는 연고, 여러 항생제들, 구강 가글액
항바이러스제 anti-viral	바이러스의 복제 방해	입술 부르트는 데 바르는 연고(Acyclovir), 타미플루, 면역 글로불린 제제 인터페론
항진균제 anti-fungal	진균의 세포벽을 이루는 글루칸의 합성 효소를 방해하거나 DNA 합성 방해	항 진균 연고, 니스타틴, 암포테리신(amphotericine)
항원생물제	유전자나 단백질 방해	일부 항생제(메트로니다졸), 항아메바제

는 항균제로, 소염제는 항염제로 바꾸어 부르는 것이 정확한 표현이다.

약은 정확하게 그 용도에 맞게 써야 한다. 미생물들도 종류가 다양하기 때문에 그에 맞게 써야 효과가 있다. 그렇지 않으면 병을 치유하기는커녕 오히려 더 키울 수 있다. 예를 들어 바이러스 감염에 항생제를 쓰면 오히려 바이러스가 더 증식할 수 있다는 연구도 있다. 항생제의 과용에서 오는 내성균 역시 개인은 물론 인류 전체에 치명적인 위협이 될 수 있다.

셋째, 약은 마지막 선택이어야 한다.

항미생물 제제를 사용해야 할 때에도 약을 먹는 것은 가능한 마지막 선택이어야 한다. 장 미생물 때문이다. 우리가 먹는 항균제는 장에서 흡수되어 혈관을 통해 전신으로 돌다가 문제의 장소에 도달해서 세균을 공격한다. 그런데 예컨대 입에 염증이 있어 항균제를 먹는다면, 항균물질 배달과정에서 장 미생물에 치명적인 타격을 줄 수 있다. 음식의 소화는 물론, 우리 몸 전체의 면역을 증진시키고, 심지어 기분과 정신 상태에까지 영향을 미친다는 장미생물 군집에 일대 교란이 일어나는 것이다. 이것을 피하기 위해 항균제 복용을 최소화하자는 것이다. 이를 위해 나는 항균제를 처방할 때도 먹는 약보다는 근육주사를 선호하는 편이다. 치과 시술의 특성상 항균제를 장기적으로 투여하는 경우는 드물기 때문에 이런 방법을 쓰기 유리한 면도 있다.

가장 좋은 방법은 국소적으로 해결하는 것이다. 연고와 구강 가글액을 이용하는 방법이다. 잇몸 부위에 염증이 생겨 병원을 찾은 환자에게 나는 우선 그 부위를 깨끗이 하는 시술을 한 다음 항균 가글액과 항균치약을 권한다. 그리고 푹 쉴 것을 권한다. 웬만한 염증은 이 정도로도 많이 완화된다. 만약 며칠이 지나도 염증이 가라앉지 않거나 더 커지면, 먼저 항염제를 처방하고 그래도 안 되면 그때 가서야 항균제를 처방하는 식이다. 이런 방법은 시간이 많이 걸린다. 또 결과적으로 환자들이 고생을 더 하는 경우도 있다. 빨리 낫기를 바라는 성질 급한 환자들은 불평을 하기도 한다. 하지만 나는 이런 과정이 생물학적 원리에도 맞고 장기적으로 환자나 의사 모두에게 좋은 방법이라고 믿는다.

입술 헤르페스(입술포진, 구순포진)가 생겼을 때, 프로폴리스 스프레이 vs 아시클로버의 효과

6

치과치료와 수면치료

내 첫 위내시경 경험은 끔찍했다. 20년 전쯤이었는데, 수면마취 없이 위내시경을 받았기 때문이다. 내시경 튜브가 목으로 들어오자 토할 것처럼 꿀럭꿀럭거리기 시작했고, 단 몇 초도 더 참아내지 못할 것 같았다. 다행히 경험 많은 내과의사 선생님과 간호사 덕에 겨우 끝마치긴 했지만, 완전히 기진맥진해진 나는 다시는 하고 싶지 않았다. 수면 내시경이 나오면서 상황은 완전히 바뀌었다. 위내시경을 해본 사람들은 모두 공감할 텐데, 잠깐 자고 일어나면 끝이 나 있다. 프로포폴(propofol)이라는 약 덕분에 공포나 고통, 그리고 그에 대한 기억 없이 필요한 시술을 마칠 수 있다. 내시경을 하는 동안 내가 계속 몸을 움직이며 버둥댔다는 간호사 선생님의 핀잔이 좀 무색하기는 했지만 말이다.

방법과 약제는 다르지만 치과에서도 수면치료를 한다. 특히 아이들이나 장애인처럼 행동을 통제하기 어렵거나, 임플란트 시술처럼 시간이 많이 걸리는 진료에 유용하다. 수면치료로 임플란트를 시술한 분께 여쭈어보았다. 다음에 또 임플란트를 하게 되면 어떤 방법을 선택할 것이냐고. 그 분은 나에게 네 차례 임플란트 시술을 받았는데, 처음 세 번은 국소마취로 하고 네번째는 수면치료로 시술했다. 그분은 주저없이 당연히 수면치료를 선택할 것이라고 대답했다. 내가 공포와 고통 없이 수면내시경을 했던 것처럼, 그분도 마취할 때 좀 따끔거리는 것 빼고는 기억이 없어 좋다는 것이다.

치과 치료가 겁나는 이유는 치료받는 동안 언제 어디서 아프고 시릴지 모른다는 것일 테다. 나 역시 치과 치료를 많이 받아보아 그 마음을 잘 안다. 치료 부위에 마취를 해도 다른 부위에는 여전히 감각이 살아 있다. 큼지막한 드릴과 날카로운 기구가 오가고, 입속에서 천둥 같은 소리가 난다. 긴장을 하지 않으려야 않을 수 없어 치료를 끝나면 등이 흠뻑 젖고 뒷목이 뻣뻣해진다. 이런 느낌을 함께 일하는 치과의사나 직원들에게 자주 얘기하며 치료하는 동안 좀더 주의를 기울이도록 당부하지만, 단단한 이와 예민한 입속을 대상으로 하기 때문에 피치 못할 때가 많다.

특히 어린 아이가 이런 시술을 받기는 더욱 쉽지 않을 것이다. 스스로 행동을 통제하기에 아직 어리고 경험이 없는 아이들은 치료 중에도 늘 움직이고 버둥댄다. 침을 뱉어내고, 치료한 부위를 씻어내기 위해 작은 기구로 쏘는 물을 다른 기구로 빨아들이기 전에 토해내기도 한다. 20년 전 처음 개원했을 때는 유치를 뽑기 위해 아이의 몸을 패디랩(Pedi-Wrap)이라는 그물로 묶기도 하고, 모든 직원이 매달려 아이를 붙잡기도 하고, 소리쳐 혼내기도 하고, 심지어 치과 밖으로 도망가는 아이를 쫓아간 적도 있다. 나에게도 힘든 기억이지만, 아이 입장에서는 나와는 비교도 되지 않을 만큼 끔찍한 기억일 것이다.

어릴 때 이런 경험을 하면 그 기억은 저장된다. 치과공포증(Dental Phobia)이라는 말이 있을 정도다. 이런 사람들은 치과라는 말만 들어도 긴장한다. 치료 상담을 받으려고 처음 치과에 오시는 분을 만날 때, 내가 가장 먼저 신경 쓰는 것은 그 사람의 표정이다. 혹 치과공포증이 있는지를 살피는 것이다. 만약 그런 느낌이 조금이라도 들면 미리 얘기한다. 오늘은 아무것도 하지 않고 그냥 얘기만 할 거라고. 그렇게 말해도 표정이 쉽게 풀리지 않는 사람도 있다. 아니다 다를까, 얘기를 마치고 진료실을 나가면서 한마디 던진다. 이렇게 얘기만 하는 것도 무섭다고.

기본적으로 몸속으로 뭔가가 들어오면 즉시 반사신경이 작동한다. 산행을 하다 가늘고 작은 나뭇가지에라도 찔리면 바로 움츠러든다. 해당 부위의 손상된 세포에서 시작되는 일련의 반응과 감각신경이 상황을 바로 뇌로 전달하고, 뇌는 반사적으로 운동신경을 작동해서 그 부위를 움츠러들게 한다. 위험을 회피해서 스스로를 지키려는 당연한 본능이다.

이런 통증과 반사는 진화과정에서 모든 생명체가 당연히 만들어야 할 능력이고, 그렇지 못한 생명체는 도태될 수밖에 없다. 히말라야 안쪽 파키스탄 어딘가에 통증을 전혀 못 느끼는 가족이 살고 있다고 하는데, 이들은 서커스장에서 쇠고챙이로 손바닥을 뚫는 묘기를 보여준다고 한다. 생존을 위해 하는 일이겠지만, 이 가족이 긴 진화과정에서 개체를 불릴 가능성은 없다. 쇠고챙이로 손을 찌를 수 있고 치과치료를 좀 더 잘 받을 수 있다는 잇점을 자연선택에 우월한 진화적 특질이라 하긴 어렵지 않겠는가.

　인류 역사상 요즘처럼 우리 몸을 찔러대는 시대는 없었다. 생명체 역사상에도 없었다. 병원의 수술장은 우리 몸을 베고 찌르고 집어넣고 잘라내는 곳이다. 통제된 방법과 기술이 엄격히 적용될 뿐, 행위로만 보면 생명에 가하는 영향은 똑같다. 산행을 하다 나뭇가지에 찔릴 때나 수술을 받을 때나 우리 몸의 감각신경과 뇌는 이 모든 것을 감지하고 반사한다. 그리고 우리 몸의 모든 세포들, 특히 면역세포들은 이 자극을 몸이 감당해낼 정도로 낮추기 위해 나선다. 그래야 스스로를 지키고 유지할 수 있다.

　치과의사가 이발사에서 분리되어 본격적으로 치과(Dentistry)라는 것이 성립된 것은 200년도 채 되지 않는다. 당연히 치과에서 치료받을 때의 자세나 시술 자체가 매우 부자연스럽다. 그동안에 치과용 의자도 많이 개선되었고, 드릴도 좋아졌고, 다른 치료기구도 개선되었다. 치의학은 빠른 속도로 체계화되어 방대한 지식과 기술을 갖추면서 보다 생명친화적인 진료를 시도하고 개발해 가고 있다. 하지만 그럼에도 치과치료 역시 입속에 뭔가를 집어넣고 찔러대고 갈아대고 잘라내고 붙이고 꿰매는 과정이다. 인간이라는 생명체로 보자면 산행을 하다가 나뭇가지에 찔리는 것과 수술은 전혀 다르지 않다. 반사신경이 작동되는 것이 너무나 당연하다. 치과공포증 역시 마찬가지다.

　게다가 치아와 입 부근이 매우 민감하다. 1장에서 본 호문쿨루스 그림을 떠올려보라. 뇌의 신경이 어느 부위를 어느 만큼 영향을 미치는지를 보여주는 그림이다. 호문쿨루스에서는 입과 입술, 혀가 기묘할 정도로 크게 묘사되어 있다. 그만큼 뇌가 입과 입술, 혀에 신경을 많이 쓰고 있다는 것이고, 역으로 보면 그만큼 그 부위가 예민하다는 것이다. 키스를 하면 온몸이 흥분되고, 단골집 주방장이 바뀐 것을 바로 알아내고, 치통으로 밤잠을 이루지 못하는 데에는 생물학적 근거가 있다. 치과 치료가 힘든 것도 마찬가지다.

더욱이 통증은 그 자체로 문화적 현상이기도 하다. 동일한 자극이라도 우리 할아버지에 비해 우리 아들이 느끼는 통증의 정도가 훨씬 크다. 생물학적으로는 동일한 반응을 거쳐 뇌에 전달되는 통증일 텐데도 뇌가 느끼는 주관적 정도가 현대로 올수록 훨씬 크다는 것이다. 사자에 물리고 검에 찔렸던 로마시대 검투사들이나 술 한 잔으로 화살촉을 빼는 수술을 받는 중국의 관우 역시 매우 고통스러웠겠지만, 그들이 느꼈을 고통은 현대인이 상상하는 정도보다는 약할 수 있다. 근현대로 올수록, 특히 1850년대 마취제가 개발되고 1890년대에 아스피린이 개발된 이후 통증은 일정 정도 통제가 가능해졌고, 이후 현대인은 일상생활에서 느끼는 통증에 더 민감해졌다.

그리고 통증의 기억은 저장된다. 뇌의 공포기억을 담당하는 편도체(amygdala)는 치과와 관련된 말을 듣거나 그와 같은 상황에 처하면 어린 시절 힘들게 받은 치과 치료의 기억을 다시 되살려낸다.[1] 그래서 파블로프의 개가 침을 흘리는 것처럼, 치과라는 말만 들어도 몸이 오그라든다. 최근의 뇌과학 연구는, 그런 자극들이 반복되면 신경세포인 시냅스들끼리의 신경전달과정이 변하고, 심지어 뇌의 모양도 변한다는 것을 보여준다. 후천적 자극에 의해 기억과 기억의 전달과 기억을 저장하는 뇌가 영향을 받는다는 것이다. 그런 기억이 있는 사람들은 통증에 대한 반응이 민감해져 작은 자극에도 훨씬 더 고통스러운 통증을 느낀다.

치과에서 수면치료할 때에는 미다졸람(midazolam)이나 레미마졸람(Remimazolam)이라는 약을 사용한다. 미다졸람은 1976년에 개발되어 현재까지 세계적으로 치과 수면치료에 가장 많이 쓰인다. 특히 최근 빠르게 사용이 확대되고 있는 레미마졸람(Remimazolam)은 2018년 미국에서 대장내시경 환자들을 대상으로 임상 3상을 발표한 후, 치과 진정 수면에도 응용되고 사용을 넓히고 있다.[2] 턱뼈에 박혀 있는 매복치 발치 수술을 하는 83명의 환자들을 대상으로 한 무작위 비교연구에서 레미마졸람은 미다졸람에 비해 수면효과가 빨리 나타나고, 반대로 수면에서 깨는 시간은 더 빠르며, 회복 시간도 더 짧다.[3]

미다졸람이나 레미마졸람은 내시경을 할 때 쓰는 프로포폴과는 많이 다르다.[4] 프로포폴은 깊은 수면에 빠지게 해서 의식이 없는 상태에서 내시경을 받게 한다. 하지만 치과 치료를 할 때에는 환자의 협조가 반드시 필요하다. 계속 입을 벌려주어야 하고 입속에 쏟아지는 피와 물과 침을 삼키지 않아야 한다. 그러려면 어느 정도 의식이 있어야 한다. 어느 정도는 의사소통이 가능하고 의식적인 행동도 가능한데 실제로는 수면상태여서 나중에 기억이 나지 않아야 한다. 치과에서는 이런 상태를 반 정도 자는 상태라는 의미로 '가수면'이라고 한다. 미다졸람이나 레미마졸람은 가수면이라는 이 절묘한 상태를 만드는 약이다. 나는 미다졸람 수면치료를 자주 하는데, 하면서도 늘 신기하다는 생각을 하게 된다.

물론 걱정이 전혀 없지는 않다. 드물게 치과에서 수면치료를 하다가 아이가 사망했다는 기사도 보도된다. 모든 의료행위가 그런 것처럼 부작용이 있을 수 있고, 마취나 수면은 특히 의식을 잠재우는 것이므로 의식회복 과정에서 생명과 직결된 부작용이 생길 가능성이 있다. 미다졸람 역시 마찬가지다. 하지만 현재까지 우리나라나 전 세계적으로 미다졸람은 다른 마취제나 수면약에 비해 부작용 보고 사례가 훨씬 적다. 또 실제 의료사고가 나는 경우는, 환자가 반사반응이 덜 발달한 아이들이거나 미다졸람만이 아니라 프로포폴과 같은 더 강한 약을 쓴 경우가 많은 것이 현실이다. 최소한 내가 알기로, 미다졸람은 현재까지 사용가능한 수면제제 중 가장 안전한 약이다.

나는 위내시경을 한다면 당연히 수면 내시경을 택할 것이다. 마찬가지로 나를 찾아오는 환자가 치과 치료에 공포를 느낀다면, 수면치료를 권하고 싶다. 약은 가능한 최소로 쓰는 것이 좋다. 하지만 공포와 통증이 몸에 미치는 영향이 몸의 통제를 벗어날 정도로 크다면, 미다졸람 수면치료를 하지 않을 이유가 없다. 치과는 가볍게 이용해야 한다. 그러려면 치과가 무섭지 않고 편안해야 한다. 치과가 정히 무서운 분이라면 수면치료를 생각해 보길 바란다.

치과공포증과 수면치료 약물 :
레미마졸람 vs 미다졸람 vs 프로포폴

결론을
대신하여

나의 오류,
과학의 정정

치과의사로서 보낸 지난 27년 동안 미생물에 대한 나의 태도를 한마디로 표현하면 '박멸'이었다. 소독(消毒)이라는 말 자체가 독을 만드는 세균을 소멸시켜 버리겠다는 뜻이다. 지난 세월 동안 내게 입속과 몸속의 미생물들은 충치와 잇몸병과 감염을 일으키는 것으로만 인식되었다. 그래서 드릴과 날카로운 기구와 소독용액과 항균제를 이용해 미생물을 박멸하는 것이 나의 임무라고 생각했다. 학교에서도 세균이 충치를 만들고 잇몸병을 만든다고 배웠다. 그런 녀석들을 제거하는 것, 또 눈으로 보이지 않는 그 녀석들을 포함하는 물질(충치, 플라크, 고름)을 제거하는 것이 나의 일이었다.

10년 전에 다시 시작한 미생물 공부는 나의 인식과 생활과 일을 모두 흔들어 놓았다. 최근의 미생물 연구들은 전혀 다른 얘기를 하고 있기 때문이다. 물론 미생물 중에는 우리 몸에 문제를 일으키는 것들도 많다.

충치와 잇몸병을 만들고, 감기와 폐렴을 일으키며, 배탈과 설사를 일으킨다. 더 나아가 위암과 간암처럼 치명적인 질병을 만들기도 한다. 역사적으로 보아도 미생물들은 수없이 많은 전염병들을 만들어 고비고비마다 수많은 생명들을 앗아갔다.

그렇다고 해도 유해균은 전체 미생물로 보자면 극히 일부에 지나지 않는다. 우리 몸을 괴롭혀서 질병을 일으킬 때에만 우리에게 포착되고 의식될 뿐이다. 우리 눈에 띄지 않지만 이 지구와 자연에는 헤아릴 수도 없이 많은 미생물이 서식한다. 미생물은 태초에 지구가 생기고 가장 먼저 생긴 생명이고, 진화에 진화를 거듭하며 현재까지도 생명의 근원으로서 자리한다. 우리 몸 역시 수많은 미생물들의 서식처이고, 그들은 우리의 소화를 돕고 면역을 키우며 다른 유해균들을 견제하여 우리 건강을 지킨다.

지난 시간 동안 내가 일상에서 싸워온 유해균들은 우리 몸에 살고 있는 미생물 전체에 비하면 역시 극히 일부에 지나지 않는다. 또 내 의도와 상관없이 내가 진료행위를 통해 한 일은 미생물 박멸이 아니었다. 미생물 박멸은 이룰 수도 없고 이루어서도 안 되는 목표였다. 우리 몸 어느 곳도 미생물로부터 자유로운 공간은 없다. 강력한 항균제를 사용한다고 해도 살아남는 미생물은 있고 그들은 다시 개체를 불리기 시작할 것이다. 입속이나 피부, 폐, 장에 사는 미생물 모두가 마찬가지다. 미생물을 상대로 20년 동안 싸워온 나는 심하게 얘기하면 자신이 한 일을 실제보다 훨씬 크게 부풀려 인식하는 돈키호테였을지도 모른다.

미생물 공부를 통해 내가 다시 내린 결론은, 우리 몸 미생물은 박멸과

격퇴의 대상이라기보다는 적절한 관리와 공존의 상대라는 것이다. 구강에는 특히 유해균들이 많이 살고 그래서 구강위생이 중요하기는 하지만, 바로 그렇기 때문에 적절한 관리와 공존이 더 중요하다. 항생제와 같은 약에 의존할 것이 아니라, 매일 하루 3번 하는 잇솔질의 의미를 다시 새기며 중요한 생활습관으로 삼자는 것이다. 잇몸이 안 좋은 경우 약을 떠올릴 게 아니라, 가벼운 치과 이용으로 치과의사나 치과위생사를 건강관리의 파트너로 삼자는 것이다.

이 같은 나의 인식변화는 인류 전체가 지난 200년 동안 겪었던 미생물에 대한 태도 변화의 압축판이기도 하다. 인류의 선각자들이 질병에 보이지 않는 그 무엇이 작용한다는 것을 감지하고 생활환경에서 미생물을 줄이기 위한 활동을 시작한 것이 19세기 중반이다. 상수도와 하수도를 깔아 깨끗한 물을 먹게 하고 폐수를 관리함으로써 전염병을 예방하고, 손 씻기를 강조하고 잇솔질의 필요성을 느끼기 시작한 것도 그 인근이다. 이후 19세기 후반 미생물학의 황금기를 열어젖힌 미생물학의 아버지 코흐의 출현은 그런 활동의 연장이었다. 코흐는 질병이 세균으로부터 왔다는 세균감염설을 확실한 이론으로 확립하고 그를 증명함으로써, 병을 예방하기 위한 백신을 개발할 수 있게 했다.

하지만 그 시대에도 코흐와 반대되는 의견을 내는 사람이 있었다. 프랑스의 생리학자이자 근대 실험의학의 시초라 할 수 있는 클로드 베르나르(Claude Bernard, 1813~1878)이다. 췌장이나 간의 기능, 혈관 시스템을 연구한 그가 주목한 것은 우리 몸 내부의 안정이었다. 그는 우리 몸의 내부 환경이 안정되어야 건강하고 독립적인 생명을 이어갈 수 있다고 생각했다. 우리 몸은 미생물을 포함해 늘 외부 환경에 노출되지만, 그에 대항하여 끊임없이 안정적인 상태를 찾으려 한다. 밖에서 오는 미생물에 주목한 코흐에 반해 베르나르는 안이 더 근본적임을 강조했다.[1]

돌아보면 20세기는 코흐가 완승한 시대였다. 세균감염설은 세균 잡는 약물의 개발에 수많은 과학자들이 뛰어들게 만들었다. 결과적으로 항생제가 발견되었고, 대량생산이 시작된 1940년대에 수많은 목숨을 살림으로써 기적의 약으로 떠올랐다. 바야흐로 항생제 시대가 열린 것이다. 내가 대학을 다니던 1980년대만 해도 항생제를 지칭하는 '마이신'은 거의 만병통치약처럼 대접받으며 감기를 포함해 조금만 불편해도 사람들이 찾는 약이었다.

하지만 21세기 들어 코흐와 베르나르의 대결에서 판세가 역전되고 있다. 최근의 미생물학은 미생물에 대한 관점을 근본적으로 바꾸고 있기 때문이다. 우리 몸은 우리 몸을 터전 삼아 살아가는 수많은 미생물들과 공존하는 존재, 통생명체(holobiont)라는 인식이 확산되고 있고, 그에 따라 질병, 특히 감염성 질병을 이해하는 방식도 바뀌고 있다. 질병은 외부 미생물의 침입으로 생기는 것이 아니라, 원래 우리 몸에서 살던 미생물 군집의 평형이 깨질 때, 또 미생물 군집과 우리 몸 사이의 긴장과 평화가 깨질 때 생기고 심해진다는 것이다. 한마디로 말해, 우리 몸 자체의 안정과 균형이 더 근본적이라는 말이다. 베르나르가 승기를 잡은 것이다.

그런데 21세기가 시작되고 20년도 채 되지 않은 기간 동안 마치 데자뷔처럼, 생명과 건강에 대한 기대와 정정이 압축적으로 반복되고 있는 곳이 또 있다. 바로 유전자 분야이다. 2003년 당시 미국 대통령이었던 클린턴이 유명한 과학자들을 배석시키고 의기양양하게 발표한 인간게놈프로젝트의 완성은, 인류가 곧 개개인에 맞는 맞춤의학시대를 열 것이라는 기대를 한껏 높여 놓았다. 질병의 원인은 유전자에 있고 유전자를 완벽히 해독했으니, 질병의 원인이 해독된 것이라고 생각한 것이다. 곧 질병을 잡을 수 있을 것이라는 기대를 하는 것은 당연해 보였다. 하지만 그 이후 15년이 지난 지금 상황은 어떤가?

물론 특정 유전자로 인해 발생하는 유전질환의 정체를 밝히는 데에는 일정 정도 성공을 거뒀다. 안젤리나 졸리는 유방암을 예방하기 위해 자신의 유방을 절제했는데, 그런 결정을 하게 한 BRCA 유전자처럼, 특정 질환에 더 민감한 유전자들이 하나의 가능성으로 제시되기는 했다. 하지만 여전히 우리는 아프고, 질병의 원인은 여전히 오리무중이다. 나의 유전자에 맞는, 나만을 위한 음식과 약은 여전히 저 멀리 있어 보인다. 왜 그럴까?

기본적으로 DNA는 흔히 말하는 '내 몸을 만드는 청사진 혹은 마스터플랜'이 아니기 때문이다. 비유하자면, DNA는 말랑말랑한 밀가루 반죽이라고 할 수 있다. 반죽을 어떤 모양으로 얼마나 높은 온도에서 굽느냐에 따라 빵도 되고 쿠키도 될 수 있는 것처럼, DNA 역시 세포 안에서 무수히 많은 변화과정을 거치고 그 과정에 수많은 환경과 적극적인 상호영향을 주고받으며 다른 양상으로 발현된다. 완전히 같은 유전자를 가지고 태어난 일란성 쌍둥이들도 자라는 동안 접하는 환경에 따라 생김새나 건강 상태가 달라진다. 이는 환경에 따라 유전자의 발현 양상이 달라진다는 뜻이다. 그래서 우리 몸과 환경이 일상적으로 주고받는 상호 영향이 중요하다. 인간게놈프로젝트 발표 이후 더 빠르게 발달한 후성유전학(epigenetics)이 이런 근거를 쌓아가고 있는 중이다.

그리고 2010년을 지나면서 발달의 속도를 높인 미생물학은, 후성유전학이 말하는 환경 중 가장 중요한 것은 우리 몸 미생물임을 밝힌다. 우리 몸에 서식하는 미생물이 우리 몸이나 세포와 가장 밀접한 환경을 이루고 있으며, 따라서 유전자에 영향을 미치는 가장 중요한 환경이라는 것이다. 게다가 미생물은 그 자체가 늘 변화한다. 그들이 살아가는 우리 몸이 우리가 먹고 숨쉬고 사는 동안 늘 변하지 않는가. 그만큼 미생물도 변하고, 그에 대응하는 우리 몸 역시 변한다. 아무리 유전자가 중요하다 하더라도 우리 몸은 환경과의 적극적인 상호작용으로 생명과정을 이어가는 것이다.

조금만 길게 보면 과학은 절대적인 진리가 아니다. 어찌 보면 과학은 늘 오류투성이였다. 그래서 늘 수정되고 늘 새로운 관찰과 이론이 등장했다. 스스로 틀릴 수 있음을 인정하는 것, 새로운 관찰과 이론으로 스스로를 수정해가는 것, 이것이 과학의 미덕이고 힘이다. 현재의 미생물학 연구가 제시하는 지식의 힘은 지난 200년간의 과학이 상당한 오류를 포함하고 있었다는 것을 보여준다. 또 지난 20년간 내가 벌인 미생물과의 전쟁에 상당한 수정이 필요하다는 것을 얘기해준다. 그런 과학적 지식을 접할 수 있음이, 새로운 지식으로 지금의 나를 지속적으로 수정해갈 수 있음이 기쁘고 감사할 따름이다.

부록

입속 미생물 관리의 대안

지금부터는 입속 미생물 관리의 대안이 될 수 있는 생약성분에 대해 소개하려고 한다. 프로폴리스나 프로바이오틱스, 박테리오신 등은 구강관리의 대안으로 주목받고 있어, 이미 연구가 상당히 진척되어 효과를 뒷받침하는 근거가 단단하다. 이 외에도 대안으로 거론될 수 있는 생약성분들이 몇 가지 있다. 이 생약성분들은 프로폴리스나 프로바이오틱스만큼 근거자료가 충분하지는 않다. 그러나 인류가 이미 오랫동안 섭취했거나 사용해왔고, 또 일정한 안정성이 확보된 것들이다. 앞으로 좀 더 진전된 연구와 상품화를 기대하면서, 그 후보 물질들의 자료를 정리했다.

1

벌집 추출물, 프로폴리스

    프로폴리스는 벌이 나무의 수액을 모아 분비하는 수지질의 물질이다. 벌은 이것을 벌집의 작은 틈을 메우는 데 사용하여 외부의 미생물로부터 스스로를 보호한다. 채취할 수 있는 양이 적고, 인위적으로 양을 늘리거나 합성할 수 없어 예로부터 귀하게 여긴 것이다. 서양에서는 기원전부터 인체 치료에 사용했다는 기록이 있을 만큼 민간약품으로 오랫동안 사용되었다. 마치 우리나라의 인삼과 같은 느낌이지 않을까 싶다.

    우리나라에 프로폴리스가 소개된 것은 1970년대이다. 벌꿀이 몸에 좋다는 것은 우리나라에서도 오래된 통설이고 벌을 키우는 농가나 양봉을 전문으로 하는 사람들은 우리 농촌에서 흔히 볼 수 있었다. 나도 어렸을 때 작은아버지가 벌을 키운 것을 기억한다. 그런데 벌을 키워 꿀만 채취했지, 벌집을 이루는 프로폴리스에 대한 관심은 없었다. 그러다 1996년부터 프로폴리스가 건강기능식품으로 인정받으면서 이에 대한 관심이 커졌다.

프로폴리스는 벌들이 주위 식물들의 꽃봉오리 등에서 채취한 물질을 자신의 타액과 섞어서 만드는 것이라, 지정학적으로 어디에서 채취하느냐가 중요할 수밖에 없다. 그래서 고온 다습하고 산림이 울창한 브라질의 프로폴리스가 세계적으로 가장 우수한 것으로 인정받고 있다. 그런데 우리나라의 프로폴리스가 더 낫다는 연구결과가 있다. 우리나라 여수와 철원에서 채취한 프로폴리스와 브라질 프로폴리스를 비교한 결과, 우리나라의 프로폴리스가 더 많은 페놀과 플라보노이드를 함유하고 있었고, 더 강한 항산화 효과를 나타냈으며, 피부 감염을 일으키는 세균인 황색포도상구균(*Staphilococcus aureus*)에도 더 좋은 항생효과를 보였다.[1]

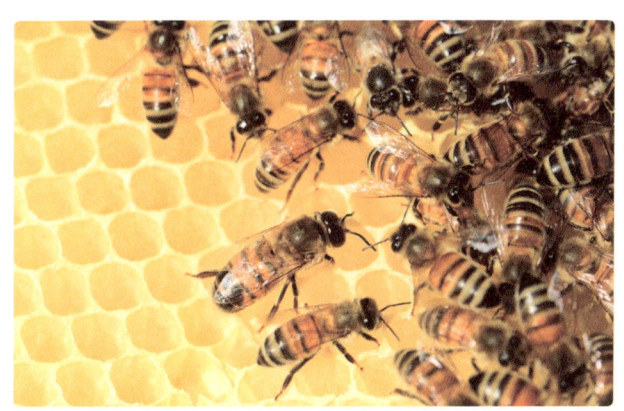

벌집에서 채집하는 프로폴리스

프로폴리스는 벌이 나무의 수액을 모아 분비하는 수지질의 물질로, 벌은 벌집의 작은 틈을 메워 외부의 미생물로부터 스스로를 보호하는 데 사용한다.

프로폴리스에 대한 현대적 의미의 과학적 접근은, 1960년대 폴란드의 과학자 스켈러(Scheller) 등이 시작했다고 한다. 이들은 에탄올을 이용해 프로폴리스를 추출하는 방법을 개발했고, 프로폴리스가 미생물로부터 인간을 보호하고 조직의 재생을 촉진한다는 것을 밝혔다. 또 프로폴리스에 항산화 효과가 있고, 방사선으로부터 인체를 보호해주며, 면역증강 효과가 있음도 보여주었다.[2]

2013년 대체의학 관련 저널인 〈근거 중심의 대체의학(Evidence based complementary and alternative medicine)〉은 프로폴리스에 대한 특집을 마련해 전세계 과학자들로부터 투고받은 연구결과를 정리했다. 이 자료에 의하면, 프로폴리스는 화상 등으로 손상된 피부의 재생효과가 있고, 항암작용이 있으며, 항염작용과 면역조절 효과가 있고, 항생제 효과도 있으며, 심지어 항우울제로도 쓰일 수 있다.

또 프로폴리스의 치과 이용에 대한 보고에는 프로폴리스가 입냄새 감소, 잇몸병을 일으키는 미생물의 제어, 치조골 흡수 방지, 시린이 방지, 입속 수술 후 치유의 촉진, 신경치료할 때 신경관에서 발견되는 세균인 패칼리스(*Enterococcus faecalis*)에 대한 항생효과 등 다양한 경우에 효과가 있음을 정리했다.[3] 그리고 브라질 프로폴리스가 함유된 치약이 입속 플라크 감소와 치주염 개선에 효과가 있음을 보여주는 보고도 있다.[4]

입속 세균에 대한 연구도 상당히 진척되었다. 무탄스(*S. mutans*), 진지발리스(*P. gingivalis*), 소브리너스(*Streptococcus sobrinus*) 등 입냄새 원인균에 대한 국내산 프로폴리스의 항균효과를 조사했더니, 진지발리스가 다소 저항적인 모습을 보였으나 그 외의 입냄새 원인균에는 항균작용이 강하게 활성화되는 것으로 나타났다. 또 프로폴리스의 농도가 진할수록 더 빠른 항균효과를 보여, 0.22mg/μL 농도의 프로폴리스를 첨가하였을 경우 4~6시간 안에 대부분의 균이 사멸했다.[5]

이 외에도 프로폴리스를 함유한 가글액과 함유하지 않은 가글액의 사용 후 입속 환경을 비교 분석한 결과가 인상적이다.[6] 0.5% 프로폴리스 함유한 가글액을 사용한 사람들에게 더 많은 침이 분비되는 것이 관찰되었다. 또 플라크가 덜 생겼고, 입속의 pH가 중성에 더 가깝게 유지되었으며, 입냄새에서도 많은 개선을 보였다. 이 연구들만 놓고 보자면, 프로폴리스는 침의 분비가 줄어들어 입냄새가 더 심한 노인분들에게 특히 좋을 듯하다.

이제 좀더 구체적으로 입속 미생물 관리를 위한 프로폴리스의 가능성에 대해 살펴보겠다.

잇몸병과 프로폴리스

최근 입속 미생물과 프로폴리스의 작용에 대한 연구가 활발하게 이루지고 있다. 대표적인 것은, 프로폴리스는 잇몸병을 일으키는 주요 세균들인 레드콤플렉스 세균(진지발리스, 포시시아, 덴티콜라)들의 성장을 강하게 억제하고 이들 세균이 세포에 부착하는 것을 방해하며, 무탄스 세균이 충치를 만드는 것을 억제한다는 것이다.[7]

플라크 억제 효과에 대한 연구도 눈에 띈다. 의사도 환자도 어느 것이 프로폴리스 용액인지 알지 못하는 더블 블라인드 테스트에서 프로폴리스 용액과 플라시보(placebo, 위약)로 3일간 양치하게 하고 4일째 플라크 검사를 했더니, 프로폴리스 용액이 플라시보에 비해 67.1%의 플라크 억제 효과를 나타냈다.[8] 또 3% 프로폴리스 에탄올 추출액을 함유한 치약이 치은염을 감소시키는 효과가 있음을 보여주는 연구결과도 있다.[9] 프로폴리스를 함유한 가글액이나 치약은 치은염이나 치주질환을 일으키는 병원성 세균의 성장을 막음으로써 잇몸질환에 치료 혹은 예방 효과를 내는 것으로 보인다.

프로폴리스가 함유되어 있고 점막에 어느 정도의 부착력이 있는 친수성 겔을 잇몸주머니에 넣으면, 치주질환의 치료에 효과적으로 쓰일 수 있다. 부가적으로 프로폴리스가 함유된 용액으로 잇몸 안쪽을 세척해준다면 스케일링을 포함한 치과치료시 더 좋은 효과를 낼 수 있다. 실제로 프로폴리스 함유 겔이 잇몸주머니 안에서 7일 정도까지 효과를 발휘할 수 있음을 보여주는 연구도 있다.[10]

또 스케일링 등 치과에서 이루어지는 전통적인 잇몸관리 방법과 프로폴리스를 함께 사용했을 때 효과가 배가된다는 보고도 있다. SRP 스케일링과 루트플래닝과 함께 프로폴리스 용액으로 잇몸주머니 안을 세척할 때 더 좋은 결과를 볼 수 있다는 것을 임상적, 미생물학적 연구로 보여주고 있다. 구체적으로 살펴보면, 임상실험에서 출혈이 줄었고 혐기성 미생물의 숫자가 줄어들었으며, 특히 더 많은 곳에서 진지발리스 세균의 비율이 내려갔다.[11]

심지어 쥐를 이용한 동물실험에서는 치조골 소실을 예방하는 효과도 보였다. 치주질환에 걸린 쥐에 프로폴리스를 먹였더니 치조골의 소실이 예방되었던 것이다.[12] 이것은 입속 특정한 장소에 넣어주는 것뿐 아니라 프로폴리스를 먹어 온몸으로 흡수되게 하면 치주치료에 더 효과적이라는 의미이다.

결론적으로, 프로폴리스를 정제로 만들어 먹고 겔 타입으로 만들어 잇몸주머니에 넣어주고 함유 치약이나 가글액을 일상적으로 쓰면, 잇몸 질환을 관리할 수 있을 것으로 보인다.

임플란트 주위 잇몸주머니와 프로폴리스

임플란트 주위를 감싸고 있는 조직은 치아를 둘러싸고 있는 치주조직과 비슷하면서도 다르다. 일단 임플란트든 자연치아든 턱뼈에 박혀 있다는 점과 입속에서 점막으로 덮여 있다는 점에서는 같다. 하지만 크게 두 가지 면에서 임플란트는 자연치아에 비해 약하다.

첫째, 임플란트는 생역학적 약점(biomechanical defect)을 갖는다. 자연치아와 치조골 사이에는 치주인대(periodontal ligament)라는 미세한 인대가 있는데, 임플란트에는 없다. 자연치아는 입을 다물고 꾸욱 씹어보면, 치아들도 꾸욱 눌리면서 미세하게 움직이는 느낌이 있다. 치주인대가 눌리면서 오는 느낌이다. 하지만 임플란트에는 이것이 없다. 치주인대라는 완충지대 없이 금속과 뼈 조직이 직접 접촉하고 있어서, 임플란트가 많은 사람들은 자연치아의 경우처럼 꾸욱 눌리는 느낌이 아예 없거나 훨씬 덜하다. 그래서 자연치아의 경우는 씹을 때 치주인대라는 완충지대를 통해 치조골로 충격이 전달되지만, 임플란트의 경우에는 충격이 바로 뼈로 전달된다. 상대적으로 임플란트가 충격을 흡수하는 데 불리할 수밖에 없다. 이것이 임플란트의 생역학적 약점이다.

둘째, 생물학적 약점(biological defect)이 있다. 자연치아의 경우 뼈를 덮고 있는 점막과의 접촉에도 방어막이 있다. 점막 안쪽의 결합조직

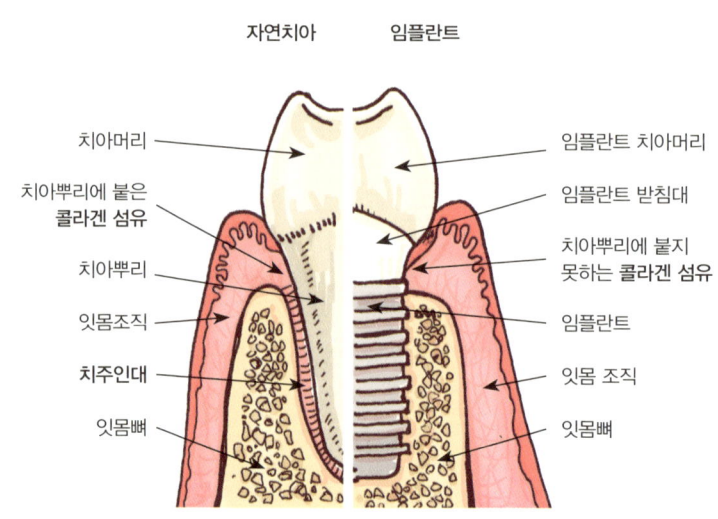

〈그림 1〉 임플란트의 약점

자연치아에는 치주인대가 있어 충격을 흡수해주고 콜라겐 섬유가 치아뿌리에 붙어 방어막 역할을 하는 데 비해, 임플란트에는 치주인대가 없고 콜라겐 섬유가 치아뿌리에 붙지 못한다.

(connective tissue) 안에 있는 콜라겐 섬유조직들이 치아의 뿌리에 붙는다. 그리고 이 조직들은 외부로부터 오는 병원성 세균들이나 염증반응에 저항하는 역할을 한다. 잇몸주머니가 생기고 깊어져서 인체가 침습당하는 것을 방어한다는 것이다. 하지만 임플란트에는 이것이 없다. 임플란트 표면과 점막을 연결해주는 콜라겐 섬유조직 방어막이 없다는 것은 그만큼 미생물이나 염증반응에 취약하다는 것을 의미한다. 그래서 염증이 없는 경우에도 임플란트 주위의 잇몸틈새 깊이는 자연치아에 비해 깊다. 세균이 더 잘 침범할 수 있는 환경인 것이다. 이것이 임플란트의 생물학적인 약점이다.

게다가 임플란트 위에 붙어 있는 인공치아 구조물 주위에도 세균막인 바이오필름이 늘 존재한다. 그러다가 입속 미생물의 평형이 깨지거나 골대사에 이상이 생기거나 전신의 면역력이 약해지면, 임플란트 주위 잇몸 안에서는 여러 변화와 함께 염증반응이 나타난다. 이를 '임플란트 주위 점막염증(peri implant mucositis)'이라고 한다. 3장에서 설명한 것처럼 점막염증은 8년 이상된 임플란트의 60.2%에서 나타났다.[13] 게다가 표면의 점막을 넘어 임플란트 주위 치조골의 흡수까지 나타난 경우는 12.0%에 달했다.

또 임플란트 시술 후의 입속 미생물 분포의 변화도 조사했는데, 치주질환을 넘어 심장에 이르기까지 전신적으로 문제를 일으키는 진지발리스가 임플란트의 사용기간이 늘수록 많아지는 것으로 나타났다.[13] 임플란트를 시술한 다음에도 구강관리에 신경 써야 하는 이유이다.

프로폴리스와 임플란트 주위 조직에 대한 연구도 이루어졌다. 임플란트 시술을 받은 16명의 환자들을 무작위로 두 그룹으로 나눈 다음, 한 그룹에게는 프로폴리스 함유 치약을 주고, 대조군에게는 프로폴리스가 빠진 치약을 주었다. 그후 플라크 지수나 입속 위생 지수, 치은 출혈 지수 등 잇몸건강 지수를 평가하고, 동시에 그 기간 동안 미생물 검사도 함께 했다. 그 결과, 프로폴리스 함유 치약을 쓴 그룹에서 분명하게 입속 위생과 건강 정도가 좋아졌다. 양적으로나 질적으로 입속 미생물의 변화도 관찰되었다.[14]

이 같은 결과는 임플란트를 시술받은 사람에게 입속 유해균의 조절을 위하여 프로폴리스가 천연 보조제로 쓰일 수 있음을 보여준다.

충치와 프로폴리스

충치를 일으키는 대표적인 세균은 무탄스이고 젖산간균도 작용을 한다. 충치를 예방하기 위해 프로폴리스가 입속 여러 미생물, 특히 무탄스에 미치는 영향에 대한 연구는 꾸준히 이루어졌다. 대표적인 것은 1991년에 보고된 쥐 실험 연구로, 프로폴리스가 여러 세균에 영향을 미쳐 충치를 현저히 줄이고, 특히 무탄스에 대한 억제 효과가 있다는 것을 보여주었다.[15] 프로폴리스는 세균의 수를 줄이고 무탄스가 분비하는 효소도 약하게 만들었다.

또 다른 연구에서는 프로폴리스 용액과 치과에서 가글액으로 많이 사용하는 헥사메딘(클로르헥시딘 함유 용액)을 비교했다. 그 결과, 프로폴리스 용액이 헥사메딘에 비해 충치를 막는 효과가 약하기는 하지만 우리 몸 정상 세포들에 대한 독성은 현저히 낮아서, 프로폴리스가 양치용액의 성분으로 사용될 수 있음을 밝힌 바 있다. 자세한 내용을 살펴보면, 프로폴리스 10%, 5%, 2.5%, 1% 용액과 0.2% 클로르헥시딘을 비교했더니, 클로르헥시딘이 항균력을 보이는 것처럼 10% 프로폴리스 용액도 캔디다를 비롯한 입속 미생물에 항균효과를 보였다. 그와 동시에 이루어진 입속 정상 세포에 대한 독성검사에서는, 프로폴리스는 독성이 보이지 않음에 반해 클로르헥시딘은 상당한 세포 독성을 보였다.[16] 클로르헥시딘은 입속 상주 세균 군집을 파괴할 뿐만 아니라 우리 몸 세포에도 독성을 미칠 수 있다. 그래서 치과에서는 2주 이상 사용하지 말 것을 권고한다. 아무튼 이 연구결과를 두고 볼 때, 둘의 효과가 비슷하다면 독성이 없거나 적은 프로폴리스가 보다 더 우리 몸에 적합하다고 말할 수 있다.

프로폴리스가 항충치 효과를 내는 것은 함유 성분인 올레익산이나 팔미틱산과 같은 고함량 지방산의 작용으로 보인다. 이들 지방산은 무탄스가 만드는 바이오필름을 줄이고, 산을 만드는 것을 느리게 하고, 산성 환경에 여러 미생물들이 적응하는 것을 방해하기 때문이다.[17] 결론적으로 프로폴리스는 충치를 예방하는 효과는 있으면서 독성에 대한 걱정은 덜 수 있는 물질인 것이다.

입속 점막 염증과 프로폴리스

입은 외부로 노출되어 있어 입속 점막에는 치주질환이나 구강암 등과 상관없이 염증이 생기기도 한다. 원인은 다양하다. 칫솔질이나 음식, 잘 안 맞는 틀니 등의 불량한 보철물에서 오는 자극이 원인인 경우도 있고, 그에 못지 않게 바이러스, 세균, 곰팡이와 같은 미생물의 영향인 경우도 많다. 또 보통 피곤하면 '입이 헌다'고 말하는 것처럼 원인을 모르게 구강에 궤양이 생기는 경우도 있고, 크론병이나 베체트병*처럼 전신질환의 하나로 염증이 생기는 경우도 있다.

이렇게 염증이 잘 생기고 원인도 다양하지만, 입속 점막염증의 치료에는 마땅한 것이 없다. 치과에서도 별다른 치료를 하지 못하고 기다려 보자고 하는 경우가 대부분이다. 알보칠*이라는 약을 발라주기도 하지만, 이것은 화학적으로 염증 부위를 태우는 방식이라 바를 때 통증이 심하다.

이 같은 입속 점막염증에 프로폴리스가 일정한 효과를 나타낸다는 것

■ **크론병과 베체트병**
크론병(Crohn's disease)은 소화관에 발생하는 염증성 질환이다. 구강부터 위, 장, 항문까지 어디에도 발생할 수 있다. 면역과 세균, 환경의 영향 등이 원인이 된다. 베체트병(Betcher's disease)은 구강과 성기, 눈 등에 나타나는 궤양성 질환이다. 자가면역성 질환으로 알려져 있다.

■ **알보칠**
독일 나이코메드(Nycomed) 사에서 제조 판매하는 약으로 화상을 입혀 세포 재생을 노리는 방식의 약이다. 원래 산부인과에서 질내 염증 치료제로 쓰던 것인데 구강에도 쓰게 되었다.

을 보여주는 연구가 상당히 진행되어 있다. 구체적으로 살펴보면, 우선 프로폴리스는 아프타성 구내염이라고 부르는 구강의 궤양에 효과를 나타낸다. 아프타성 구내염 환자에게 500mg 알약을 하루 1알씩 먹였더니 발병횟수가 줄고 삶의 질이 개선되었다.[18]

가장 흔한 헤르페스 감염증에도 프로폴리스가 효과를 보였다. 헤르페스 감염증은 입술에 수포를 만들어 흔히 입이 부르튼다고 말하는 것인데, 프로폴리스를 포함한 벌꿀 혼합물이 헤르페스 바이러스에 효과를 보였다.[19] 또 쥐를 이용한 실험에서도 프로폴리스가 헤르페스 감염 초기에 입술이나 피부의 변화를 느리게 하고 바이러스의 증식을 늦추면서도 정상 세포에는 독성이 없었다.[20]

또 프로폴리스는 항암치료를 받는 환자에게서 발생하는 구내염을 치료하는 데에도 효과가 있었다. 항암치료시 발생하는 입속 염증도 현재까지 효과적인 치료법이 없다. 그런데 프로폴리스와 올리브유, 꿀을 혼합한 겔을 이용하여 무작위 임상실험을 한 결과, 점막염증의 호전시간이 상당히 단축되는 것으로 나타났다.[21]

틀니에 의한 염증에 대한 보고도 있다. 틀니를 사용하면 틀니의 바닥면이 잇몸을 눌러서 염증이 자주 생기는데, 여기에도 프로폴리스가 효과를 보였다. 10% 프로폴리스 겔을 하루 4번 1주일 동안 해당 부위에 발라주었더니 틀니 자극성 구내염이 호전된 것이다.[22] 또 캔디다 감염증에도 항균력을 나타냈다.[23] 이러한 효과는 임상실험에서도 확인되었는데, 12명의 환자들에게 20% 프로폴리스 겔을 직접 발라서 캔디다 감염증이 호전되는 결과를 보였다.[24]

꿀은 우리나라 민간요법에서도 오랫동안 이용되었다. 어렸을 때 입에 염증이 생기면 어른들이 꿀을 발라주셨는데, 프로폴리스 연구에 따르면 근거 있는 방법이었던 것이다. 전체적으로 볼 때, 프로폴리스는 지금까지 마땅한 약이 없는 입속 점막 염증에 좋은 대안이 될 것으로 보인다.

수술 부위의 치유와 프로폴리스

수술은 크든 작든 상처와 아픔을 남긴다. 구강 수술 역시 마찬가지다. 수술 후 관리에 신경 써야 하는 것은 당연하다. 관리를 잘못하면 치료를 위해 선택한 수술이 더 큰 문제를 불러올 수도 있다. 그래서 치과에서는 크든 작든 수술 후에는 각별한 주의를 기울인다.

프로폴리스는 구강 수술 후 상처와 고통을 줄이는 데도 효과를 보였다. 수술 후 프로폴리스를 발라주면 상처 부위를 빨리 낫게 하고, 염증을 줄이며, 진통효과도 있었다.[25] 이런 효과는 이가 하나도 없는 환자 27명을 대상으로 잇몸을 넓히는 수술을 한 후 실시한 실험에서 확인되었다. 잇몸의 면적이 좁아서 틀니나 임플란트를 하기도 어려운 상태였기 때문에 실시한 수술이었는데, 이런 경우 수술 부위는 상당히 광범위해진다. 입속 전체를 절개해야 하기 때문이다. 수술 후 14일 정도 지날 때까지 관찰했는데, 프로폴리스로 가글하고 세척해준 사람들에게서 확실한 진통효과가 나타났다. 프로폴리스로 가글하지 않은 사람들에게는 여전히 통증이 남아 있기도 했지만, 프로폴리스로 가글한 사람들 중에는 통증이 있는 사람들이 없었다. 또 프로폴리스는 항염효과를 보였고 수술 부위의 치유도 빠르게 했다.

수술 부위의 염증반응 줄이고 치유를 빠르게 한다는 것은 동물실험에서도 확인되었다. 햄스터 90마리의 혀에 수술을 모방한 상처를 낸 다음, 두 그룹으로 나누어 한쪽에는 30% 프로폴리스 겔을 도포하고, 한쪽에는 스테로이드 제제인 0.1% 덱세메타존 겔을 도포했다. 비교결과, 프로폴리스 겔이 항염작용이나 치유 촉진에 훨씬 더 효과적이었다(그림 2).[26]

결국 프로폴리스는 수술 등으로 인한 입속 상처에도 효과가 있다는 것이다. 우리나라에서는 오래 전부터 입속에 난 상처에도 벌꿀을 발라주는 민간요법이 있는데, 이 역시 여러 실험결과를 보면 상당한 근거가 있는 민간요법이었다.

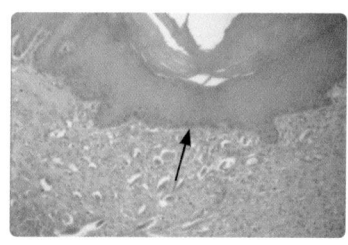
프로폴리스 겔 적용

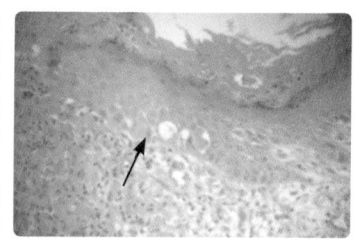
덱세메타존 겔 적용

〈그림 2〉 프로폴리스의 효과를 확인한 햄스터 실험
왼쪽은 혀의 상처 부위에 프로폴리스를 발라준 사진이고, 오른쪽은 스테로이드 제제인 덱세메타존을 발라준 사진이다. 프로폴리스를 발라준 왼쪽이 훨씬 더 상처 부위가 잘 상피화되어서 아문 것을 볼 수 있다.

입냄새와 프로폴리스

입냄새는 많은 사람들이 불편해하는 문제이다. 입냄새의 중요한 원인은 입속 미생물의 대사산물이다. 미생물들 중에 특히 레드컴플렉스 세균들과, 인터메디아(*Prevotella intermedia*), 엔도돈탈리스(*Porphyromonsa endodontalis*), 유박테리움(*Eubacterium*)이 중요한 원인이 된다.

입냄새에 대한 프로폴리스의 효과에 대해서는 우리나라 을지대와 경희대 연구팀의 연구가 있다. 0.15% 프로폴리스와 구강청결제 리스테린의 효과를 비교한 것인데, 이들 가글액으로 하루 두 번씩 1주일 동안 가글하게 했고, 구취 측정기를 이용해 입냄새의 변화를 측정했다. 그 결과에서 프로폴리스 가글액과 리스테린은 모두 상당한 정도의 입냄새 감소 효과를 나타냈고, 입냄새를 일으키는 휘발성 황화합물을 90% 넘게 줄이는 효과를 나타냈다.[27] 프로폴리스와 입냄새에 대해서는 더 많은 연구가 필요하지만, 이 연구만으로도 입냄새를 제거하는 생약제제로서의 가능성은 충분해 보인다.

사고로 빠진 치아의 보관과 프로폴리스

넘어지거나 부딪치는 등의 사고로 이가 빠지는 경우가 있다. 이런 경우를 치과에서는 치아 탈구(脫臼, avulsion)라고 한다. 만약 이가 탈구되면 바로 깨끗이 씻어 우유나 물 등에 넣은 다음, 곧바로 치과로 가야 한다. 그러면 치과에서는 탈구된 이를 제 위치에 심는 재식술을 한다. 이것이 치아 탈구에 대응하는 원칙이다. 빠진 이를 우유나 물에 담그는 이유는 치아의 뿌리에 붙어 있는 치주인대 세포를 살아 있는 상태로 보존하려는 것인데, 이것을 얼마나 잘 보존하느냐가 재식술의 성공 여부를 결정하는 가장 중요한 요인이다.

빠진 이를 치주인대 세포의 손상없이 보존하는 데나 재식술 후 치유과정에도 프로폴리스를 사용할 수 있다. 빠진 이를 10% 프로폴리스에 담궈 보관했더니 좋은 결과를 보였다는 보고가 있다.[28] 이 같은 결과는 쥐 실험에서도 확인되었다(그림 3).[29] 프로폴리스 용액에 6시간 보관했다가 재식한 이의 상태가, 탈구된 이를 바로 재식한 경우나 우유에 6시간 보관한 경우와 유사한 결과를 보인 것이다. 만약 치아를 공기중에 노출된 상태로 보관한 경우에는, 치아가 흡수되거나 잇몸의 염증상태 혹은 유착(ankylosis)이 일어났다.[30]

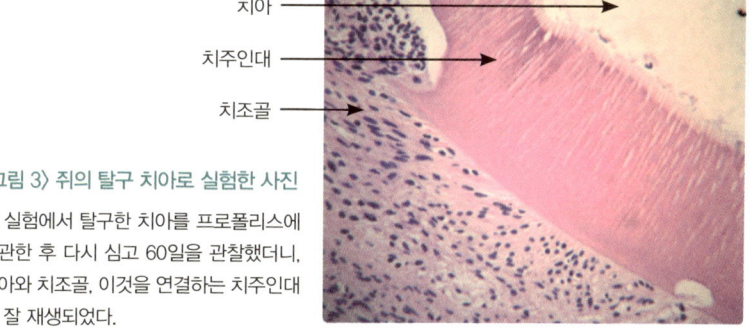

〈그림 3〉 **쥐의 탈구 치아로 실험한 사진**
쥐 실험에서 탈구한 치아를 프로폴리스에 보관한 후 다시 심고 60일을 관찰했더니, 치아와 치조골, 이것을 연결하는 치주인대가 잘 재생되었다.

만약 이가 빠지는 사고를 당했는데 바로 치과에 가기 힘든 상황이라면, 우유나 프로폴리스 액에 보관하고, 그것도 여의치 않으면 깨끗한 물안에 넣어 치과를 바로 찾는 것이 유리하다.

교정과 프로폴리스

부정교합의 원인은 매우 다양하지만, 그 중에 위턱상악(Maxilla)이 좁은 경우가 많다. 이런 경우 위턱을 양쪽으로 벌려야 하고 그 가운데에 있는 입천정 봉선(palatine suture)을 팽창시켜야 한다. 이를 위해서는 강한 교정장치가 필요하다. 강한 교정장치를 넣어 팽창시키는 동안 위턱뼈가 만들어지면서 모양이 변하는 것이다. 이때 프로폴리스 용액은 뼈를 만드는 세포인 조골세포의 양을 증가시켜 뼈의 형성과정에 긍정적인 영향을 미쳐, 교정 속도를 빠르게 한다. 이것은 쥐를 이용한 위턱뼈 팽창 실험에서도 확인할 수 있다. 교정장치와 함께 프로폴리스를 복용시킨 쥐의 경우 장치만 넣은 대조군에 비해 새로운 뼈가 형성되는 속도가 더 빨랐고 조골세포의 수가 더 많아졌다(그림 4).[31]

교정 치료를 할 때에도 프로폴리스는 유효한 것으로 보인다. 덧붙여, 뒤에서 얘기할 비타민 D 제제를 함께 먹으면 교정 속도를 더 빠르게 할 수 있을 것이다. 이에 대해서는 더 많은 연구가 기대된다.

부정교합 장치

쥐 실험에서 조골세포를 찍은 사진

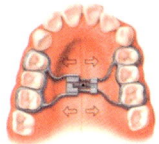
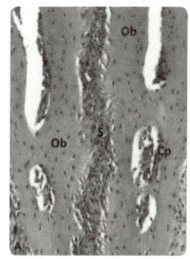
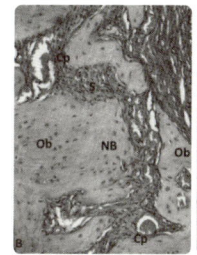
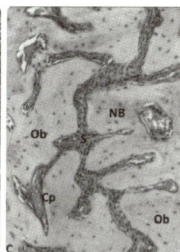

보통의 조골세포   팽창한 경우   팽창 후 프로폴리스를 먹인 경우

〈그림 4〉 뼈의 형성과 프로폴리스

위턱을 넓히는 부정교합의 교정에서는 뼈의 형성이 중요한데, 오른쪽 사진들은 뼈의 형성에 미치는 프로폴리스의 효과를 보여준다. 조골세포가 늘어 뼈가 만들어지면, 사진에서 어둡게 나온 부분이 줄고 밝은 부분이 늘어야 하는데, 맨 오른쪽의 프로폴리스를 먹인 쪽의 뼈 형성 정도가 가운데의 팽창만 한 경우에 비해 훨씬 높은 것을 알 수 있다.

시린이와 신경치료

이가 시린 증상은 많은 사람들이 일상에서 느끼는 문제이다. 시린이 증상은 치아의 성분인 상아질에서 발생한다. 맨 바깥층인 법랑질이 떨어져 나가고 상아질이 노출되면, 상아질에 있는 작은 관인 상아세관(dentinal tubule)들이 신경까지 자극을 전달해서 생기는 증상이다(그림 5). 시린이 증상을 없애려면, 상아질 위에 보호막을 입히든지 상아세관을 막아주어야 한다. 그래서 치과에서 사용하는 여러 약제나 시린이에 권장하는 치약에는 상아세관을 막는 성분이 들어 있다.

시린이 증상에도 프로폴리스를 사용할 수 있는데, 프로폴리스가 상아질의 투과성을 감소시켜 증상을 완화시키기 때문이다.[32] 원리는 간단하다. 시린이를 일으키는 상아세관을 프로폴리스가 막아서 치아 내부의 신경으로 가는 자극을 줄이는 것이다(그림 6).

한편, 흔히 신경치료라고 부르는 근관치료(endodontic treatment)는 치아 뿌리에 있는 관(근관)을 대상으로 한다(그림 7). 근관치료의 목적은 치아 뿌리 안에 있는 미생물을 완벽하게 제거하는 것이다. 근관치료에 쓰이는 약제의 효율성은 근관 안에 사는 패칼리스(*Enterococcus faecalis*)라는 세균의 성장을 평가해서 판단한다. 패칼리스는 치료에 저항성이 있

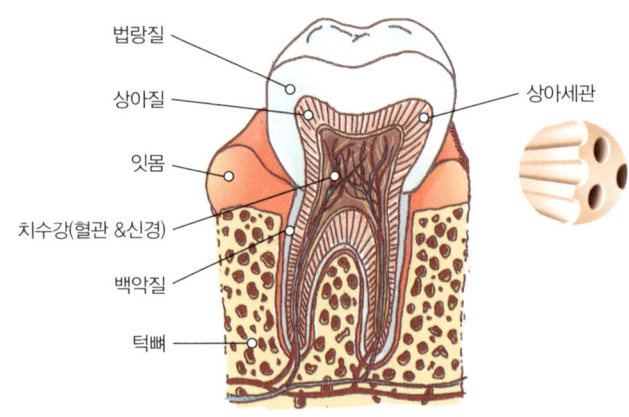

〈그림 5〉 시린이의 원인

시린이 증상은 법랑질 안쪽의 상아질이 노출되어 상아세관을 통해 자극이 가장 안쪽의 신경에까지 전달되기 때문에 생긴다. 상아세관을 막아주면 시린이 증상이 완화된다.

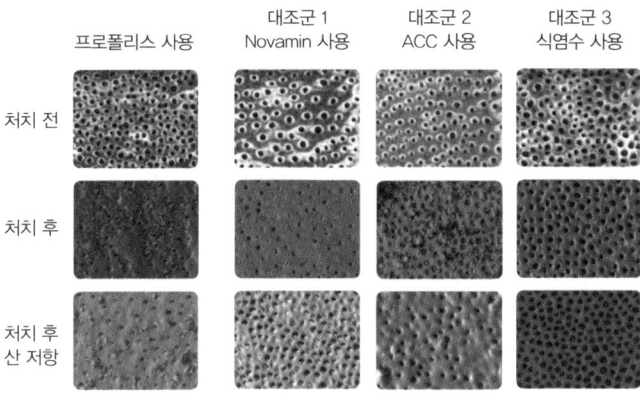

〈그림 6〉 여러 물질의 상아세관을 막는 효과

치과에서 쓰는 몇 가지 약제와 프로폴리스가 상아세관을 막는 효과를 전자현미경으로 비교한 사진이다. 맨 왼쪽이 프로폴리스로 처리한 사진인데, 다른 그룹에 비해 상아세관의 구멍 크기가 작은 것을 볼 수 있다. 프로폴리스가 상아세관을 막는 효과가 있다는 것을 보여준다.[33]

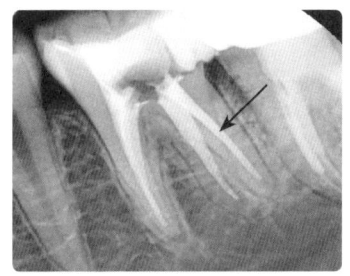
신경치료한 어금니

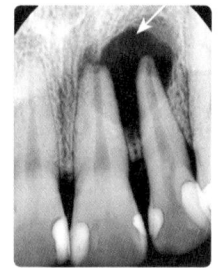
앞니 뿌리 끝에 생긴 염증

〈그림 7〉 신경치료 과정

흔히 신경치료라고 부르는 치아뿌리 치료는, 뿌리 안에 들어 있는 복잡한 신경관을 찾아, 그곳에 서식하는 미생물을 최대한 제거하고 그 자리에 치과용 약제를 채워넣어 미생물이 더 이상 살아가기 어려운 환경을 만드는 것이 목적이다(왼쪽). 그렇지 않으면 신경치료 후 뿌리 끝에 염증을 만들게 된다(오른쪽). 주로 패칼리스라는 세균이 치아 뿌리의 염증을 일으키는 주범으로 알려져 있다.

고 근관치료에 사용하는 약제에도 생존할 수 있기 때문이다. 그런데 여러 연구들이 프로폴리스가 치아 뿌리 안에서 패칼리스의 양을 줄이는 데 효과적이라는 것을 보여준다.

프로폴리스가 치아 뿌리 안의 세균에 가지는 항균력을 현재 치과에서 많이 쓰이는 클로르헥시딘과 칼슘 하이드록사이드와 비교 테스트하는 연구에서 이 두 약제와 프로폴리스에 7일 정도 노출시킨 결과, 프로폴리스의 항균력은 클로르헥시딘에 비해서는 떨어지지만 칼슘 하이드록사이드보다는 높은 것으로 나타났다.[43] 또 역시 근관치료에 많이 쓰이는 하이포아염소산나트륨(NaOCl)을 포함한 5가지 약제와 비교한 실험에서는, 프로폴리스가 하이포아염소산나트륨이나 에틸렌다이아민테트라아세트산(EDTA) 등보다 더 높은 항균력을 보였다(표 1).[35]

〈표 1〉 치과에서 흔히 쓰는 약제들과 프로폴리스의 항균력 실험

	종류	항균력 범위	표준편차
1	소독제 MTAD	22.05	0.64
2	2% 클로르헥시딘 (CHX)	18.7	0.47
3	프로폴리스	15.8	0.65
4	2% 하이포아염소산나트륨 (NaOCl)	15.1	0.80
5	에틸렌다이아민테트라아세트산 (EDTA)	14.4	0.22
6	칼슘 하이드록사이드 (Ca(OH)2)	12.68	0.56

3번 프로폴리스가 항균력을 보인 넓이는 15.8mm로, 보통 많이 쓰는 하이포아염소산나트륨 등 다른 약제들에 비해 우수함을 보여준다.

신경치료나 시린이 치료와 같은 보존적인 치과치료는 치과 안에서도 특히 전문적인 분야다. 프로폴리스가 적절한 제형만 갖춘다면, 신경치료나 시린이 치료에 효과적으로 사용될 수 있을 것으로 보인다.

지금까지 살펴본 대로, 프로폴리스는 치과치료 전반에 효용성이 높아 보인다. 프로폴리스에 대한 연구논문이 전 세계적으로 많이 나온 것은 1990년대이다. 프로폴리스의 항염증, 항세균, 면역향상 등의 효과뿐만 아니라 항암작용에 관해서도 수많은 논문이 나와 있다. 이런 세계적인 추세에 힘입어 우리나라 의료계도 2000년대 초중반에 프로폴리스에 대한 관심이 많이 높아졌고, 일반인들에게도 친숙해지고 있다.

하지만 연구가 활발하던 1990년대에는 나를 포함한 치과의사들이 프로폴리스에 대해 거의 관심이 없었다. 당시 치과계에서는 세계적인 사건이 있었는데, 바로 임플란트의 등장이다. 치과계는 임플란트라는 치과의 혁명에 환호하고 있었다. 많은 연구자들, 임상가들이 임플란트의 연구와 임상술식을 익히기에 바빴던 것이다.

이러한 추세가 일정한 고비를 넘기면서 치과의사들 사이에서는 고령화 사회의 구강관리가 화두로 떠오르고 있다. 우리나라는 이미 고령화 사회로 진입했고, 머지 않아 초고령화 사회가 될 것이라고 한다. 사회의 전 분야에서 이에 대한 분석과 대비를 위해 분주히 움직이고 있고, 치과계 역시 그 일환으로 고령화 사회의 구강관리에 대한 관심이 높아지고 있다. 이것이 지금 이 시기에 프로폴리스가 주목을 받는 이유이다.

많은 연구자들이 이미 밝히고 있듯이, 프로폴리스는 특히 구강질환의 치료와 예방에 효용이 높다. 이에 대한 우리나라 치과의사들의 관심이 늘어나고 프로폴리스의 효용을 충분히 활용해 구강관리에서 커다란 발전이 있기를 기대해본다.

2

프로바이오틱스

프로바이오틱스란 무엇인가?

지금까지 '입속 미생물 관리'의 첫번째 대안으로 프로폴리스에 대해 알아보았다. 벌집에서 얻은 프로폴리스라는 천연물질을 활용해 입속 미생물 가운데 우리에게 해를 입히는 미생물을 제어하는 방식이었다. 이제 우리가 알아보려는 두번째 대안은 우리 몸에 유익한 미생물을 늘려 구강건강을 도모하는 방법이다. 바로 프로바이오틱스를 활용하는 것이다.

프로바이오틱스(probiotics)란 단어를 그대로 풀이하면 생명(bio)을 지향한다(pro)는 뜻인데, 정확히는 생균제(生菌劑) 정도로 번역 가능하다. 세계보건기구(WHO)는 2001년 전문가 워크숍을 통해 프로바이오틱스를 "적정량 먹었을 때 숙주의 건강에 도움이 되는 미생물"이라고 정의해서, 그 이후부터는 이 의미로 통용되고 있다.

프로바이오틱스의 의미는 그 상대어라 할 수 있는 안티바이오틱스(antibiotics)와 대비시킬 때 잘 드러난다. 항생제를 의미하는 안티바이오틱스가 우리 몸에 해를 끼치는 미생물들을 박멸(anti)함으로서 생명과 건강을 지킨다면, 프로바이오틱스는 우리 몸의 미생물 중 유익한 미생물을 통해 건강을 증진시키는 것이다.

우리나라 식약처는 19종의 미생물을 프로바이오틱스 원료로 사용하는 것을 허가하고 있다(표 1). 상대적으로 보수적인 식품·의약품 허가기관 입장에서도, 논문을 포함한 여러 증거들로 볼 때 이들 19종 미생물은 인체에 사용해도 안전하다는 것이다. 국제적으로도 비슷한데, 미국이나 유럽연합에서도 전체적으로 안전하다는 의미로 사용하는

〈표 1〉 우리나라 식품의약품 안전처에서 인정하는 프로바이오틱스 19종

속명	종류
젖산간균 Lactobacillus	L. acidophilus, L. casei, L. delbrueckii ssp. bulgaricus, L. gasseri, L. helveticus, L. fermentum, L. paracasei, L. plantarum, L. reuteri, L. rhamnosus, L. salivarius
락토코커스 Lactococcus	Lc. lactis
엔테로코커스 Enterococcus	E. faecium, E. faecalis
스트렙토코커스 Streptococcus	S. thermophilus
비피도박테리움 Bifidobacterium	B. bifidum, B. breve, B. longum, B. animalis ssp. lactis

유산균으로 불리는 젖산간균 속에 속하는 11종과 비피도박테리움 속에 속하는 4종 등이 포함되어 있다.

GRAS(generally recognized as safe), QPS(Qualified Presumption of Safety)를 적용해 유산균이나 비피더스균 중에서 안전하고 건강증진에 효과가 있는 미생물들을 인정하고 있다.

여기에서 유산균은 프로바이오틱스와 비슷한 말로 쓰이고 있지만, 엄밀히 말하면 이 둘은 차이가 많다. 유산균이란 말 그대로 최종 산물로 유산(lactic acid, 젖산)을 생산하는 세균이고, 상당히 많은 세균들이 유산을 생산한다. 또 유산을 생산하는 세균 중에는 오직 유산만을 생산하는 것도 있고, 생산물질 중 일부만 유산인 경우도 있다. 인간 역시 심한 운동을 할 때는 아주 적은 양이기는 하지만 유산을 생산한다. 이렇게 유산균의 개념은 광범위하다. 그래서 유산균은 일반인들이 많이 쓰는 관용어이고, 학술적인 용어는 아니다. 이에 비해 프로바이오틱스는 좀더 좁은 의미로 사용된다. 유산균 중 우리 몸에 위해하지 않는 것, 장에까지 도달해 기능할 수 있는 것, 또 장 세포에 붙어서 여러 병인성 세균과 경쟁하여 물리칠 수 있는 것을 프로바이오틱스라고 한다.

그렇다면 구체적으로 프로바이오틱스는 구강건강에 어떻게 도움이 될까? 우리나라 식품의약품 안전처에서 인정하는 19종 가운데 구강건강과 관련해 가장 활발한 연구가 이루어진 것은 젖산간균 속에 속하는 루테리(*L. reuteri*)이다. 이제 루테리가 어떤 균이며 우리 건강에 어떻게 관련이 있는지 살펴보자.

잇몸병과 루테리

19종의 프로바이오틱스 가운데 잇몸병과 관련해 가장 활발한 연구가 이루어진 루테리는 같은 젖산간균 속인 페르멘툼(*Lactobacillus fermentum*)으로 분류되다가, 1980년대에 이르러 페르멘툼과는 여러 면에서 생물학적 타입이 다르다는 것이 입증되었다.[1] 그후 초기 연구자의 이름을 따서 루테리(*L. reuteri*)로 명명되었다. 이렇게 미생물의 이름이 바뀌는 것은 미생물학의 발달과 함께 흔히 있는 일이다.

루테리가 다른 어느 미생물보다 독특한 점은 어디에서나 발견된다는 것이다. 우리 사람을 포함한 포유류는 물론이고 조류를 비롯한 척추동물 모두에서 장 미생물 무리의 주요 구성인자로 발견된다. 그야말로 광범위하게 발견되는 유산균인 것이다.[2] 많은 과학자들이 루테리와 숙주 건강과의 연관을 탐색하고 연구한 이유가 바로 이런 보편성 때문이다.

인간에게 루테리는 모유에서 발견되고, 수유를 통해 아이에게 전달된

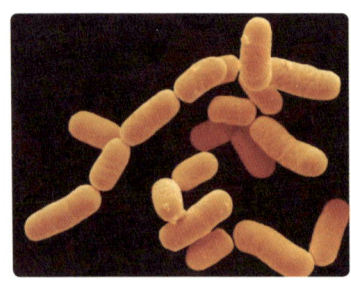

루테리
© Visuals Unlimited/Corbis

다. 엄마가 루테리를 섭취하면 모유 속의 루테리는 증가한다. 모유를 통해서든 섭취를 통해서든 인체 내로 들어가면 루테리는 단 며칠 만에 군집을 이루기 시작한다. 그러나 섭취를 중단하면 몇 개월 내에 수가 줄어든다. 그래서 꾸준히 섭취해야 한다.

루테리가 꾸준히 주목받는 이유는 항생물질을 생산하는 능력이 있기 때문이다. 이런 사실은 1980년대 후반에 도브로고츠(Dobrogosz) 등에 의해 발견되었는데,[3] 이 항생물질은 루테리가 분비한다고 해서 루테린(reuterin)이라고 이름 붙었다. 루테린은 다른 유산균이 분비하는 항생물질에 비해 소화관 안의 산성 환경이나 소화 효소의 영향을 덜 받는다. 또 인체에 해로운 그람음성과 그람양성 세균뿐만 아니라 곰팡이, 원생생물에까지 억제작용을 보인다. 항균범위가 상당히 넓은 것이다.

루테린이 발견된 이후 건강과 관련된 많은 분야에서 루테리의 효과에 대한 수많은 보고가 쌓여왔다. 대표적으로는 설사에 보이는 효과를 들 수 있다. 루테리는 급성설사나 항생제에 의해 유발되는 설사의 예방과 진정에 효과적이고, 그로 인한 열을 낮춘다.[4] 또 생후 4개월 이하의 영아가 주로 저녁이나 새벽에 이유 없이 발작적으로 울고 보채는 영아산통(infantile colic)에도 효과적이다. 영아산통은 아직도 정확한 원인은 모르나 소화 기능의 미숙함에서 오는 복부 불편감으로 추측되는데, 루테리가 그런 증상을 완화시켜주는 것으로 보인다.[5]

루테리는 치주질환과 관련해서도 주목받는다. 잇몸 출혈을 줄이고, 잇몸주머니의 깊이를 줄이며, 염증성 사이토카인의 분비를 억제하고, 입속 미생물의 변화를 가져오는 효과를 보인다.[6] 전남대 의대와 치대에서 함께 연구한 실험[7]은 루테리와 루테린이 진지발리스를 포함한 잇몸병 세균에 상당한 항균효과가 있다는 것을 보여준다. 임상실험 보고도 여기에 다 언급할 수 없을 만큼 많다. 여러 논문에서 루테리는 입속 병의 원인이 되는 세균을 억제하고, 염증을 유발하는 여러 사이토카인을 억제하며, 입속 출혈과 잇몸주머니의 깊이를 줄이고, 부착치은 증가 등 치주질환 관리에 효과적임이 보고되고 있다.

또 다른 프로바이오틱스 유산균인 살리바리우스(*L. salivarius*) 역시 치주질환 관리에 효과적이라는 연구가 여럿이다.[8] 최근에는 효모의 일종인 맥주효모(Saccharomyces cerevisiae)로 구강질환 관리에 접근해보려는 연구도 있다.[9]

이렇게 인류가 발효음식을 통해 오랫동안 섭취해온 유산균(특정한다면 프로바이오틱스)은 온몸의 건강을 증진하는 데 도움이 될 뿐 아니라, 입속이라는 특정 영역에서 여러 질환을 일으키는 미생물에도 방어작용이 있는 것으로 보인다.

미생물이 만드는 항균제, 박테리오신

20세기 의학 발전의 가장 대표적인 성취는 항생제의 발견이다. 항생제 덕분에 오랜 기간 인류를 공포에 떨게 만든 흑사병이나 결핵, 류마티즘열과 같은 세균성 질병을 제어하고 사소한 감염에도 염증이 퍼져 죽음에 이르는 경우를 막을 수 있었다. 하지만 불과 1세기가 다 가기도 전에 인류에게 가장 큰 공포의 대상은 다름 아닌 항생제가 되고 있다. 강력한 항생제로도 제어할 수 없는 슈퍼박테리아와 같은 항생제 내성균이 출현했기 때문이다.

항생제에 적응하며 살 길을 모색해온 항생제 내성균이 어떤 재앙을 불러올지는 예측할 수 없다. 이런 상황에서 항생제에 대한 대안 중 하나로서 연구되는 분야가 바로 박테리오신(Bacteriocin)이다.[10]

박테리오신은 미생물이 자기 세포 안에 있는 리보좀에서 만들어내는 단백질인데, 이것이 특별한 이유는 다른 미생물에 대해 항균효과가 있기 때문이다. 내성에 대한 염려를 덜면서 항생제와 같은 항균작용을 할 수 있다면, 항생제의 대안으로서 충분히 주목할 만할 것이다. 이 때문에 항생제의 대안을 찾는 연구에서 주인공을 맡는 물질이기도 하다.[11]

박테리오신은 넓게 보면 항생제와 비슷한 역할을 하지만, 몇가지 점에서 보통의 항생제와 다르다(표 2).[12] 우선, 보통의 항생제는 곰팡이 같은 미생물의 최종 대사산물이며, 화학적으로 합성하기도 한다. 하지만 박테리오신은 세포 속에서 세균이 직접 합성하는 단백질이다. 따라서 인체에 독성이 없고 소화기관의 분해효소에 의해 쉽게 분해되므로 인체에 남거나 쌓이지도 않는다.

또 항생제는 박테리오신에 비해 더 넓은 범위의 항균력을 가져서 여러 종류의 세균들을 한꺼번에 죽인다. 그에 비해 박테리오신은 한번에 항균력을 발휘하는 세균의 종류가 항생제에 비해 많지 않다. 이 점은 한꺼번에 여러 세균에 대항해야 하는 감염 상황에서는 약점일 수도 있지만, 특정 미생물만 제어하고 나머지 상주 세균에게는 영향이 없다는 점과 한꺼번에 내성이 생기는 것을 줄일 수 있다는 점에서 장점이 된다.

박테리오신이 항생제와 또 다른 점은 인체의 면역계에 영향을 주어 병원균을 적절하게 상대하게 만든다는 것이다. 항생제가 작용할 때에는 인체 면역세포가 움직이지 않는 것과 대조되는 점이다. 이를 테면 항생제와 달리 박테리오신은 병원균을 상대할 때 인체 면역세포와 합동작전을 펼친다는 말이다.

사용되는 곳도 다르다. 항생제는 질병치료를 위해 개발 생산되지만, 박테리오신은 발효 음식의 보존에 주로 쓰인다. 하지만 항생제를 대신할 물질을 찾는 연구에서 박테리오신의 항균력 범위가 구체적으로 확인되고 질병치료에 활용하기에 적당한 형태로 만드는 방법을 찾으면, 내성 걱정 없는 천연 항생제로 쓰이게 될 것이다.

〈표 2〉 박테리오신과 항생제의 비교[12]

비교	박테리오신	항생제
쓰이는 곳	음식의 보존	질병치료
합성	세포 속의 리보좀	2차 대사과정의 산물, 화학적 합성
활성	좁은 범위	넓은 범위
숙주의 면역계 반응	있음 (함께 병원균을 상대함)	없음
정상 세포에 대한 독성	없음	있음

박테리오신의 대표주자, 니신

박테리오신은 구체적으로 어떤 미생물이 만드냐에 따라 다른 이름이 붙는다. 예를 들어, 프로바이오틱스 미생물 중 하나인 락티스(*Lactococcus lactis*)가 분비하는 박테리오신은 니신(Nisin)이라고 부른다. 니신은 박테리오신의 대표주자라 할 만하다.

락티스는 1μm 정도 크기에 계란형이며 운동성이 없다. 우유 속 유당을 분해하면서 에너지를 만들고 부산물로 젖산만을 만든다. 이런 이유로 락티스는 버터밀크나 치즈의 생산에 오랫동안 이용되어 왔다. 니신은 락티스가 리보좀을 통해 합성하는 무색 무미 무취의 물질로서 34개의 아미노산으로 구성되어 있고 항균력이 강하다. 또 반코마이신 항생제에 내성을 보이는 균에 대처하는 대안으로 알려져 있기도 하다.

니신은 지금까지 가장 오랫동안 식품으로 사용되었고, 박테리오신 중

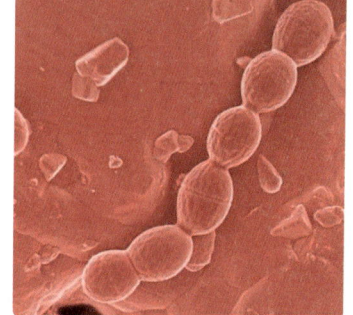

락티스
락티스는 프로바이오틱스 미생물 중 하나로, 니신이라고 부르는 박테리오신을 분비한다.

가장 많이 연구된 물질이기도 하다. 니신의 안정성은 오랜 역사가 말해준다. 치즈를 만들었다는 사실을 알게 하는 증거 가운데 가장 오래된 것은 기원전 5500년의 것이라고 하니, 인류는 7,500년이라는 긴 세월 동안 니신을 섭취한 것이다. 게다가 현대 식품산업의 발달과 함께 니신의 사용되는 곳은 더욱 늘었다. 치즈나 통조림 식품의 보존에 광범하게 사용된다. 현재 세계 48개국에서 니신의 식품첨가를 허가하고 있다. 말하자면, 니신은 가장 오랫동안 가장 광범위하게 사용된 천연 항균물질인 셈이다.

하지만 니신에도 약점이 있다. 단백질이라 산성 환경에 약해 위산과 담즙산이 방어하는 위나 장에 들어가면 활성이 떨어질 수 있다는 것이다.[13] 그러나 소화기관으로 들어가기 전인 입속에서는 니신의 효과를 제대로 볼 것으로 기대된다. 실제로 니신을 입속 항균물질로 사용해 연구한 사례는 많다. 니신은 세균의 세포벽을 포자(spore)처럼 부풀어오르게

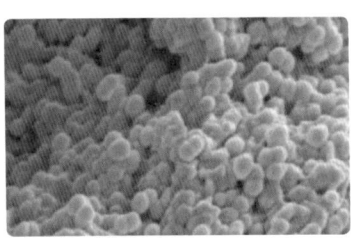 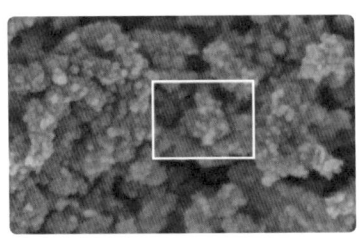

치아 표면에 붙은 무탄스　　　세포 표면이 파괴되어 터지는 무탄스

〈그림 1〉 충치를 일으키는 무탄스와 무탄스를 파괴하는 니신

왼쪽은 치아 표면에 붙어 있는 무탄스의 모습이고, 오른쪽은 니신에 의해 세포 표면이 파괴되어 터지는 무탄스의 모습이다. 니신은 충치균인 무탄스에 대해 높은 항균효과를 나타낸다.[21]

해서 터트리는 방식으로 세균을 죽이는데, 충치를 일으키는 세균인 무탄스에 항균작용을 보인다(그림 1). 또 진지발리스를 포함한 치주질환 연관 세균들에도 항균효과를 갖는다.[14] 이 같은 사실은 동물실험[15]과 임상실험[16]에서도 확인되었다. 니신으로 가글액을 만들어 치주질환에 적용한 실험에서 좋은 효과를 보인 것이다.

또 니신은 치과에서 충치예방을 위해 자주 쓰는 불소(NaF)와 시너지 효과를 일으켜 항균효과를 높인다.[17] 뿐만 아니라 루테리가 분비하는 루테린과도 시너지 효과를 일으키는 것으로 보고되었다.[18] 실험실 환경에서만 아니라 입속에서도 같은 효과를 보이는지에 대한 연구가 기대된다.

지금까지 발표된 연구결과로 볼 때, 니신을 성분으로 하는 구강위생용품은 그 효과가 상당할 것으로 기대된다. 실제 니신을 성분으로 한 구강 가글용액을 동물실험을 통해 확인해본 결과 시간이 지날수록 니신의 효과가 플라시보나 클로르헥시딘에 비해 우수한 것으로 나타났다.[19] 니신을 기본으로 한 구강케어 제품이 미국에서 특허낸 기록도 있다.[20]

3

자바강황

    자바강황은 인도네시아에서 주로 자생하는 강황의 한 종류로, 일반 강황에 비해 여러 면에서 효과가 우수한 성분들을 많이 함유하고 있다. 특히 주목되는 성분은 천연 항염성분인 잔소리졸(Xanthorrhizol)이다. 잔소리졸은 항암효과, 간 보호 효과, 신장 독성감소 효과, 항염 효과 및 항전이 작용이 있다고 알려져 있다. 그래서 자바강황은 유럽 약전에 등재되어 의약품 제조를 위한 원료로 사용되고 있다.

    자바강황의 잔소리졸은 충치세균인 무탄스의 세포벽을 파괴하여 증식을 억제하는 효과도 있다(그림 1). 또 약의 효과를 측정하는 지수인 최소억제농도(MIC, minimum inhibitory concentration)와 최소살균농도(MBC, minimum bactericidal concentration)에서 잔소리졸의 효과가 항생제에는 못 미치지만 헥사메딘이나 다른 천연성분에 비하면 월등히 좋다. 항생제인 반코마이신(vancomycin)의 MIC와 MBC˙인 1μg/ml와 2μg/ml

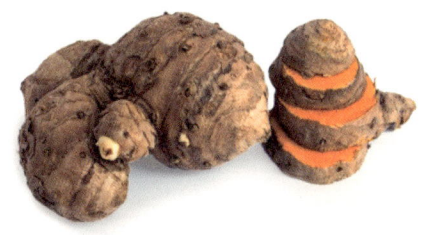

자바강황

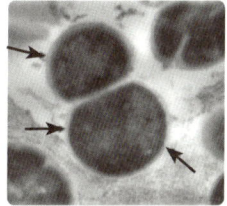 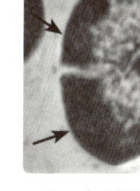 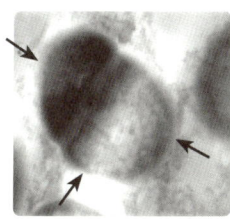

1% DMSO　　　　2mg/ml 클로르헥시딘　　　0.2mg/ml 잔소리졸 용액

〈그림 1〉 충치세균 무탄스에 대한 자바강황의 잔소리졸 작용

충치세균 무탄스를 여러 항균제에 노출시키고 30분 후에 전자현미경으로 찍은 모습으로, 맨 오른쪽이 자바강황에서 추출한 잔소리졸 용액에 노출시킨 것이다. 무탄스의 세포벽이 파괴된 것이 보인다.[2]

에 비해 잔소리졸이 각각 2μg/ml, 4μg/ml로 2배가량 높지만, 헥사메딘을 포함한 다른 물질에 비하면 그 수치가 월등히 낮아 강한 살균력을 보이는 것으로 나타났다(표 1). 즉 충치균인 무탄스의 성장을 막는 능력이 항생제를 제외하고 가장 뛰어난 것이다. 그래서 자바강황의 뿌리에서 추

■ MIC 와 MBC

MIC는 세균의 성장을 억제할 수 있는 항생제의 최소농도이고, MBC는 세균을 99.9% 죽일 수 있는 최소농도이다. 성장억제보다 99.9% 살균이 더 강력하기 때문에 MBC의 농도가 더 높을 수밖에 없다.

<표 1> 여러 항균물질의 무탄스에 대한 효과 비교

(단위: μg/ml)

종류	MIC	MBC
잔소리졸 (강황의 지표물질)	2	4
녹차 추출물	125	250
카르바크롤 (살균제)	125	250
유칼립톨 (유칼립투스 추출액)	500	500
이소유게놀 (착향료)	250	500
티몰 (멘톨의 합성원료)	500	500
상귀나린 (양귀비과 식물의 추출물)	16	16
반코마이신 (항생제)	1	2
헥사메딘 (치과에서 주로 쓰는 가글액)	4	8

세균의 성장을 억제하는 최소농도 MIC나, 세균을 99.9% 죽이는 최소농도 MBC의 수치가 낮을수록 항균효과가 뛰어나다. 이 표에서 보면 잔소리졸이 항생제를 제외하고 가장 효과가 좋다는 것을 알 수 있다.

출한 잔소리졸이 입냄새를 줄이고 입속 충치균을 선택적으로 억제한다.[1]

이 외에도 자바강황이 사이토카인■을 조절함으로써 항염증 반응에 관여하며, 그 성분 중 잔소리졸은 부유생물과 충치균인 무탄스를 억제하여 치아에 세포막(바이오필름)이 형성되는 것을 억제한다는 것이 여러 논문에서 보고되고 있다.[3]

■ 사이토카인
인체 내 면역세포들이 서로 신호를 주고받기 위해 분비하는 단백질을 통틀어서 가리키는 말이다. 면역세포가 일으키는 염증은 복잡한 생화학 과정인데, 그 과정을 사이토카인들이 중개한다.

정향

 정향(丁香, Eugenia caryophyllata Thunb)은 늘푸른나무에 속하는 소교목의 꽃으로, 9월에 9~12mm 길이의 꽃봉오리로 익으며 맛은 맵고 독성이 없다. 그 특유의 강한 향 때문에 식품의 향신료로써뿐만 아니라 화장품 및 의약품 등의 산업에서 방향성 소재로 널리 이용되고 있다. 정향 추출물은 강한 항산화, 항균, 항바이러스, 항스트레스 등 여러 생리적 작용을 지니고 있어 천연의 기능성 소재로서 각광을 받고 있다.[1]

 정향은 치과에서는 매우 오래 전부터 쓰이는 재료이다. 정향의 추출물인 유지놀(eugenol)과 산화아연을 섞어 만든 ZOE(zinc oxide eugenol)라는 재료는 치과에 근무해본 사람이라면 누구나 아는 치통 진정제이자 치료 재료이다. 보통 치과의 전형적인 냄새라고 할 수 있는 시큼하면서도 금속성에다가 소독약 같은 냄새가 ZOE에 섞여 있는 유지놀 냄새이다.

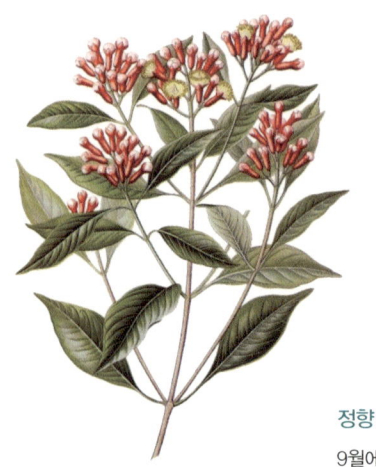

정향
9월에 피는 꽃봉오리로 익으며 맛은 맵고 독성이 없다.

   정향이 입속 여러 세균에 대해 항균효과가 있으며, 암세포에 대한 살균효과가 있음을 밝힌 연구도 있다.[2] 정향에서 추출한 유지놀은 안전성에서 문제가 되는 합성 항산화제 및 항염증제를 대체할 천연 항산화 및 항염증 물질로 평가받기도 한다.[1]

   정향은 치과에서 오랫동안 써오면서 일정한 안정성과 효과가 입증된 소재인 만큼 앞으로 개발 여지는 충분해 보인다.

5

기타 생약 추출물

논문을 쓸 때 언어적 한계로 인해 국제적인 반향이 덜하긴 하지만, 우리나라를 비롯한 동양권에서도 꾸준히 구강질병에 활용할 수 있는 생약 성분에 대한 연구를 진행해왔다. 그 중 몇 개를 소개하겠다.

이동재 등은 은행잎을 포함한 15종의 천연 생약 추출물로 항균, 항염, 항산화 효과를 테스트한 바 있다.[1] 이 중에서 치주세균 진지발리스를 억제할 수 있는 최소농도(MIC) 테스트에서, 후박, 육두구, 은행잎 등이 강한 항균효과를 보였다. 또 염증을 일으키는 염증성 사이토카인을 억제하는 면에서는 작약과 은행잎이 효과를 많이 보였고, 세포의 기질을 분해해서 치조골 흡수와 노화 등에 관계되는 메틸메탈로프로티에이즈(matrix metalloprotease, MMP-1)의 감소에서도 은행잎과 육두구가 높은 효과를 보였다. 전체적으로 은행잎, 후박, 육두구 추출물이 효과가 있어 보인다.

후박은 가글액으로도 실험되었는데, 0.4% 후박 추출물 용액은 진지발리스 세균에 대해 강한 억제 작용을 보여주었다. 후박 가글액의 항균력은 헥사메딘보다 약하지만 리스테린보다 강하고, 세포 독성에서는 헥사메딘보다 현저히 약하다.[2]

한편, 녹차, 우롱차, 백차, 흑차 추출물 역시 연구되고 있는데, 500μg/mL일 때 진지발리스를 99.9% 죽일 수 있는 최소 살균농도(MBC)에 이르렀다. 이들 차 추출물 역시 입속 세균 제어에 효과적이라는 것이다.[3]

구취 감소효과에 대해서는 오미자가 눈에 띈다. 오미자 추출물은 황화수소를 91.15% 감소시켰으며, 메틸머캅탄은 78.32% 그리고 황화디메틸은 71.58% 감소시키는 것으로 나타났다. 또한 오미자 추출물이 시판중인 가그린 민트보다 황화수소와 황화디메틸을 감소시키는 효과는 더 뛰어나며, 메틸머캅탄을 제거하는 효과는 가그린 민트와 비슷함이 확인되었다.[4]

이에 반해 잇몸에 좋다고 알려진 죽염은 그 효과가 경미한 것으로 나타났다. 죽염과 생약제제를 섞어 만든 치약을 2개월간 사용한 결과 플라크가 낀 정도의 차이는 다른 치약과 별반 차이가 없었다. 치은지수라 부르는 잇몸건강 지수 면에서는 다른 치약에 비해 의미 있는 효과가 있었지만, 그것이 죽염에 의한 것인지 생약성분에 의한 것인지는 분명치 않았다.[5]

6

비타민 D

비타민 D는 초기 구루병의 치료에 사용되면서 발견된 물질로서, 골대사에 밀접한 연관이 있다는 것은 분명한 사실이다.[1] 1935년 빈다우스(Windaus)에 의해 비타민 D의 전구체인 DHC7-dehydrocholesterol가 분리된 이후, 골다공증과 같은 골대사와 관련된 질환의 치료에 이용되었다. 그러다 시간이 지나면서 항세균, 항염, 면역조절뿐만 아니라 항암 효과에까지 그 가능성을 넓히고 있다. 그 가운데 가장 단단하게 증거가 받쳐주는 영역은 골대사와 연관된 분야이다.[2] 이것을 근거로 비타민 D가 치주질환에 긍정적 영향을 줄 것이라고 유추할 수 있다. 치주질환은 세균에 의해 염증이 생기면서 치조골(잇몸뼈)이 녹아내리는 것이기 때문이다. 실제로 여러 논문들이 비타민 D의 섭취가 치주질환 개선에 도움이 된다고 보고하고 있다.[3]

비타민 D는 여러 염증성 사이토카인이나 여러 면역세포의 작용을 통해 치조골이 녹아내리는 것을 막고, 잇몸에서 피가 나는 것을 방지한다. 역학조사를 통해서도 비타민 D와 치주질환의 연관성이 보고된다. 1만 2,000명의 성인을 대상으로 한 미국의 3차 국민영양조사에서, 치주질환과 비타민 D 섭취는 유의한 연관이 있는 것으로 드러났다.[4] 혈중 비타민 D 농도가 높은 사람들이 잇몸병을 덜 앓고 있었던 것이다. 우리나라 역시 서울대 치과대학 팀에서 4차 국민영양조사를 바탕으로 연구한 결과, 흡연자에게서 혈중 비타민 D 농도가 낮으면 잇몸상태가 좋지 않은 것으로 나타났다.[5] 비타민 D는 잇몸질환이 있는 환자나 임플란트 수술 후 치조골이 녹아내리지 않도록 방어하는 데 쓰일 수 있어 보인다.

비타민 D를 치열교정에 이용해볼 가능성도 있다. 교정은 치조골 내에서 치아를 움직여서 치열을 가지런하게 만드는 치료로, 당연히 골대사와 연관이 매우 높다. 치아를 움직이려는 방향 앞쪽에는 뼈가 없어져야 하고, 뒤쪽에서는 뼈가 만들어져야 하기 때문이다.

치열교정에서 비타민 D의 효과를 확인할 수 있는 동물실험이 있다. 실험에서 치아에 교정장치를 한 다음, 한쪽에는 비타민 D를 주사하고 다른 한쪽에는 하지 않았다.[6] 그랬더니 비타민 D를 주입한 쪽에서 교정속도가 60% 정도 빨랐다. 보통 교정장치를 붙이면 1년 반에서 2년이 걸리는데, 그 기간을 단축할 수 있다는 의미다. 현미경 사진에서도 비타민 D를 주입한 쪽에 뼈를 흡수해서 치아의 이동을 돕는 파골세포(osteoclast)가 더 많이 보였다(그림 1). 비타민 D가 골대사를 활성화시켜 교정속도를 높인 것으로 보인다.

이런 비타민 D의 효과는 임플란트 시술환자에게도 유효할 것으로 보인다. 임플란트가 뼈 안에 잘 붙어 제대로 기능하기 위해서는 골대사가 활발히 일어나야 하는데, 비타민 D가 그 과정에 도움을 줄 것으로 보이기 때문이다. 실제로 비타민 D가 결핍된 쥐에서 임플란트 주위로 자라 들어가야 할 뼈가 더 적은 것이 관찰된다.[7] 이런 효과를 바탕으로 비타민 D를 표면에 첨가하여 만든 임플란트가 특허 출원되어 있기도 하다.[8]

문제는 기간과 경험이다. 진통소염제나 항생제 같은 약들은 바로 효과가 나타나 환자 입장에서는 믿음이 가고 의사 입장에서는 경험을 쌓기 쉽다. 이 약들이 세균을 잡고, 통증전달 과정을 차단해 통증을 억제하며, 염증과정을 진정시켜 출혈을 멈추게 하고 붓기를 가라앉히는 원리 역시 오래 전에 정립되었다. 하지만 이 약들은 만성 치주질환으로 보자면 대증요법일 뿐이다. 다시 말해, 당장의 증상을 없애거나 완화시키는 방법이라는 것이다. 효과는 빠르게 나타난다. 하지만 그렇게 단기적

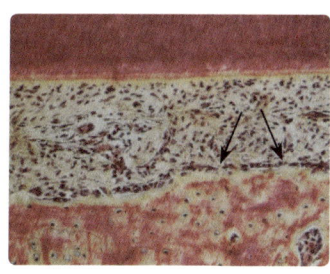
비타민 D를 주입한 쪽

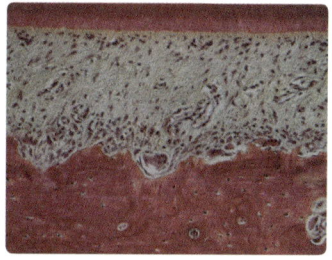
비타민 D를 주입하지 않은 쪽

〈그림 1〉 비타민D의 효과를 보여주는 현미경 사진

비타민 D를 주입한 쪽(왼쪽)에서 뼈조직을 파괴·흡수하는 파골세포(화살표)들이 많이 나타나 치아의 이동이 빨라지고 있는 모습을 보인다. 반면 주입하지 않은 쪽(오른쪽)사진에서는 일반적인 정도의 파골세포들이 있을 뿐이다.

으로 증상을 없애더라도 입속 세균들은 사라지지 않고 그대로 있다. 또 치조골은 녹은 상태 그대로이며, 증상을 다시 일으킬 수 있는 치주포켓 역시 여전하다. 게다가 항생제는 내성을 초래해서 늘 조심스럽다.

그에 반해 비타민 D는 당장의 증상에 대처하는 대증요법이 아닌, 몸 전체의 면역을 높이면서 동시에 입속에서의 치조골 대사나 면역에 기능하는 것으로 보인다. 그러나 바로 효과를 느낄 만큼 반응이 즉각적이지는 않으므로, 환자 입장에서나 의사 입장에서나 인내가 요구된다.

| 참고문헌 |

1장. 입속, 100cc의 우주

1. 가장 예민한 곳, 혀와 입술

1. Penfield, W. and E. Boldrey (1937). "Somatic motor and sensory representation in the cerebral cortex of man as studied by electrical stimulation." Brain 60(4): 389-443.
2. Hoffmann, M., et al. (2017). "Robotic homunculus: Learning of artificial skin representation in a humanoid robot motivated by primary somatosensory cortex." IEEE Transactions on Cognitive and Developmental Systems.
3. Hendrie, C. A. and G. Brewer (2010). "Kissing as an evolutionary adaptation to protect against Human Cytomegalovirus-like teratogenesis." Medical Hypotheses 74(2): 222-224.
4. Chaturvedi, A. K., et al. (2011). "Human papillomavirus and rising oropharyngeal cancer incidence in the United States." Journal of clinical oncology 29(32): 4294-4301.
5. Kort, R., et al. (2014). "Shaping the oral microbiota through intimate kissing." Microbiome 2(1): 41.
6. Mager, D., et al. (2005). "The salivary microbiota as a diagnostic indicator of oral cancer: a descriptive, non-randomized study of cancer-free and oral squamous cell carcinoma subjects." Journal of translational medicine 3(1): 27.
7. Durlak, U., et al. (2025). "Role of Fusobacterium Nucleatum and Porphyromonas Gingivalis in Oral Cancer: A Literature Review." 64(2).

8. Hwang, J., et al. (2024). "Highly accurate measurement of the relative abundance of oral pathogenic bacteria using colony-forming unit-based qPCR." Journal of periodontal & implant science 54(6): 444-457.

2. 가장 단단한 곳, 치아

1. Bakken, J. S., et al. (2011). "Treating Clostridium difficile infection with fecal microbiota transplantation." Clinical Gastroenterology and Hepatology 9(12): 1044-1049.
2. Goloshchapov, O. V., et al. (2024). "Safety, feasibility, and advantages of oral microbiota transplantation: the first clinical case." 46(6): 287-296.

3. 정보의 보고, 침

1. Khurshid, Z., et al. (2016). "Human Saliva Collection Devices for Proteomics: An Update." Int J Mol Sci 17(6).
2. Cho, M.-Y., et al. (2025). "Short-term effects of oral dissolving film on halitosis and oral pathogenic bacteria: a pilot non-randomized controlled trial." Volume 16 - 2025.
3. Surdu, A., et al. (2025). "Saliva as a Diagnostic Tool for Systemic Diseases-A Narrative Review." Medicina(Kaunas)61(2).
4. Hwang, J., et al. (2024). "Highly accurate measurement of the relative abundance of oral pathogenic bacteria using colony-forming unit-based qPCR." Journalofperiodontal&implantscience54(6): 444-457.
5. Rengasamy, G., et al. (2025). "Salivary cytokines as a biomarker for diagnosis, prognosis and treatment of oral squamous cell carcinoma: A systematic review." DentMedProbl62(2): 351-359.
6. Milunović, K. P., et al. (2025). "Salivary C-Reactive Protein: A Non-Invasive Alternative to Serum CRP in Pediatric Acute Appendicitis." 30(16): 3392.
7. Hu, D., et al. (2025). "Salivary biomarkers in diabetes mellitus diagnostics: A

bibliometric analysis." Medicine(Baltimore)104(32): e43760.
8. Xiao, H., et al. (2016). "Differential Proteomic Analysis of Human Saliva using Tandem Mass Tags Quantification for Gastric Cancer Detection." Sci Rep 6: 22165.
9. Yan, X., et al. (2015). "Discovery and validation of potential bacterial biomarkers for lung cancer." Am J Cancer Res 5(10): 3111–3122
10. Farrell, J. J., et al. (2012). "Variations of oral microbiota are associated with pancreatic diseases including pancreatic cancer." Gut 61(4): 582–588.
11. Zhong, L., et al. (2016). "Untargeted saliva metabonomics study of breast cancer based on ultra performance liquid chromatography coupled to mass spectrometry with HILIC and RPLC separations." Talanta 158: 351–360.
12. Cuevas-Córdoba, B. and J. Santiago-Garcia (2014). "Saliva: a fluid of study for OMICS." Omics: a journal of integrative biology 18(2): 87–97.
13. Wang, C., et al. (2025). "Oral microbiome and risk of lung cancer: results from a two-sample mendelian randomization analysis." TranslLungCancerRes14(5): 1715–1723.

4. 위대한 돌연변이, 아밀라아제

1. Perry, G. H., et al. (2007). "Diet and the evolution of human amylase gene copy number variation." Nature genetics 39(10): 1256–1260.
2. Yilmaz, F., et al. (2024). "Reconstruction of the human amylase locus reveals ancient duplications seeding modern-day variation." 386(6724): eadn0609.
3. Axelsson, E., et al. (2013). "The genomic signature of dog domestication reveals adaptation to a starch-rich diet." Nature 495(7441): 360–364.
4. Kubicka, A. M. (2016). The Invaders. How Humans and Their Dogs Drove Neanderthals to Extinction, De Gruyter Open Sp. z oo.

5. 고고학의 햇살, 치석

1. Warinner, C., et al. (2015). "A new era in palaeomicrobiology: prospects for ancient dental calculus as a long-term record of the human oral microbiome." Philosophical Transactions of the Royal Society B: Biological Sciences 370(1660): 20130376.
2. Warinner, C. (2016). "Dental calculus and the evolution of the human oral microbiome." Journal of the California Dental Association 44(7).
3. Weyrich, L. S., et al. (2017). "Neanderthal behaviour, diet, and disease inferred from ancient DNA in dental calculus." Nature 544(7650): 357-361.
4. Putrino, A., et al. (2024). "A Journey into the Evolution of Human Host-Oral Microbiome Relationship through Ancient Dental Calculus: A Scoping Review." 12(5): 902
5. Riccomi, G., et al. (2025). "Palaeoproteomic characterization of archaeological dental calculus reveals precarious periodontal health in pre-Roman Italy (7th–4th century BCE)." Journal of Proteomics 320: 105503.

2장. 내 입속에 사는 미생물

1. 미생물이란 무엇일까?

1. Hug, L. A., et al. (2016). "A new view of the tree of life." Nature Microbiology 1: 16048.
2. Hart, R., et al. (2025). "Genomic divergence across the tree of life." 122(10): e2319389122.

2. 입속에 사는 세균

1. Baker, J. L., et al. (2024). "The oral microbiome: diversity, biogeography and human health." 22(2): 89-104.

2. Consortium, H. M. P. (2012). "Structure, function and diversity of the healthy human microbiome." Nature 486(7402): 207-214.
3. http://www.homd.org
4. Takeshita, T., et al. (2014). "Distinct composition of the oral indigenous microbiota in South Korean and Japanese adults." Scientific reports 4.
5. Moon, J. H., et al. (2015). "Subgingival microbiome in smokers and non-smokers in Korean chronic periodontitis patients." Molecular oral microbiology 30(3): 227-241.
6. Belstrøm, D. (2016). Salivary Microbiota in Oral Health and Disease. Oral Infections and General Health, Springer: 115-122.

3. 입속에 사는 바이러스

1. 1. Rudek, T. J., et al. (2025). "From uncertain diseases to uncertain vaccines. Experts' failure in the light of policy response to the COVID-19 pandemic—the case of Poland." 35(1): 2482836.
2. Wahida, A., et al. (2016). "The Janus-Face of Bacteriophages across Human Body Habitats." PLoS Pathog 12(6): e1005634.
3. Tugnet, N., et al. (2013). "Human Endogenous Retroviruses (HERVs) and Autoimmune Rheumatic Disease: Is There a Link?" The Open Rheumatology Journal 7: 13-21.
4. Rybicka, I., et al. (2025). "The human phageome: Niche-specific distribution of bacteriophages and their clinical implications." e01788-01724.
5. Moustafa, A., et al. (2017). "The blood DNA virome in 8,000 humans." PLoS pathogens 13(3): e1006292.
6. Wylie, K. M., et al. (2014). "Metagenomic analysis of double-stranded DNA viruses in healthy adults." BMC biology 12(1): 71.
7. Hübbers, C. U. and B. Akgül (2015). "HPV and cancer of the oral cavity." Virulence 6(3): 244-248.

8. Ly, M., et al. (2014). "Altered oral viral ecology in association with periodontal disease." MBio 5(3): e01133-01114.

4. 극한 환경과 고세균

1. Horz, H.-P. and G. Conrads (2011). "Methanogenic Archaea and oral infections — ways to unravel the black box." Journal of Oral Microbiology 3: 10.3402/jom. v3403i3400.5940.
2. Nkamga, V. D., et al. "Archaea: Essential inhabitants of the human digestive microbiota." Human Microbiome Journal 3: 1-8.
3. Koskinen, K., et al. (2017). "First Insights into the Diverse Human Archaeome: Specific Detection of Archaea in the Gastrointestinal Tract, Lung, and Nose and on Skin." MBio 8(6): e00824-00817.
4. Horz, H.-P. and G. Conrads (2011). "Methanogenic Archaea and oral infections — ways to unravel the black box." Journal of Oral Microbiology 3: 10.3402/jom. v3403i3400.5940.

Szafrański, S. P., et al. (2017). "Quorum sensing of Streptococcus mutans is activated by Aggregatibacter actinomycetemcomitans and by the periodontal microbiome." BMC genomics 18(1): 238.
5. Khelaifia, S. and M. Drancourt "Susceptibility of archaea to antimicrobial agents: applications to clinical microbiology." Clinical Microbiology and Infection 18(9): 841-848.
6. Duller, S. and C. Moissl-Eichinger (2024). "Archaea in the Human Microbiome and Potential Effects on Human Infectious Disease." Emerg Infect Dis 30(8): 1505-1513.

5. 나도 있다, 진핵세포 미생물

1. Cooney, J., S. I. Siakavellas, P. L. Chiodini, U. Mahadeva, G. Godbole, R. C. Pollok and P. J. J. F. G. Smith (2025). "Recent advances in the diagnosis and

management of amoebiasis." 16(1): 37-50.

2. 2. Moosazadeh, M., M. A. Sabeti, S. M. Hashemi, A. Ghazalgoo, T. Mousavi, S. Mahdavi and E. J. J. o. E.-B. D. P. Ghadirzadeh (2025). "The Relationship between Entamoeba gingivalis and Trichomonas tenax with Periodontitis and Gingivitis: A Systematic Review, Meta-Analysis, and Meta-Regression." 102141.

3. Gaspar, B. S., O. A. Roşu, R.-M. Enache, M. Manciulea , L. A. Pavelescu and S. M. Crețoiu (2025). "Gut Mycobiome: Latest Findings and Current Knowledge Regarding Its Significance in Human Health and Disease." 11(5): 333.

4. Katsipoulaki, M., H. T. Stappers Mark, D. Malavia-Jones, S. Brunke, B. Hube and A. R. Gow Neil (2024). "Candida albicans and Candida glabrata: global priority pathogens." Microbiology and Molecular Biology Reviews 88(2): e00021-00023.

5. Kusama, T., J. Aida, K. Osaka and K. Takeuchi (2025). "Association between infrequent denture cleaning and all-cause mortality risk among community-dwelling older adults: Findings from a six-year cohort study." The Journal of Prosthetic Dentistry.

3장. 입속 미생물이 사는 모습

1. 미생물의 도시, 바이오필름

1. He, X.-s. and W.-y. Shi (2009). "Oral Microbiology: Past, Present and Future." International Journal of Oral Science 1(2): 47-58.

2. Bjarnsholt, T. (2013). "The role of bacterial biofilms in chronic infections." Apmis 121(s136): 1-58.

3. Marsh, P. D., et al. (2015). "Ecological Approaches to Oral Biofilms: Control without Killing." Caries Research 49(suppl 1)(Suppl. 1): 46-54.

4. Donlan, R. M. (2002). "Biofilms: Microbial Life on Surfaces." Emerging

Infectious Diseases 8(9): 881-890.
5. Römling, U. and C. Balsalobre (2012). "Biofilm infections, their resilience to therapy and innovative treatment strategies." Journal of internal medicine 272(6): 541-561.

2. 지금 바이오필름에서는

1. Stern, A. and R. Sorek (2011). "The phage-host arms race: shaping the evolution of microbes." Bioessays 33(1): 43-51.
2. Seth, E. C. and M. E. Taga (2014). "Nutrient cross-feeding in the microbial world." Frontiers in microbiology 5.
3. Fletcher, J. R. and R. C. J. b. Hunter (2025). "Cross-feeding interactions between Fusobacterium nucleatum and the glycan forager Segatella oris." 2025.2006. 2018.660387
4. Pande, S., et al. (2015). "Metabolic cross-feeding via intercellular nanotubes among bacteria." Nature communications 6: 6238.
5. Kim, D. and M. I. Klein (2025). The Extracellular Matrix: A Scaffold for Microbial Community Assembly and Function. Oral Biofilms in Health and Disease, Springer: 131-153.
6. Hasan, M. I., et al. (2025). "Matrix matters: how extracellular substances shape biofilm structure and mechanical properties." 246: 114341.
7. Liu, D., et al. (2025). "Autoinducer-2 Quorum Sensing Is an Active Universal Signaling System in Sociomicrobiology." 65(7): e70024.
8. Zhao, Z. Z., et al. (2025). "Quorum sensing in Porphyromonas gingivalis and oral microbial interactions: a scoping review." 6: 1573863.
9. Soucy, S. M., et al. (2015). "Horizontal gene transfer: building the web of life." Nature Reviews Genetics 16(8): 472-482.

3. 입속 바이오필름

1. Liu, X., et al. (2025). "Oral microbiota and respiratory diseases: advances and perspectives." 38(2): e00150-00124.
2. http://meadfamilydental.com/2011/11/plaque-vs-biofilm-and-the-research-that-could-change-dentistry-as-we-know-it/)
3. Welch, J. L. M., et al. (2016). "Biogeography of a human oral microbiome at the micron scale." Proceedings of the National Academy of Sciences 113(6): E791-E800.
4. Baker, J. L., et al. (2017). "Ecology of the Oral Microbiome: Beyond Bacteria." Trends in Microbiology.

4. 위험한 저장고, 잇몸주머니

1. Barros, S. P., et al. (2016). "Gingival crevicular fluid as a source of biomarkers for periodontitis." Periodontology 2000 70(1): 53-64.
2. Abusleme, L., et al. (2013). "The subgingival microbiome in health and periodontitis and its relationship with community biomass and inflammation." Isme j 7(5): 1016-1025.
3. Park, D.-Y., et al. (2022). "Leaky Gum: The Revisited Origin of Systemic Diseases." 11(7): 1079.
4. Darveau, R. P. (2010). "Periodontitis: a polymicrobial disruption of host homeostasis." Nature Reviews Microbiology 8(7): 481-490.

5. 임플란트와 바이오필름

1. Brånemark, P. (1977). "Osseointegrated implants in the treatment of the edentulous jaw." Scand J Plast Reconstr Surg 11.
2. Eick, S., et al. (2016). "Microbiota at teeth and implants in partially edentulous patients. A 10-year retrospective study." Clinical oral implants research 27(2): 218-225.

3. Galindo-Moreno, P., et al. (2025). "Evolution in the Peri-Implant Oral Microbiome and Their Relationship to Long-Term Marginal Bone Loss: A Randomized Clinical Study." 36(7): 802-820.
4. Roccuzzo, A., et al. (2025). "Five Year Clinical, Radiographic and Soft Tissue Profilometric Outcomes at Two Narrow-Diameter Implants to Replace Missing Maxillary Lateral Incisors."
5. Becker, S. T., et al. (2016). "Long-term Survival of Straumann Dental Implants with TPS Surfaces: A Retrospective Study with a Follow-up of 12 to 23 Years." Clinical implant dentistry and related research 18(3): 480-488.

4장. 입속 미생물과 내 몸 건강

1. 입, 몸으로 들어가는 입구

1. Consortium, H. M. P. (2012). "Structure, function and diversity of the healthy human microbiome." Nature 486(7402): 207-214.
   https://commonfund.nih.gov/hmp
2. (2019). "The Integrative Human Microbiome Project." Nature 569(7758): 641-648.
3. Zarco, M. F., et al. (2012). "The oral microbiome in health and disease and the potential impact on personalized dental medicine." Oral Dis18(2): 109-120.
4. Roberts, A. P. and J. Kreth (2014). "The impact of horizontal gene transfer on the adaptive ability of the human oral microbiome." Frontiers in Cellular and Infection Microbiology4.
5. Dewhirst, F. E., et al. (2010). "The human oral microbiome." Journal of bacteriology192(19): 5002-5017.
6. Fardini, Y., et al. (2010). "Transmission of diverse oral bacteria to murine placenta: evidence for the oral microbiome as a potential source of intrauterine

infection." Infection and immunity78(4): 1789-1796.

7. Forner, L., et al. (2006). "Incidence of bacteremia after chewing, tooth brushing and scaling in individuals with periodontal inflammation." Journal of clinical periodontology33(6): 401-407.
   Lockhart, P. B., et al. (2008). "Bacteremia associated with toothbrushing and dental extraction." Circulation117(24): 3118-3125.
8. Hajishengallis, G. and R. J. Lamont (2016). "Dancing with the stars: how choreographed bacterial interactions dictate nososymbiocity and give rise to keystone pathogens, accessory pathogens, and pathobionts." Trends in Microbiology24(6): 477-489.
9. Hezel, M. and E. Weitzberg (2015). "The oral microbiome and nitric oxide homoeostasis." Oral diseases21(1): 7-16.
10. Hyde, E. R., et al. (2014). "Metagenomic analysis of nitrate-reducing bacteria in the oral cavity: implications for nitric oxide homeostasis." PloS one9(3): e88645.
11. Katz, J. and I. A. J. Q. I. Garcia (2025). "The use of chlorhexidine mouthwash and diagnosis primary hypertension in a large hospital cohort." 56(2).

2. 심혈관과 입속 미생물

1. Lockhart, P. B., et al. (2009). "Poor oral hygiene as a risk factor for infective endocarditis-related bacteremia." The Journal of the American Dental Association 140(10): 1238-1244.
2. Lockhart, P. B., et al. (2008). "Bacteremia Associated with Tooth Brushing and Dental Extraction." Circulation117(24): 3118-3125.
3. Wang, C.-Y., et al. (2010). "Invasive infections of Aggregatibacter (Actinobacillus) actinomycetemcomitans." Journal of Microbiology, Immunology and Infection 43(6): 491-497.
4. Haraszthy, V., et al. (2000). "Identification of periodontal pathogens in atheromatous plaques." Journal of periodontology 71(10): 1554-1560.

5. Wang, Z., et al. (2025). "The Impact of Periodontitis on Cardiovascular Disease: Mechanisms, Evidence, and Therapeutic Implications." 2025(1): 3694736.
6. Karhunen, P. J., et al. (2025). "Viridans Streptococcal Biofilm Evades Immune Detection and Contributes to Inflammation and Rupture of Atherosclerotic Plaques." 14(16): e041521.
7. Santos, W. S., et al. (2025). "Impact of Periodontal Lipopolysaccharides on Systemic Health: Mechanisms, Clinical Implications, and Future Directions." 40(3): 117–127.
8. Desvarieux, M., et al. (2013). "Changes in clinical and microbiological periodontal profiles relate to progression of carotid intima–media thickness: the Oral Infections and Vascular Disease Epidemiology study." Journal of the American Heart Association 2(6): e000254.
9. Tonetti, M. S., et al. (2007). "Treatment of periodontitis and endothelial function." New England Journal of Medicine 356(9): 911–920.
10. Dietrich, T., et al. (2013). "The epidemiological evidence behind the association between periodontitis and incident atherosclerotic cardiovascular disease." Journal of clinical periodontology40(s14).
11. Stewart, R. and M. West (2016). Increasing evidence for an association between periodontitis and cardiovascular disease, Am Heart Assoc.
12. Slocum, C., et al. (2016). "Immune dysregulation mediated by the oral microbiome: potential link to chronic inflammation and atherosclerosis." Journal of internal medicine.
13. De Toledo, A., et al. (2012). "Streptococcus oralis coaggregation receptor polysaccharides induce inflammatory responses in human aortic endothelial cells." Molecular oral microbiology 27(4): 295–307.
14. Wiedermann, C. J., et al. (1999). "Association of endotoxemia with carotid atherosclerosis and cardiovascular disease: prospective results from the Bruneck Study." Journal of the American College of Cardiology 34(7): 1975–1981.

15. Brodala, N., et al. (2005). "Porphyromonas gingivalis bacteremia induces coronary and aortic atherosclerosis in normocholesterolemic and hypercholesterolemic pigs." Arteriosclerosis, thrombosis, and vascular biology 25(7): 1446-1451.

16. Wilson, W., et al. (2007). "Prevention of Infective Endocarditis Guidelines From the American Heart Association: A Guideline From the American Heart Association Rheumatic Fever, Endocarditis, and Kawasaki Disease Committee, Council on Cardiovascular Disease in the Young, and the Council on Clinical Cardiology, Council on Cardiovascular Surgery and Anesthesia, and the Quality of Care and Outcomes Research Interdisciplinary Working Group." Circulation 116(15): 1736-1754.

3. 소화관과 입속 미생물

1. Acharya, C., et al. (2017). "Microbiota, cirrhosis, and the emerging oral-gut-liver axis." JCI Insight2(19).

2. Ho, L. N. and D. T. Quach (2024). "Prevalence and Risk Factors of Helicobacter pylori Infection in Elderly Patients With Upper Gastrointestinal Symptoms in Vietnam." 8(12): e70074.

3. Iwai, K., et al. (2024). "Association between failed eradication of 7-day triple therapy for Helicobacter pylori and untreated dental caries in Japanese adults." Scientific Reports 14(1): 4043.

4. Xia, M., et al. (2025). "The dynamic oral–gastric microbial axis connects oral and gastric health: current evidence and disputes." npj Biofilms and Microbiomes 11(1): 1.

5. Galasso, L., et al. (2025). "Unraveling the Role of Fusobacterium nucleatum in Colorectal Cancer: Molecular Mechanisms and Pathogenic Insights." 17(3): 368.

6. Han, Y. W. (2015). "Fusobacterium nucleatum: a commensal-turned pathogen." Current opinion in microbiology 23: 141-147.

7. Lu, Y., L. Xu, W. Chen, W. Liu, Y. Zhang, Q. Zhou, N. Wang, Y. Zhang, H. Bai, S. Xu, P. Huang, K. Fu, W. Xie, X. Liu, X. Wang, C. C. Wong, M. Kuang and J. Yu (2025). "Intrahepatic Microbial Heterogeneity in Multifocal Hepatocellular Carcinoma and Its Association with Host Genomic and Transcriptomic Alterations." Cancer Discovery: OF1-OF19.
8. Lee, S., B. Arefaine, N. Begum, M. Stamouli, E. Witherden, M. Mohamad, A. Harzandi, A. Zamalloa, H. Cai, R. Williams, M. A. Curtis, L. A. Edwards, S. Chokshi, A. Mardinoglu, G. Proctor, D. L. Moyes, M. J. McPhail, D. L. Shawcross, M. Uhlen, S. Shoaie and V. C. Patel (2025). "Oral-gut microbiome interactions in advanced cirrhosis: characterisation of pathogenic enterotypes and salivatypes, virulence factors and antimicrobial resistance." Journal of Hepatology 82(4): 622-633.
9. Guo, X. and Y. Shao (2025). "Role of the oral-gut microbiota axis in pancreatic cancer: a new perspective on tumor pathophysiology, diagnosis, and treatment." Molecular Medicine 31(1): 103.

4. 폐렴과 입속 미생물

1. 대한미생물학회 (2009). 의학미생물학, 엘스비어코리아.
2. Dickson, R. P. and G. B. Huffnagle (2015). "The lung microbiome: new principles for respiratory bacteriology in health and disease." PLoS Pathog11(7): e1004923.
3. Huffnagle, G., et al. (2017). "The respiratory tract microbiome and lung inflammation: a two-way street." Mucosal immunology10(2): 299-306.
4. Yoneyama, T., et al. (2002). "Oral care reduces pneumonia in older patients in nursing homes." Journal of the American Geriatrics Society50(3): 430-433.
5. El-Rabbany, M., et al. (2015). "Prophylactic oral health procedures to prevent hospital-acquired and ventilator-associated pneumonia: A systematic review." International journal of nursing studies52(1): 452-464.

5. 임신과 입속 미생물

1. Chang, Y. C., et al. (2023). "Prevalence, trends, and characteristics of polypharmacy among US pregnant women aged 15 to 44 years: NHANES 1999 to 2016." Medicine (Baltimore) 102(22): e33828.
2. Parthasarathy, S., et al. (2025). Chapter Nine — Abnormal microbiota due to prenatal antibiotic as a possible risk factor for Attention-Deficit / Hyperactivity Disorder (ADHD). International Review of Neurobiology. M. Sevanan, S. Manikkoth, C. Vani and R. Upadhyay, Academic Press. 180: 299-328.
3. Aagaard, K., et al. (2014). "The placenta harbors a unique microbiome." Science translational medicine6(237): 237ra265-237ra265.
4. 대한미생물학회 (2009). 의학미생물학. 엘스비어코리아.
5. Saadaoui, M., et al. (2025). "Exploring the composition of placental microbiome and its potential origin in preterm birth." Volume 14 - 2024.
6. Jiménez, E., et al. (2008). "Is meconium from healthy newborns actually sterile?" Research in microbiology 159(3): 187-193.
7. Fardini, Y., et al. (2010). "Transmission of diverse oral bacteria to murine placenta: evidence for the oral microbiome as a potential source of intrauterine infection." Infection and immunity 78(4): 1789-1796.
8. Han, Y. W., et al. (2004). "Fusobacterium nucleatum induces premature and term stillbirths in pregnant mice: implication of oral bacteria in preterm birth." Infection and immunity 72(4): 2272-2279.
9. Han, Y. W., et al. (2010). "Term stillbirth caused by oral Fusobacterium nucleatum." Obstetrics and gynecology 115(2 Pt 2): 442.
10. Castaño-Suárez, L., et al. (2024). "Linking Periodontitis to Adverse Pregnancy Outcomes: a Comprehensive Review and Meta-analysis." Current Oral Health Reports 11(2): 125-137.

6. 입속 미생물과 인지기능

1. Choe, Y. M., et al. (2025). "High-Density Lipoprotein Cholesterol and Cognitive Function in Older Korean Adults Without Dementia: Apolipoprotein E4 as a Moderating Factor." 17(14): 2321.
2. Shawkatova, I., et al. (2025). "Alzheimer's Disease and Porphyromonas gingivalis: Exploring the Links." Life (Basel) 15(1).
3. Dominy, S. S., et al. (2019). "Porphyromonas gingivalis in Alzheimer's disease brains: Evidence for disease causation and treatment with small-molecule inhibitors." Science Advances 5(1): eaau3333.
4. https://www.clinicaltrials.gov/study/NCT03823404
5. Sabbagh, M. N. and B. Decourt (2022). "COR388 (atuzaginstat): an investigational gingipain inhibitor for the treatment of Alzheimer disease." Expert Opin Investig Drugs 31(10): 987-993.
6. https://www.dementianews.co.kr/news/articleView.html?idxno=4527

7. 입속 세균과 대사증후군

1. Meena, R. K., S. J. J. I. J. o. M. Das and H. Science (2019). "Effects of periodontal therapy on serum lipid levels: a prospective interventional trial." 9(8): 566-577.
2. Ma, W., Z. Zou, L. Yang, D. Lin, J. Guo, Z. Shan, Q. Hu, Z. Wang, B. Li and J. Fang (2024). "Exploring the bi-directional relationship between periodontitis and dyslipidemia: a comprehensive systematic review and meta-analysis." BMC Oral Health 24(1): 508.
3. Nakahara, T., H. Hyogo, A. Ono, Y. Nagaoki, T. Kawaoka, D. Miki, M. Tsuge, N. Hiraga, C. N. Hayes and A. J. J. o. G. Hiramatsu (2018). "Involvement of Porphyromonas gingivalis in the progression of non-alcoholic fatty liver disease." 53(2): 269-280.
4. Kamata, Y., T. Kessoku, T. Shimizu, S. Sato, T. Kobayashi, T. Kurihashi, T.

Morozumi, T. Iwasaki, S. Takashiba, K. Hatanaka, N. Hamada, T. Kodama, T. Higurashi, M. Taguri, M. Yoneda, H. Usuda, K. Wada, A. Nakajima and M. Minabe (2022). "Periodontal Treatment and Usual Care for Nonalcoholic Fatty Liver Disease: A Multicenter, Randomized Controlled Trial." Clin Transl Gastroenterol 13(11): e00520.

5장. 입속 미생물 관리

1. 충치와 잇몸병의 원인

1. Lozada, J., et al. (2024). "Streptococcus pneumoniae as a colonizing agent of the Nasopharynx – Oropharynx in adults: A systematic review and meta-analysis." Vaccine 42(11): 2747–2757.
2. Suchiita, A., et al. (2025). "Harmony Within: Unravelling the Microbiome – Immune System Symbiosis for Health." 2025(1): 9927379.

3. 입속 미생물 관리를 위한 6가지 조언

1. Zinn, M.-K., et al. (2020). "The toothbrush microbiome: impact of user age, period of use and bristle material on the microbial communities of toothbrushes." 8(9): 1379.
2. Lee, S. Y. and S. Y. J. O. B. R. Lee (2019). "Assessment of bacterial contamination of toothbrushes using Illumina MiSeq." 43(3): 180–188.
3. Passarelli Mantovani, R., et al. (2019). "Toothbrushes may convey bacteria to the cystic fibrosis lower airways." 11(4): 1647036.
4. Blaustein, R. A., et al. (2021). "Toothbrush microbiomes feature a meeting ground for human oral and environmental microbiota." Microbiome 9(1): 32.
5. Miron, M. I., et al. (2022). "The Effect of Changing the Toothbrush on the Marginal Gingiva Microcirculation in the Adolescent Population— A Laser

Doppler Flowmetry Assessment." 12(8): 1830.
6. Slocum, C., C. Kramer and C. Genco (2016). "Immune dysregulation mediated by the oral microbiome: potential link to chronic inflammation and atherosclerosis." Journal of internal medicine.

4. 치약의 계면활성제와 불소

1. Taylor, K. W., S. E. Eftim, C. A. Sibrizzi, R. B. Blain, K. Magnuson, P. A. Hartman, A. A. Rooney and J. R. Bucher (2025). "Fluoride Exposure and Children's IQ Scores: A Systematic Review and Meta-Analysis." JAMA Pediatrics 179(3): 282-292.
2. Abou Neel, E. A., A. Aljabo, A. Strange, S. Ibrahim, M. Coathup, A. M. Young, L. Bozec and V. J. I. j. o. n. Mudera (2016). "Demineralization – remineralization dynamics in teeth and bone." 4743-4763.
3. https://www.myfooddata.com/articles/high-fluoride-foods-and-drinks.php
4. https://en.wikipedia.org/wiki/Water_fluoridation#/media/File:McKayandBlackCDC01.jpg
5. Dean, H. T. (1938). "Endemic fluorosis and its relation to dental caries."
6. Till, C., P. Grandjean, E. A. Martinez-Mier, H. Hu and B. Lanphear (2025). "Health Risks and Benefits of Fluoride Exposure During Pregnancy and Infancy." 46(Volume 46, 2025): 253-274.
7. Rao, T. K., I. Kasiviswanath, Y. J. W. S. Murthy and T. W. Supply (2009). "Defluoridation of water by nanotechnology." 9(5): 485-492.
8. Fluoride, A. A. o. P. D. and therapy. (2024). "Floride therapy,, the lastest revision, The Reference Manual of Pediatric Dentistry."
9. Reddy, B. A., D. Ganapathy and P. K. J. D. I. T. Kumar (2019). "Prevalence of toothpaste swallowing habit in children between the age group of 3 and 5 years." 12(7): 1452-1455.
10. Bentley, E. M., R. P. Ellwood and R. M. Davies (1999). "Fluoride ingestion

from toothpaste by young children." British Dental Journal 186(9): 460-462.

5. 조심해야 할 약, 항미생물 제제

1. Kim, H., et al. (2017). "Factors affecting the rate of antibiotic prescription in dental practices." Journal of Korean Academy of Oral Health 41(1): 28-35.
   Kim, H., et al. (2017). "Reduced antibiotic prescription rates following physician-targeted interventions in a dental practice." Acta Odontologica Scandinavica: 1-8.
2. Richardson, L. A. (2017). "Evolving as a holobiont." PLoS Biology 15(2): e2002168.
3. Chen, C.-H., et al. (2025). "High prevalence but low clinical impact of acyclovir-resistant herpes simplex virus type 1 infections in patients with hematologic disorders."

6. 치과 치료와 수면치료

1. Neugebauer, V. (2015). Amygdala pain mechanisms. Pain Control, Springer: 261-284.
2. Rex, D. K., et al. (2018). "A phase III study evaluating the efficacy and safety of remimazolam (CNS 7056) compared with placebo and midazolam in patients undergoing colonoscopy." 88(3): 427-437. e426.
3. Li, X., et al. (2023). "Advantages of Sedation With Remimazolam Compared to Midazolam for the Removal of Impacted Tooth in Patients With Dental Anxiety." Journal of Oral and Maxillofacial Surgery 81(5): 536-545.
4. Carlsson, U. and P. Grattidge (1995). "Sedation for upper gastrointestinal endoscopy: a comparative study of propofol and midazolam." Endoscopy 27(03): 240-243.

결론을 대신하여. 나의 오류, 과학의 정정

1. Sinding, C. (1999). "Claude Bernard and Louis Pasteur: Contrasting images through public commemorations." Osiris 14: 61-85.